平阳陈氏妇科医案医话

主编 陈英都 陈 焱 李 超

全国百佳图书出版单位
中国中医药出版社
·北京·

图书在版编目（CIP）数据

平阳陈氏妇科医案医话 / 陈英都，陈焱，李超主编 .
北京：中国中医药出版社，2024. 9.
ISBN 978-7-5132-8860-6

Ⅰ. R271.1

中国国家版本馆 CIP 数据核字第 2024F76H83 号

中国中医药出版社出版

北京经济技术开发区科创十三街 31 号院二区 8 号楼
邮政编码　100176
传真　010-64405721
三河市同力彩印有限公司印刷
各地新华书店经销

开本 880×1230　1/32　印张 9.75　彩插 0.25　字数 250 千字
2024 年 9 月第 1 版　2024 年 9 月第 1 次印刷
书号　ISBN 978－7－5132－8860－6

定价　49.00 元
网址　www.cptcm.com

服 务 热 线　010-64405510
购 书 热 线　010-89535836
维 权 打 假　010-64405753

微信服务号　zgzyycbs
微商城网址　https://kdt.im/LIdUGr
官 方 微 博　http://e.weibo.com/cptcm
天猫旗舰店网址　https://zgzyycbs.tmall.com

如有印装质量问题请与本社出版部联系（010-64405510）

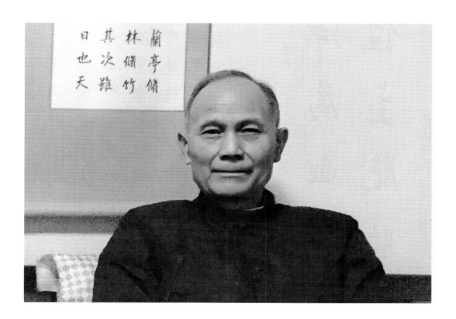

本书主编　陈英都

医乃仁术

陈英都书法（一）

沖為血海

任主胞胎

洵美書

辛丑孟冬

黃帝內經文選

太始天元冊文曰太虛寥廓肇基化元萬

物資始五運終天布氣真靈摁統坤元九

星懸朗七曜周旋曰陰曰陽曰柔曰剛幽

顯既位寒暑弛張生生化化品物咸章

古潯城人書

時維辛丑孟秌

陈英都书法（二）　　　陈英都书法（三）

高　序

　　医案，又称病案，是中医临床实践的书面连续记录。中医医案，是中医理、法、方、药综合运用的具体反映形式，它不仅记录了真实的医疗活动，还反映了医家的临床经验及思维活动。好的医案，应该融合理、法、方、药于一体，反映辨证论治的全过程。古人云"熟读王叔和，不如临证多"，陈英都老先生勤求古训，博采众长，几十年如一日，精勤不倦，凭着扎实的中医理论和丰富的临床经验，撰成《平阳陈氏妇科医案医话》一书。本书的每例医案均记录了患者的病史、症状、脉象、舌象等；医案后，附有按语，探求疾病发生的内在机理，并据此阐明立法、处方、用药依据，如实反映治疗过程和思路，能展示整个治疗过程中的关键部分和治疗心得，使得本书又有医话（医学随笔）的性质。陈老低调处世，兴趣高雅广泛，书法功底深厚，对《红楼梦》有较深研究，本著作中以一个医家独特的视角对《红楼梦》解读，可为红学研究提供一定帮助。本书内容翔实，辨证确切，遣方精当，用药平和，疗效卓著，值得中医学习者，特别是中医妇科从业者认真阅读，为中医的守正传承和发扬光大，为患者的早日康复和家庭幸福，作出我们应有的贡献。

　　陈先生不愧是一位既熟读王叔和，而又临证多的中医大夫。

　　余故乐为之弁言。

山东中医药大学附属医院

高兆旺

壬寅年孟秋于济南

李　序

陈英都，当地名老中医。行医 50 余年，熟读古今圣贤之书，探百家之菁英，不至豁然大悟不止，理论功底深厚，勤于临床，擅长妇科，具有丰富的临证经验。陈先生诊病以辨证确切，遣方精妙，用药平和，疗效卓著著称于世。延医者，远自京、济、泰，近及乡梓故里，络绎不绝。

陈先生崇尚《景岳全书·妇人规》《傅青主女科》及《医宗金鉴·妇科心法要诀》，对其颇有研究。在学术上，遵古而不落古人之窠臼，创新而不失前贤之准绳。治疗妇人经、孕、产、乳诸疾均有较深的造诣。诊病之余，勤于耕耘，著有《平阳陈氏妇科备要》一书，深受同行青睐。

陈先生兴趣高雅而广泛，书法功底深厚，对《红楼梦》有较深研究。一部《红楼梦》，几多中医情。《红楼梦》所描述的中医药知识，合乎中医理法方药之道，颇有神圣工巧之妙。本著作中以一个名老中医的视角对《红楼梦》之中医情缘详细解读，撰成《红楼梦》医话。

门生将其临床几十年中，资料较完整、疗效较好的部分医案及《红楼梦》医话整理成帙，名之曰《平阳陈氏妇科医案医话》。本书有较高的临床参考价值，值得一读。

寥以数语，敬为之序。

山东省名中医

新泰市中医医院副院长

李振爽

壬寅年丙午月于平阳河畔

自　序

济世活人，乃医者之宗旨。

孔子曰："工欲善其事，必先利其器。"初，余认真学习了《黄帝内经》《伤寒论》《金匮要略》《神农本草经》等中医经典，从而奠定了颇为坚实的中医理论基础。尔后阅读了《景岳全书·妇人规》《傅青主女科》《医宗金鉴·妇科心法要诀》等妇科名著。中医学博大精深，中医典籍汗牛充栋，欲精通中医，谈何容易！余仅在妇科方面进行了一定的临床实践，积累了比较丰富的临床经验。"中医之功，医案最著"，余亦记录了部分典型医案。

《红楼梦》是古代文学四大名著之一，余试从中医角度进行解读，撰成"《红楼梦》医话"。此外还撰写了随笔浅论之作，仅供同行参考耳。

余才疏学浅，由门生编写整理的《平阳陈氏妇科医案医话》一书，错舛之处在所难免，恳请明哲不吝赐教。

本书乃抛砖引玉之作，愿与同仁共勉。

是为序。

陈英都

岁在壬寅孟春于古平阳

目 录

上篇 医 案

下篇 医 话

上篇　医案

医案，是医生治疗疾病时辨证论治，处方用药的真实记录。

近贤章太炎先生曰："中医之成绩，医案最著。"梁任公曰："治学重在真实凭据。"夫医案皆根据病理，而治疗之成绩，亦中医价值之真凭实据也。

陈老业医50余年，擅长妇科，学验俱丰，愈病无算，医案颇多。今搜举资料较完整，疗效较佳的部分病案，整理成册，公之于世，仅供同人参考耳。

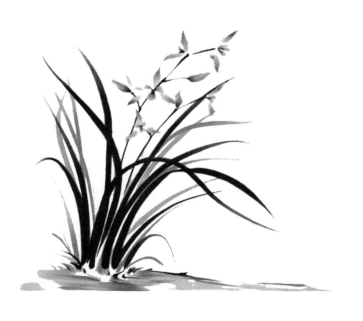

第一章　月经病

一、月经先期

1. 娄某，女，45 岁，1997 年 8 月 8 日初诊。

患者月经提前 2 年余。月经 4~5/16~21 日，末次月经 7 月 24 日，血色淡，质清稀，量较多，神疲肢倦，气短懒言，面色无华，心悸失眠，小腹空坠，脘闷腹胀。舌质淡，苔薄白，脉细弱。

诊断：月经先期。

辨证：脾气虚证。

治法：健脾益气，摄血固冲。

方药：归脾汤。

人参 10g，黄芪 30g，炒白术 12g，茯苓 15g，炙甘草 6g，当归 15g，龙眼肉 12g，炒酸枣仁 15g，远志 6g，木香 6g，生姜 3 片，大枣 6 枚。6 剂，水煎服，日 1 剂。

二诊：1997 年 8 月 14 日。

服上药后，诸症均感减轻，上方继服 9 剂。

三诊：1997 年 8 月 23 日。

月经于 8 月 21 日至，血色红，量一般，经前乳房稍胀，今小腹胀痛。上方加柴胡 6g，香附 15g，5 剂。

四诊：1997 年 8 月 28 日。

月经 5 日净，余无不适。归脾汤继进 9 剂，后服归脾丸 2 周。

随访半年，月经正常，余症悉愈。

按：《景岳全书·妇人规》云"若脉证无火，而经早不及期者，乃其心脾气虚，不能固摄而然"。"脾主统血"，今脾气虚，统摄无权，冲任不固，故月经先期而至，血量较多；气虚火衰，血失温煦，故经色淡质清稀；脾虚中气不足，故神疲肢倦，气短懒言，小腹空坠；气血不能上荣，则面色无华；心失所养，故心悸少寐；脾失健运，则脘闷腹胀；气虚无力鼓动血脉，故舌质淡，苔薄白，脉细弱。

方中人参、黄芪、炒白术、炙甘草、大枣健脾益气，固气摄血；当归、龙眼肉、炒酸枣仁、远志、茯苓补血益气，养心安神；柴胡既可疏肝又可升提中气；木香、香附、生姜理气调经和胃。全方共奏健脾益气、补血安神、理气和胃、升清固冲之功。俾脾健气旺，统摄有权，冲任固密，自然月经以时下，诸症尽愈。

2. 单某，女，44 岁，2011 年 4 月 21 日初诊。

患者月经提前近 2 年。月经 2～3/17～20 日，末次月经 4 月 9 日，血量少，色暗淡，质清稀。精神不振，面色晦暗，头晕耳鸣，腰膝酸软，夜尿频多。舌质淡，苔白润，脉沉细。

诊断：月经先期，月经过少。

辨证：肾气虚证。

治法：补肾气，固冲任。

方药：归肾丸加味。

熟地黄 15g，山药 15g，山茱萸 12g，茯苓 15g，当归 15g，枸杞子 12g，盐杜仲 15g，菟丝子 30g，人参 9g，川续断 15g，桑寄生

15g，炙甘草 6g，巴戟天 12g。6 剂，水煎服，日 1 剂。

二诊：2011 年 4 月 27 日。

服上药后，精神好转，上方继服 10 剂。

三诊：2011 年 5 月 7 日。

月经 5 月 5 日至，血色红，量适中，余症悉减，胃纳不馨。上方加砂仁 6g（后下），陈皮 10g，继进 12 剂。

四诊：2011 年 5 月 20 日。

诸症悉平，月经以时下，量、色、质正常。归肾丸方继进 9 剂，以善其后。

按： 患者年过不惑，肾气渐衰，"冲任之本在肾"，"肾主蛰藏"。患者肾气不足，封藏失职，启闭无权，冲任不固，不能约制经血，故月经先期而至；肾气虚，精血生化不足，故月经量少；肾气虚，肾阳虚弱，血失温煦，故经血色暗淡，质清稀；外府失养，筋骨不坚，故腰膝酸软；肾气虚，精血亏，脑髓失养，故精神不振，头晕耳鸣；肾气不固，膀胱失约，故夜尿频多；舌质淡，苔白润，脉沉细皆肾气不足所致。

方中菟丝子、盐杜仲、川续断、桑寄生、巴戟天温肾阳，益精气；熟地黄、枸杞子、山茱萸滋肾益血固冲任；人参、山药、茯苓、炙甘草健脾益肾，以滋化源；当归补血；砂仁、陈皮理气和胃。全方共奏补肾气、益精血、壮筋骨、固冲任之功。俾肾气旺盛，封藏有权，冲任固密，月经如期而至，余症悉愈。

3. 华某，女，26 岁，2012 年 7 月 19 日初诊。

患者月经提前 1 年余。月经 5 ~ 6/16 ~ 21 日，末次月经 7 月 10 日，血色深红，量多，质黏稠，有灼热感。面红唇赤，心烦口干，时而口舌生疮，小便短黄，大便燥结。舌质红，苔黄，脉数。

诊断：月经先期，月经过多。

辨证：血热妄行证。

治法：清热凉血，固冲调经。

方药：芩连四物汤加味。

黄芩 12g，黄连 10g，生地黄 18g，白芍 15g，当归 12g，川芎 6g，牡丹皮 15g，栀子 10g，茯神 15g，莲子心 3g，知母 10g，甘草 6g。6 剂，水煎服，日 1 剂。

二诊：2012 年 7 月 25 日。

服上药后，诸症好转，无不适，上方继服 12 剂。

三诊：2012 年 8 月 6 日。

今经来第 2 日，血色红，量适中，小腹微胀痛。上方减黄连、栀子、知母、莲子心，当归加至 15g，川芎加至 10g，加香附 15g，益母草 18g。4 剂，水煎服，日 1 剂。

四诊：2012 年 8 月 10 日。

月经 4 日净，余无不适。初诊方继服 6 剂。

随访 1 年，月经正常，诸症悉痊。

按： 患者素体阳盛，复嗜食辛辣之品，致阳盛血热，冲任不固，经血妄行，故月经先期而至，正如《校注妇人良方·调经门》所云：“阳太过，则先期而至。”血为热灼而经量多，色深红，流出时有热感；热灼津伤，则经质黏稠，口干，溲赤便结；热邪乘心，则心烦或口舌生疮。面红唇赤，舌红，苔黄，脉数均为血热内盛之象。

方中黄芩、黄连、栀子、知母清热泻火；四物汤改熟地黄为生地黄，加牡丹皮清热凉血调经；茯神、莲子心、甘草养心清热除烦。全方共奏清热凉血、固冲调经之功。俾邪热清，血凉和，冲任固，经如期。经期减黄连、栀子、知母、莲子心防寒凝血瘀；当归、川芎加量，加香附、益母草养血理气调经。

4. 龙某，女，32岁，2017年5月27日初诊。

患者月经提前2年余。月经3～4/18日，末次月经5月22日，经血色红，量少，质稠。伴两颧潮红，潮热盗汗，手足心热，咽干口燥，心烦不寐。舌质红，苔少，脉细数。

诊断：月经先期，月经过少。

辨证：阴虚血热证。

治法：滋阴清热，凉血固冲。

方药：地骨皮饮加味。

牡丹皮15g，地骨皮12g，当归15g，白芍15g，生地黄18g，川芎9g，阿胶12g（烊化），麦冬12g，龟甲15g（先煎），炒酸枣仁15g，茯神15g，甘草6g。6剂，水煎服，日1剂。

二诊：2017年6月2日。

服药后，诸症悉减，上方继服12剂。

三诊：2017年6月18日。

今日经行第2日，血色红，量可，有小血块。上方减阿胶，加香附15g，丹参15g，益母草15g，4剂，水煎服，日1剂。

四诊：2017年6月22日。

月经4日净，余无不适。按初诊药方继服12剂，后服知柏地黄丸1周以善其后。

随访1年，月经正常，余症悉平。

按： 患者素体阴虚，复加房劳过度，耗伤精血，以致阴液亏损，虚热内生，热扰冲任，血海不宁，故月经先期而至；阴血虚少，冲任不足，故月经量少，正如《傅青主女科》所云："先期而来少者，火热而水不足也。"血为热灼，故经血色红、质稠；阴不敛阳，虚热上浮，则两颧潮红，潮热盗汗，咽干口燥；虚热乘心，则心烦不寐，手足心热；舌红苔少，脉细数皆阴虚内热之征。

方中生地黄、麦冬、龟甲养阴滋液，壮水制火；地骨皮、牡丹皮泻肾火，凉血清热；阿胶滋阴补血；四物汤重用生地黄滋阴养血，补血调经；炒酸枣仁、茯神养心安神；甘草清热泻火，并调和诸药。全方共奏滋阴清热、凉血养血之功。俾阴血充盛，虚热清退，血脉凉和，冲任固密，月经以时下，余症悉愈。阿胶止血，恐碍经行，故经期去之，加香附、丹参、益母草理气凉血，活血调经，以利经行。

5. 牛某，女，31 岁，2013 年 3 月 2 日初诊。

患者月经提前 1 年余，有时一月二至。末次月经 2 月 24 日，血量少，色紫红，质稠，夹小血块，经行不畅，少腹胀痛。伴胸闷胁胀，乳房胀痛，烦躁易怒，口苦咽干。舌质红，苔薄黄，脉弦细数。

诊断：月经先期，月经过少。

辨证：肝郁血热证。

治法：疏肝清热，凉血调经。

方药：丹栀逍遥散加减。

牡丹皮 15g，栀子 10g，当归 15g，白芍 15g，柴胡 12g，白术 12g，茯苓 15g，炙甘草 6g，薄荷 9g（后下），青皮 12g，川楝子 10g，合欢花 12g，玫瑰花 6g。6 剂，水煎服，日 1 剂。

二诊：2013 年 3 月 8 日。

服上药后，诸症悉减，上方继服 12 剂。

三诊：2013 年 3 月 20 日。

今日经至，色深红，血量较前增多，有小血块，少腹胀痛。上方加香附 15g，延胡索 12g，益母草 15g。4 剂，水煎服，日 1 剂。

四诊：2013 年 3 月 24 日。

月经 4 日净，余无不适。按初诊药方继服 9 剂。后服加味逍遥丸 2 周以巩固之。

随访 1 年，月经期、量、色、质均正常，余症痊愈。

按： 患者情志不畅，肝气郁结，郁久化热，热伤冲任，迫血下行，因而经不及期先来。正如《万氏妇人科》所云："如性急躁，多怒多妒者，责其气血俱热，且有郁也。"又曰"如性急多怒者，责其伤肝以动冲任之脉"是也。热灼于血，故经色紫红，质稠；肝郁气滞，疏泄失调，血海失司，故月经量少；气滞血瘀，经行不畅，故有血块；气滞肝经，故胸闷胁胀，乳房及少腹胀痛；肝火上炎，故口苦咽干；心神受扰则烦躁易怒。舌红苔薄黄，脉弦细数皆肝郁化热之象。

方中牡丹皮、栀子、柴胡疏肝解郁，清热凉血；当归、白芍养血柔肝；白术、茯苓、炙甘草健脾补中；薄荷、青皮、川楝子疏肝清热，理气止痛；合欢花、玫瑰花疏肝解郁，且助栀子除烦清热。诸药合用，俾肝郁得解，血虚得养，脾虚得补，郁热得清，血海得宁，则月经如期，诸症悉平。

经期加香附、延胡索、益母草理气活血，调经止痛。

6. 方某，女，31 岁，2017 年 5 月 7 日初诊。

患者月经先期而至半年余。今经行第 2 日，血色紫暗，量多有块，经行不畅或淋漓不断，小腹胀痛拒按，血块下痛减。口干不欲饮，舌质暗红，边有瘀斑，苔黄，脉弦涩。

诊断：月经先期，痛经，月经过多。

辨证：血热兼瘀血证。

治法：清热凉血，活血祛瘀，调经止痛。

方药：桃红四物汤加减。

当归15g，川芎10g，赤芍15g，桃仁10g，红花10g，牡丹皮15g，丹参15g，炒五灵脂10g（包煎），牛膝15g，益母草30g，香附15g，甘草6g。4剂，水煎服，日1剂。

二诊：2017年5月11日。

服药后，下血块较多，腹痛止，尚少量流血。上方减赤芍、红花、牛膝、益母草，加白芍15g，炒蒲黄15g（包煎），茜草15g，三七6g，黄芩12g。6剂，水煎服，日1剂。

三诊：2017年5月17日。

血已止，唯腰痛，余无不适。上方减炒五灵脂、炒蒲黄，加茯苓15g，盐杜仲15g。6剂，水煎服，日1剂。

随访半年，月经正常。

按：患者瘀阻冲任，热扰血海，瘀血不去，新血不得归经，故月经先期而行。瘀血阻滞，故经血不畅或淋漓不净；血块排出，瘀滞稍通，故腹痛减；邪热灼血，血热妄行，故血色紫暗，量多；血热瘀滞，津液不布，故口干不欲饮。舌质暗红，边有瘀斑，苔黄，脉弦涩皆血热有瘀之象。

《医宗金鉴·月经先期证治》曰："若血多有块，色紫稠黏，乃内有瘀血，用四物汤加桃仁、红花破之，名桃红四物汤。"方中桃仁、红花、川芎、炒五灵脂、益母草活血化瘀止痛；牡丹皮、丹参、赤芍凉血散瘀；牛膝引血下行，且壮腰膝；当归、白芍养血活血；炒蒲黄、三七、茜草化瘀止血；黄芩清热泻火；茯苓、甘草健脾益气利湿；加盐杜仲补肾壮腰膝以治腰痛。全方共奏清热凉血、活血祛瘀、调经止痛、健脾益肾之功。俾热清瘀去，新血归经，冲任得固，痛经止，月事以时下。

二、月经后期

1. 王某，女，42 岁，1984 年 4 月 9 日初诊。

患者月经周期延后 1 年余。月经 3/40～50 日，末次月经 3 月 26 日，血量少，色淡红，质清稀，小腹绵绵作痛，面色萎黄，头晕眼花，心悸失眠，手足麻木。舌质淡红，苔薄白，脉细弱。

诊断：月经后期，月经过少。

辨证：血虚证。

治法：补血益气调经。

方药：圣愈汤加味。

当归 15g，熟地黄 15g，白芍 15g，川芎 10g，黄芪 18g，人参 9g，枸杞子 12g，阿胶 12g（烊化），龙眼肉 12g，炙甘草 6g，炒酸枣仁 15g，生姜 3 片，大枣 6 枚。9 剂，水煎服，日 1 剂。

二诊：1984 年 4 月 18 日。

服上药后，诸症减轻，但胃脘胀满不欲食。上方加砂仁 6g（后下），木香 6g，陈皮 10g。12 剂，水煎服，日 1 剂。

三诊：1984 年 5 月 1 日。

今经来第 2 日，血色红，量一般，小腹隐痛。上方减阿胶，加香附 15g。6 剂，水煎服，日 1 剂。

四诊：1984 年 5 月 8 日。

月经 4 日净，余症基本痊愈。二诊方加制何首乌 12g，继服 18

剂。后服归脾丸1个月以善其后。

随访1年，月经正常，余症悉愈。

按：患者产多乳众，曾患崩漏证、贫血。因营血不足，冲任不充，血海不能如期满盈，故月经周期延后。正如《丹溪心法》曰："过期而来，乃是血虚。"营血虚，故经量少；精血不充，故经色淡红，质清稀；气血虚弱，胞脉失养，故小腹绵绵作痛；血虚不能上荣头面，故头晕眼花，面色萎黄；血虚不能荣于四末，则手足麻木；血虚心失所养，故心悸失眠。舌淡红，苔薄白，脉细弱均为血虚之征。

方中四物汤补血养血调经；黄芪、当归补气生血；枸杞子、阿胶、制何首乌补血益肝肾；人参、黄芪、炙甘草、生姜、大枣健脾益气，以资气血生化之源；龙眼肉、炒酸枣仁补心脾，养心神；砂仁、木香、香附、陈皮理气和中。全方共奏补血益气、补冲调经之功。俾营血旺盛，冲任充盈，血海如期满盈，月经如期而至，余症随之而愈。

2. 曲某，女，43岁，2012年11月12日初诊。

患者月经周期延后2年余。月经3～4/46～60日，末次月经11月2日，经血量少，色暗淡，质清稀，小腹冷痛，喜暖喜按，面色㿠白，畏寒肢冷，神疲乏力，腰膝酸软，小便清长，大便稀溏。舌质淡，苔白，脉细弱。

诊断：月经后期，月经过少。

辨证：肾阳虚证。

治法：温肾助阳，补冲调经。

方药：右归丸加减。

熟地黄 15g，山药 15g，山茱萸 10g，枸杞子 12g，鹿角胶 6g（烊化），盐杜仲 15g，川续断 15g，当归 15g，肉桂 3g，菟丝子 30g，巴戟天 12g，炙甘草 6g，砂仁 6g（后下）。12 剂，水煎服，日 1 剂。

二诊：2012 年 11 月 24 日。

服上药，诸症好转，继服 12 剂。

三诊：2012 年 12 月 10 日。

12 月 9 日经至，血色红，量一般，有小血块，小腹微痛。上方加酒白芍 15g，香附 15g。6 剂，水煎服，日 1 剂。

四诊：2012 年 12 月 16 日。

月经 4 日净，除神疲乏力外，余无不适。

初诊方加党参 18g，服 12 剂。后服金匮肾气丸合归脾丸 2 周。

随访 10 个月，月经正常，余症良愈。

按：患者素体阳虚，复因房劳过度，损伤肾阳，脏腑失煦，生化不足致冲任不充，血海不能如期满溢，故月经期延后，经量减少。正如《景岳全书·妇人规》所云："亦惟阳气不足，则寒从中生而生化失期。"阳虚血失温煦，则经色暗淡，经质清稀；胞失温养，血行迟滞，则小腹冷痛，喜暖喜按；脾肾阳虚，精血不足，全身失于温养，故面色㿠白，形寒肢冷，腰膝酸软，神疲乏力，溲清便溏等。舌质淡，脉细弱均为阳虚血少之象。

方中肉桂、巴戟天、菟丝子、鹿角胶、山茱萸温补肾阳，补益精气；熟地黄、当归、白芍、枸杞子补肝肾，益精血；盐杜仲、川续断固冲任，壮筋骨；党参、山药、炙甘草、砂仁健脾补肾，理气和胃，以资气血生化之源；香附疏肝理气调经。诸药合用，共奏温经助阳、健脾益气、补血生精、填补冲任之功。俾阳气旺盛，精血充盈，血海满溢而月经如期而至，余症悉平。

3. 胡某，女，33 岁，2016 年 5 月 13 日初诊。

患者月经后期 1 年半。月经 2 ~ 3/42 ~ 50 日，末次月经 5 月 6 日，血量少，色红，质稠。伴有颧红潮热，五心烦热，咽干口燥，头晕耳鸣，心烦不寐，腰膝酸软。舌质红，苔少，脉细数。

诊断：月经后期，月经过少。

辨证：肾阴虚证。

治法：滋肾养阴，益冲调经。

方药：左归丸加减。

熟地黄 15g，山药 15g，山茱萸 12g，枸杞子 12g，怀牛膝 15g，龟甲胶 12g（烊化），甘草 6g，麦冬 12g，地骨皮 12g，当归 12g，牡丹皮 15g，白芍 15g，茯苓 15g。9 剂，水煎服，日 1 剂。

二诊：2016 年 5 月 22 日。

服药后诸症好转，但睡眠仍差，上方加炒酸枣仁 15g，继服 12 剂。

三诊：2016 年 6 月 3 日。

服药后已无不适，但纳谷不馨。上方加砂仁 6g（后下），佛手 10g。6 剂，水煎服，日 1 剂。

四诊：2016 年 6 月 9 日。

6 月 8 日经至，血色红，量可，有小血块。上方加香附 15g，丹参 15g。6 剂，水煎服，日 1 剂。

五诊：2016 年 6 月 16 日。

月经 4 日净，余症悉平。以三诊方继进 6 剂。

随访 1 年，月经以时下，余症良愈。

按：患者素体阴虚，复因房事不节，损伤肾精，阴液亏虚，虚阳妄动，灼津伤血，水亏血少，冲任不充，血海不能如期盈溢，月经因而后期，经量减少。正如《景岳全书·妇人规》曰："其有阴火内烁，血本热而亦每过期者，此水亏血少，燥涩而然。"阴虚火动，灼血伤津则血色红，质稠；热烁而瘀可见血块；阴不敛阳，故颧红潮热；阴虚生内热则五心烦热；阴津亏虚则咽干口燥；虚热扰心则心烦不寐；阴精不足，失于上荣则头晕耳鸣；精血不足，筋骨失养，故腰膝酸软。舌红苔少，脉细数均属阴虚内热之征。

方中熟地黄、麦冬滋肾水以填真阴；山茱萸、枸杞子滋肝肾以养血；龟甲胶、地骨皮滋肾阴，清虚热；怀牛膝补肾壮腰膝；当归、白芍养血补血调经；牡丹皮凉血散瘀；山药、茯苓、砂仁、佛手、甘草健脾理气以滋化源；炒酸枣仁养心安神；香附、丹参理气活血以调经。全方共奏滋肾养阴、补血填精之功效。俾阴津充盈，精血旺盛，冲任得养，血海盈溢如期，故月经按期而至，余症良愈。

4. 安某，女，23 岁，2017 年 1 月 16 日初诊。

患者月经周期延后 1 年余。月经 3～4/40～50 日，末次月经 12 月 24 日，血量少，色暗红，有血块，小腹冷痛拒按，得热痛减，面色青白，唇色暗红，肢冷畏寒。舌质紫暗，苔白，脉沉紧。

诊断：月经后期，月经过少。

辨证：宫寒证。

治法：温经散寒，活血行滞。

方药：温经汤（出自《妇人大全良方》，陈老称小温经汤）加减。

当归 15g，川芎 10g，酒白芍 15g，肉桂 6g，牡丹皮 15g，牛膝 15g，炙甘草 6g，炒小茴香 6g，炒吴茱萸 6g，生姜 3 片。6 剂，水煎服，日 1 剂。

二诊：2017 年 1 月 22 日。

服药后全身温和，诸症好转，上方加桃仁 10g，6 剂，水煎服，日 1 剂。

三诊：2017 年 1 月 28 日。

1 月 26 日月经来潮，色暗红，量可，有血块，小腹痛。上方加延胡索 12g，香附 15g，红花 10g，益母草 18g。4 剂，水煎服，日 1 剂。

四诊：2017 年 2 月 1 日。

月经 5 日净，余无不适。

服温经汤（《金匮要略》方，陈老称大温经汤）。

炒吴茱萸 6g，当归 15g，川芎 10g，白芍 15g，人参 9g，桂枝 6g，阿胶 12g（烊化），牡丹皮 15g，制半夏 9g，麦冬 12g，甘草 6g，生姜 3 片。12 剂，水煎服，日 1 剂。

随访 10 个月，月经周期正常，余症痊愈。

按： 患者在冷库工作而受寒，寒血相搏，血为寒凝，阻滞冲任，血海不能如期满溢，则经期延后，经血量少。正如《刘奉五妇科经验》曰："月经后错是由气血运行不畅，冲任受阻所引起的，多因经期过食生冷，或冒雨涉水感受寒凉，寒邪乘虚侵入冲任，血为寒凝，经脉不通。"寒邪客于胞中，凝血滞气则小腹冷痛拒按，经色暗红有块；得温瘀通，冷痛则减；寒阻于内，阳不外达，面肢失煦，故面色青白，肢冷畏寒。舌紫暗，脉沉紧亦寒邪内阻，阳气郁遏，血行不畅之征。

一诊方中，肉桂、炒小茴香、炒吴茱萸、生姜温经散寒，通血脉，止疼痛；当归、酒白芍、川芎养血活血调经；牡丹皮、牛膝活血散瘀；甘草调和诸药。全方共奏温经散寒、活血行滞之功。

大温经汤方中当归、阿胶、白芍、麦冬养血滋阴；牡丹皮、川芎活血祛瘀；人参、甘草健脾益气，以滋化源；生姜、制半夏散寒和胃；炒吴茱萸、桂枝温经散寒。全方既有养血温经之效，又有消瘀润燥之功。

总之，寒邪散，瘀血去，血脉温和，俾月经如期而至，余症痊愈。

5. 李某，女，31 岁，2015 年 3 月 7 日初诊。

患者月经周期延后半年余。月经 4～5/46 日，末次月经 2 月 21 日，血色红，量一般，质稠，有块，经行不畅，小腹胀痛。伴胸闷胁胀，乳房胀痛。舌质红，苔薄黄，脉弦涩。

诊断：月经后期。

辨证：气滞兼血瘀证。

治法：理气行滞，活血调经。

方药：柴胡疏肝散加味。

柴胡 12g，陈皮 12g，川芎 10g，白芍 15g，香附 15g，枳壳 15g，甘草 6g，乌药 10g，木香 12g，砂仁 6g（后下），青皮 12g，当归 15g，丹参 15g。6 剂，水煎服，日 1 剂。

二诊：2015 年 3 月 13 日。

服上药后，诸症悉减，但抑郁眠差，上方加合欢花 12g，佛手 12g，茯神 15g，炒酸枣仁 15g，继进 12 剂，水煎服，日 1 剂。

三诊：2015 年 3 月 26 日。

3 月 25 日经至，血色、质、量正常，余症基本痊愈。上方继服 12 剂。后以逍遥丸调理 2 周。

随访告愈。

按：患者平时忧恚易怒，气机郁结，血行不畅，阻滞冲任，血海不能如期盈溢，因而月经后期方至。气血滞于胞宫，则小腹胀痛；气滞血瘀，经行不畅，则有血块；肝郁气滞，则胸闷胁胀，两乳胀痛；肝郁恚怒，则抑郁不舒，心神不安而致失眠。舌质红，苔薄黄，脉弦涩皆气滞血瘀之征。

　　方中柴胡、香附、乌药、青皮、佛手疏肝理气行滞；陈皮、枳壳、木香、砂仁行气和中，养胃醒脾；当归、白芍、川芎、丹参养血柔肝，活血调经；合欢花、茯神、炒酸枣仁解郁安神；甘草和中，兼调和诸药。诸药合用，共奏疏肝理气、解郁行滞、活血化瘀之功。如此郁解气顺，瘀去血畅，月经如期，自在必然。

6. 苏某，女，28 岁，2013 年 9 月 2 日初诊。

　　患者月经后期 3 年余，结婚 3 年同居不孕。月经 5 ~ 6/50 日，末次月经 8 月 6 日，经血量不多，夹杂黏液，色淡，质稠。平素白带量多，体质肥胖，胸闷呕恶，心悸眩晕。舌质淡红，苔白厚腻，脉弦滑。

　　诊断：月经后期，不孕。

　　辨证：痰湿阻滞证。

　　治法：燥湿化痰，活血调经。

　　方药：苍附导痰汤合芎归山楂汤加减。

　　茯苓 18g，制半夏 9g，陈皮 12g，甘草 6g，苍术 12g，香附 15g，枳壳 15g，白术 12g，神曲 15g，当归 15g，川芎 10g，焦山楂 15g，白豆蔻 10g（后下），生姜 3 片。6 剂，水煎服，日 1 剂。

　　二诊：2013 年 9 月 8 日。

　　服药后，诸症好转，继服 6 剂。

　　三诊：2013 年 9 月 14 日。

9月13日经至，血量可，有小血块，小腹胀痛。上方加桃仁10g，益母草15g。4剂，水煎服，日1剂。

四诊：2013年9月18日。

月经4日净，腰酸痛，余无不适。初诊方加菟丝子30g，盐杜仲15g，巴戟天12g，桑寄生15g，山药15g。12剂，水煎服，日1剂。

五诊：2013年10月26日。

经未行，恶心呕吐2日，脉滑数。尿人绒毛膜促性腺激素（HCG）（＋），诊为早孕，妊娠恶阻。橘皮竹茹汤加减。

茯苓15g，橘皮12g，枇杷叶12g，姜半夏10g，竹茹12g，人参9g，甘草6g，炒白术12g，黄连9g，黄芩12g，生姜3片。6剂，水煎服，日1剂。

六诊：2013年11月1日。

恶阻愈。

随访足月顺产1健康男婴。

按： 患者素体肥胖，痰湿壅盛，痰湿下注，阻滞冲任，影响血海满盈致月经延后，经血量不多。正如《万氏妇人科》曰："肥人……责其湿痰壅滞。"《丹溪心法》曰："过期淡色来者，痰多也。二陈加川芎、当归。"经血、痰浊相杂而下，故经血夹有黏液，色淡质稠；痰湿积于冲任，故平时白带量多；痰湿滞胃则胸闷呕恶，上乘于头，则眩晕，扰于心则心悸。舌淡苔白厚腻，脉弦滑皆痰湿停积之征。

方中二陈汤加苍术、枳壳、神曲、焦山楂、白豆蔻、香附、生姜燥湿化痰，理气化滞；白术、甘草健脾益气，以绝生痰之源；当归、川芎、桃仁、益母草养血活血调经。全方共奏燥湿化痰、活血调经之功。

《医宗金鉴》曰："不孕之故伤冲任……痰饮脂膜病子宫。"故经后在燥湿化痰药中加菟丝子、盐杜仲、巴戟天、桑寄生、山药补肾健脾，促卵促孕，故痰湿去，冲任盛，妊娠可期。

三、月经先后无定期

1. 彭某，女，46 岁，2014 年 4 月 2 日初诊。

患者月经半月一行或两个月一至，周期先后不定（多为后期）1年。末次月经 3 月 18 日，血色淡，量少质清，伴有头晕耳鸣，腰骶酸痛，小便清长，夜尿频多。舌质淡，苔薄白，脉细弱。

诊断：月经先后无定期，月经过少。

辨证：肾虚，藏泄失司。

治法：补肾调经。

方药：归肾丸加味。

熟地黄 15g，山药 15g，山茱萸 12g，茯苓 15g，当归 15g，枸杞子 12g，盐杜仲 15g，菟丝子 30g，炙甘草 6g，党参 15g，白芍 15g。9 剂，水煎服，日 1 剂。

二诊：2014 年 4 月 11 日。

服药后，诸症减轻，但胃纳较差，上方加砂仁 6g（后下），12 剂，水煎服，日 1 剂。

三诊：2014 年 4 月 23 日。

4 月 21 日经至，血色红，量较前稍多，质可。上方加川芎 10g，香附 15g，牡丹皮 15g。4 剂，水煎服，日 1 剂。

四诊：2014 年 4 月 27 日。

月经 4 日净，余无不适。以二诊方继服 12 剂。

随访半年，月经以时下，余症悉平。

按：肾主封藏。今肾虚藏泄失职，当藏不藏则月经先期而至，当泄不泄则月经后期而来，故肾虚藏泄失司，致月经先后无定期。肾虚精血不足，故经血色淡而量少质清；肾主骨生髓，开窍于耳，腰为肾之外府，肾虚髓海不充，孔窍失滋，外府失养则头晕耳鸣，腰骶酸痛；肾虚膀胱失约，故小便清长，夜尿频多。舌淡苔薄白，脉细弱皆肾虚精血不足之征。

方中熟地黄、山茱萸、枸杞子补肾填精血；盐杜仲、菟丝子补肾壮腰膝；党参、茯苓、山药、炙甘草健脾益肾，以滋化源；当归、白芍、川芎、牡丹皮、香附养血补血，理气散郁以调经；砂仁理气醒脾。全方共奏补肾健脾、养血调经之功。俾肾气盛，脾气健，精血充，则血海盈溢有度，月经行而以时。

2. 罗某，女，28 岁，2015 年 3 月 20 日初诊。

患者月经先后不定期 1 年余，多为先期。末次月经 3 月 9 日，经血量多，色紫红有块，伴有烦躁易怒，经前乳房胀痛。平时胸闷不舒，两胁胀痛。舌质红，苔薄黄，脉弦数。

诊断：月经先后无定期，月经过多。

辨证：肝气失调，冲任失司。

治法：疏肝解郁，养血调冲。

方药：定经汤加味。

菟丝子 30g，白芍 15g，当归 15g，熟地黄 15g，山药 15g，茯苓 15g，芥穗炭 6g，柴胡 12g，甘草 6g，枸杞子 12g，牡丹皮 15g，香附 15g，薄荷 6g（后下），白蒺藜 12g。6 剂，水煎服，日 1 剂。

二诊：2015 年 3 月 26 日。

服上药后，诸症好转，上方继服 12 剂。

三诊：2015 年 4 月 7 日。

月经 4 月 6 日至，血色红，量一般，有血块，少腹胀痛。

上方减熟地黄、芥穗炭、白芍，加赤芍 15g，益母草 15g。4 剂，水煎服，日 1 剂。

四诊：2015 年 4 月 11 日。

月经 4 日净，余症悉平。初诊方继服 10 剂，以巩固之。

随访 1 年，月经正常，余症悉痊。

按：肝藏血，主疏泄，司血海。若肝气条达，气机调畅，血海如期满溢，则月经周期正常。若抑郁恚怒，损伤肝气，疏泄太过则月经先至，疏泄不及则月经后期而来。肝郁气滞，气郁化火则血紫红，有块而量多；肝脉循少腹，布胁肋，气机壅塞郁滞，经脉壅塞，故少腹、乳房、胸胁胀痛；肝失条达，故胸闷不舒，烦躁易怒。舌红，苔薄黄，脉弦数皆肝郁化火之象。

方中柴胡、薄荷、白蒺藜、香附疏肝解郁；当归、白芍养血柔肝；茯苓、山药、甘草培补脾土；菟丝子、熟地黄、枸杞子补肝肾，益精血；牡丹皮、赤芍、益母草活血凉血，散瘀调经。全方共奏疏肝解郁、养血调经之功效。俾肝气条达，疏泄正常，精血充盈，冲任旺盛，血海满溢如期，月经至而以时。

3. 梁某，女，44 岁，2012 年 7 月 13 日初诊。

患者月经先后无定期 1 年半，并多为延后。末次月经 7 月 2 日，月经量少，色淡红，质清。伴有面色萎黄无华，少气懒言，四肢倦怠，消瘦，食少纳呆，脘腹胀满，大便溏薄。舌质淡，苔白，脉缓弱。

诊断：月经先后无定期，月经过少。

辨证：脾气虚弱，统摄无权。

治法：补脾益气，养血调经。

方药：参苓白术散加减。

人参 10g，炒白术 12g，茯苓 15g，炙甘草 6g，山药 15g，莲子肉 12g，炒白扁豆 15g，砂仁 6g（后下），当归 15g，黄芪 15g，白芍 15g，陈皮 10g。10 剂，水煎服，日 1 剂。

二诊：2012 年 7 月 23 日。

服上药后，诸症悉减，上方继服 12 剂。

三诊：2012 年 8 月 4 日。

8 月 3 日经来，血色红，量较前增多，有少量小血块，小腹微胀痛。上方加香附 15g，牡丹皮 15g。6 剂，水煎服，日 1 剂。

四诊：2012 年 8 月 10 日。

月经 5 日净，余无不适。初诊方继服 12 剂，后服归脾丸以善其后。随访诸症痊愈。

按：患者劳倦过度，饮食不节，脾气受损。脾为气血生化之源，主统血摄血。今脾虚气血生化不足，统摄无权，血海满溢失常，故月经先后不定期，并多为后期。脾虚生化不足，气血俱虚，故经量少，色淡而质清，面色萎黄无华；肌肉四肢失养，故消瘦，四肢倦怠无力；脾主运化，脾气虚弱，健运失职，故食少纳呆，食后腹胀，大便溏薄。气血不足，故舌质淡，苔白，脉缓弱。

方中人参、黄芪大补元气；炒白术、茯苓、炙甘草、山药、莲子肉、炒白扁豆补脾益气；当归、白芍养血调经；香附、牡丹皮理气散瘀；砂仁、陈皮醒脾理气和胃。全方共奏补脾益气、养血调经之功。俾脾气健，气血充，脾统摄有权，血海满溢有度，月经自无先后不定期之虞。

四、月经过多

1. 王某，女，46 岁，1998 年 5 月 16 日初诊。

患者月经量过多 1 年余。月经 5～6/32～35 日，末次月经 5 月 6 日，血色淡，质清稀，量多，面色㿠白，气短懒言，神疲肢倦，动则汗出，心悸失眠，小腹空坠。舌质淡，苔薄白，脉细弱。

诊断：月经过多。

辨证：脾气虚弱，血失统摄。

治法：健脾益气，摄血固冲。

方药：归脾汤。

人参 10g（先煎），白术 12g，茯苓 15g，炙甘草 6g，当归 15g，黄芪 15g，炒酸枣仁 18g，龙眼肉 12g，远志 6g，生姜 3 片，大枣 3 枚（擘）。9 剂，水煎服，日 1 剂。

二诊：1998 年 5 月 25 日。

服上药，全身舒适，气力略增，纳谷不馨。上方加砂仁 6g（后下），12 剂，水煎服，日 1 剂。

三诊：1998 年 6 月 8 日。

6 月 7 日经至，血色红，量多，有小血块。上方减生姜，加炮姜 6g，5 剂，水煎服，日 1 剂。

四诊：1998 年 6 月 13 日。

月经 5 日净。二诊方继服 16 剂。后服归脾丸 2 周。

五诊：1998 年 7 月 12 日。

7 月 6 日经至，血色红，量适中，5 日净，余症悉愈。

继服归脾丸 3 周。后访月经正常。

按：患者体质素弱，又过度劳累，饮食不节致脾胃虚弱，损伤中气，血失统摄，故月经量过多。脾虚不运，水谷精微难以入心化赤，故经色淡而质稀；离经之血凝结而成血块；脾气虚，中阳不布，则面色㿠白，神疲肢倦，气短懒言；气虚不固，故动则汗出；脾虚气血不足，心神失养故心悸失眠；气虚升提无力，故小腹空坠。舌质淡，脉细弱皆脾气虚弱之征。

方中四君子汤健脾补气；黄芪大补元气，且升提中气；龙眼肉、大枣、当归益气补血，养心调经；炒酸枣仁、远志养心安神；木香、生姜理脾和胃；炮姜温经止血。全方共奏健脾益气、摄血固冲之功。故脾气健，中气升，气血充，月经正常，余症乃瘥。

2. 马某，女，28 岁，1998 年 4 月 26 日初诊。

患者月经量过多半年余。月经 5～6/27～29 日，末次月经 4 月 16 日，血量甚多，色深红，质黏稠，有块，流血有灼热感。伴有唇红口渴心烦，尿黄便结。舌质红，苔黄，脉滑数。

诊断：月经过多。

辨证：血热妄行证。

治法：清热凉血，固冲止血。

方药：芩连四物汤加味。

当归 15g，川芎 6g，白芍 15g，生地黄 15g，黄芩 12g，黄连 10g，牡丹皮 15g，柴胡 10g，麦冬 12g，栀子 10g，盐杜仲 15g，知母 10g，甘草 6g。8 剂，水煎服，日 1 剂。

二诊：1998 年 5 月 4 日。

服上药后，口渴心烦、尿黄便结均减轻。上方加砂仁 6g（后下），12 剂，水煎服，日 1 剂。

三诊：1998 年 5 月 16 日。

今经来第 2 日，血色深红，量较多，有块，小腹痛。上方减栀子、知母、黄连，加香附 15g，地榆炭 15g，茜草炭 15g。5 剂，水煎服，日 1 剂。

四诊：1998 年 5 月 21 日。

月经量较前减少，5 日经净。余症悉平。继服 5 月 4 日方 12 剂。后服丹栀逍遥丸 2 周。

随访 1 年，月经正常，余症悉除。

按：患者肝郁化热，热搏于血，扰及冲任，经行之际，迫血妄行，故经血甚多。正如《伤寒明理论》曰："冲之得热，血必妄行。"阳热灼血则血深红，质黏稠，有热感；热壅气滞，经行不畅，故有血块或小腹痛；热灼津伤，故唇红，口渴，尿黄便结。舌红苔黄，脉滑数皆热盛血热之象。

方中四物汤改熟地黄为生地黄清热凉血，养血调经；黄芩、黄连、栀子清热泻火；柴胡、牡丹皮疏肝清热，凉血散瘀；麦冬、知母滋阴清热泻火；盐杜仲补肝肾，固冲任；香附、地榆炭、茜草炭理气调经，凉血止血；砂仁、甘草理气和胃，且调和诸药。诸药合用，共奏清热凉血、止血固冲之效。俾邪热清，血凉和，冲任固谧，月经正常，余症遂愈。

3. 魏某，女，40 岁，1999 年 9 月 26 日初诊。

患者月经量多 1 年余。月经 7 ~ 8/23 ~ 26 日，末次月经 9 月 16 日，血色深红，质稠，量多。伴有颧红潮热，五心烦热，咽干口燥，头晕耳鸣，心烦不寐，腰膝酸软。舌质红，苔少，脉细数。

诊断：月经过多。

辨证：阴虚火旺，冲任不固。

治法：滋阴清热，固冲止血。

方药：保阴煎加味。

生地黄 15g，熟地黄 15g，白芍 15g，川续断 15g，黄芩 12g，黄柏 9g，生甘草 6g，山药 15g，知母 10g，麦冬 12g，地骨皮 12g，女贞子 12g，旱莲草 15g。6 剂，水煎服，日 1 剂。

二诊：1999 年 10 月 2 日。

服上药后，诸症悉减，但腰膝仍酸软。上方加盐杜仲 15g，12 剂，水煎服，日 1 剂。

三诊：1999 年 10 月 15 日。

10 月 14 日经至，血色红，量较前减少，血质稠，小腹微痛。上方减知母、黄柏，加茜草 15g，小蓟 15g，牡丹皮 15g，香附 15g，5 剂。

四诊：1999 年 10 月 20 日。

月经 5 日净，余症悉减。二诊方继服 12 剂，后服知柏地黄丸 2 周。

随访 7 个月，月经正常，余症良愈。

按：患者素体阴虚，阴虚则虚火妄动，扰乱冲任，迫血妄行，故月经量增多；血为热灼，故经色深红质稠；阴虚不能内守，虚阳外浮，则颧红潮热；虚热内扰则五心烦热，心烦不寐；热伤阴津则咽干口燥；阴血不足，脑窍骨髓失于滋养则头晕耳鸣，腰膝酸软。舌红，苔少，脉细数乃阴虚内热之征。

方中生地黄、麦冬、女贞子、旱莲草、地骨皮滋阴清热，凉血止血；熟地黄、白芍养血敛阴；山药、川续断、盐杜仲补肝肾，固冲任；知母滋阴泻火；黄芩、黄柏清热泻火；经期减知母、黄柏避寒凝，加小蓟、茜草、牡丹皮清热活血止血，香附疏肝调经；生甘草调和诸药。诸药合用，共奏滋阴清热、凉血止血之功。俾阴充热清，血凉和安宁，冲任固谧，月经正常，余症遂瘥。

4. 仲某，女，40岁，2013年3月11日初诊。

患者经行量多近1年。月经4～5/31～35日，末次月经2月27日，经血量多，色紫暗，有血块，小腹疼痛拒按，块下痛止。胁肋胀痛，乳头灼痛。舌质紫暗，边有瘀点，脉弦涩。

诊断：月经过多。

辨证：气滞血瘀，壅遏经脉。

治法：疏肝理气，活血调经。

方药：桃红四物汤合四逆散加减。

当归15g，川芎10g，白芍15g，生地黄15g，桃仁10g，红花9g，柴胡12g，枳壳15g，甘草6g，牡丹皮15g，香附15g。8剂，水煎服，日1剂。

二诊：2013年3月19日。

服药后，胁肋胀痛及乳头灼痛均减轻，上方继服12剂。

三诊：2013年3月31日。

3月30日经来，血量较前减少，色暗红，有血块，小腹胀痛。上方减生地黄、白芍、红花，加赤芍15g，牛膝15g，炒五灵脂10g（包煎），炒蒲黄15g（包煎），三七6g，茜草15g，益母草30g。4剂，水煎服，日1剂。

四诊：2013年4月4日。

月经块下痛止，今日经净，余无不适，初诊方继服12剂。

随访8个月，月经正常，余无别恙。

按：血瘀气滞，阻于冲任，新血不得循经，乘经行之际而妄行，故经量过多。正如《褚氏遗书》曰："旧血不去，新血误行。"瘀血凝结，则色暗有块；瘀阻胞脉，"不通则痛"，故经行腹痛拒按；肝气郁结，故胁肋胀痛；肝郁化热，故乳头灼痛。舌紫暗，边有瘀点，脉弦涩皆血瘀气滞之征。

方中当归、川芎、桃仁、红花活血化瘀调经；柴胡、香附、白芍、枳壳疏肝解郁化滞；生地黄、牡丹皮凉血散瘀止血；赤芍、牛膝、益母草活血化瘀调经；炒五灵脂、炒蒲黄、三七、茜草化瘀止血。全方共奏活血化瘀、疏肝解郁、凉血止血之功。俾瘀血去，新血安，循经脉，量适中，月经正常，余症遂愈。

五、月经过少

1. 张某，女，37 岁，2012 年 9 月 26 日初诊。

患者月经量过少近 2 年。月经 2～3/35～38 日，末次月经 9 月 12 日，血量少，色淡质稀，伴有头晕眼花，心悸耳鸣，面色萎黄，气短无力。舌质淡，苔薄白，脉细。

诊断：月经过少。

辨证：血虚证。

治法：补血养血，佐以益气健脾。

方药：圣愈汤加味。

当归 15g，熟地黄 15g，白芍 15g，川芎 10g，人参 10g，黄芪 18g，炒白术 12g，阿胶 12g（烊化），龙眼肉 12g，枸杞子 12g，茯神 15g，炒酸枣仁 15g，砂仁 6g（后下），炙甘草 6g，大枣 6 枚。6 剂，水煎服，日 1 剂。

二诊：2012 年 10 月 2 日。

服上药后，诸症悉减，上方继服 12 剂。

三诊：2012 年 10 月 14 日。

10 月 13 日经来，血量较前增多，小腹隐痛。上方加生姜 3 片，6 剂，水煎服，日 1 剂。

四诊：2012 年 10 月 20 日。

月经 4 日净，余无不适。上方继服 12 剂，后服归脾丸 2 周以善其后。

随访 1 年，月经正常，余症悉愈。

按：患者曾人工流产 3 次，自然流产 2 次，致营血衰少，冲任血海不盈，故月经量少，色淡质稀，经期延后。血虚不能上荣于面，则面色萎黄；血虚心脑失养，则心悸耳鸣，头晕眼花，气短无力。舌淡苔薄白，脉细皆营血不足之征。

方中四物汤加阿胶、枸杞子补血养血调经；龙眼肉、大枣补气血，益心脾；黄芪配当归补气生血；人参、炒白术、炙甘草、生姜健脾益气，以资化源；茯神、炒酸枣仁养心安神；砂仁理脾和胃。全方共奏补血养血、健脾益气之功。俾血气充足，血海满盈，月经自调。

2. 谭某，女，45 岁，2011 年 9 月 29 日初诊。

患者月经量逐渐减少 1 年余。月经 2～3/35 日，末次月经 9 月 19 日，月经量少，色暗淡，质薄。伴腰膝酸软，头晕耳鸣，足跟痛，小腹冷，夜尿多。舌质淡，苔薄，脉沉细。

诊断：月经过少。

辨证：肾虚，精血不足。

治法：补肾益精，养血调经。

方药：归肾丸加味。

菟丝子 30g，盐杜仲 15g，枸杞子 12g，山茱萸 10g，当归 15g，熟地黄 15g，山药 15g，茯苓 15g，巴戟天 12g，肉苁蓉 12g，川续断 15g，炙甘草 6g，砂仁 6g（后下）。9 剂，水煎服，日 1 剂。

二诊：2011 年 10 月 8 日。

服药后，夜尿仍多，余症悉减。

上方加覆盆子 12g，芡实 12g，12 剂，水煎服，日 1 剂。

三诊：2011 年 10 月 20 日。

于今日月经来潮，小腹冷、微痛。初诊方加肉桂 6g，生姜 3 片。6 剂，水煎服，日 1 剂。

四诊：2011 年 10 月 26 日。

月经较前增多，今已无不适。二诊方继服 12 剂。后服金匮肾气丸合人参归脾丸 2 周以巩固疗效。

随访 1 年，月经正常，余症良愈。

按：患者年届更年期，复加房劳过度致肾虚，精血不足，冲任血海亏虚以致月经渐少。肾阳虚，血不化赤，故经色暗淡，质薄；肾虚，外府经脉失养，则腰膝酸软，足跟痛；精血亏虚，脑髓不充，故头晕耳鸣；肾阳不足，胞失温煦，故小腹冷；肾虚，膀胱之气不固，故夜尿多。舌淡苔薄，脉沉细皆肾气不足之征。

方中菟丝子、盐杜仲、巴戟天、肉苁蓉、川续断补肾益气壮腰膝；熟地黄、山茱萸、枸杞子滋肾养肝；山药、茯苓、炙甘草健脾和中；当归养血补血调经；芡实、覆盆子健脾益肾，固精缩尿；肉桂、生姜温肾和中，理气止痛。全方共奏补肾益精、养血温肾之功。俾肾气旺盛，精血充足，血海满盈，月经自然正常。

3. 田某，女，27 岁，2014 年 10 月 9 日初诊。

患者月经量过少 1 年半。月经 3 ~ 5/32 ~ 37 日，末次月经 9 月 23

日，月经涩少，色紫暗，有血块，小腹胀痛，块下痛减，胁肋及乳头胀痛。舌质紫暗，有瘀斑，脉弦涩。

诊断：月经过少。

辨证：血瘀气滞证。

治法：活血化瘀，行气调经。

方药：桃红四物汤加味。

桃仁 10g，红花 10g，当归 15g，川芎 10g，熟地黄 15g，白芍 15g，柴胡 10g，牡丹皮 15g，丹参 15g，香附 15g，乌药 10g，甘草 6g。6 剂，水煎服，日 1 剂。

二诊：2014 年 10 月 15 日。

服药后，诸症悉减，但腰酸痛。上方加川牛膝 15g，12 剂，水煎服，日 1 剂。

三诊：2014 年 10 月 27 日。

10 月 25 日经至，血量较前增多，色暗有块，少腹胀痛。上方减熟地黄、白芍，加赤芍 15g，延胡索 12g，五灵脂 10g（包煎），益母草 30g，鸡血藤 20g。4 剂，水煎服，日 1 剂。

四诊：2014 年 10 月 31 日。

月经 5 日净，今已无不适。二诊方减红花，加菟丝子 30g，巴戟天 12g，茯苓 15g。12 剂，水煎服，日 1 剂。

随访半年，月经正常。

按：患者素多忧郁以致血瘀气滞，冲任阻滞，血行不畅，故经行涩少，色紫黑，有血块，小腹胀痛；块下瘀减，经脉稍通，故疼痛减轻；肝郁气滞，故胁肋及乳房胀痛。舌紫暗，有瘀斑，脉弦涩皆为瘀血内停之征。

方中桃仁、红花、川芎、牡丹皮、丹参、赤芍、五灵脂、川牛膝、益母草活血祛瘀；当归、鸡血藤养血活血调经；熟地黄补血滋阴；白芍柔肝缓急止痛；柴胡、香附、乌药、延胡索疏肝解郁，理气止痛；甘草调和诸药。全方共奏活血化瘀、疏肝理气、调经止痛之功。瘀血去，气机畅，冲任通畅，月经正常。

4. 丁某，女，30 岁，2015 年 11 月 2 日初诊。

患者月经量少 1 年余。月经 3～5/40 日，末次月经 10 月 12 日，经来涩少，色暗，质清稀，有块，排出不畅，伴小腹冷痛，得热痛减。舌质淡略暗，苔白，脉沉紧。

诊断：月经量少，月经后期。

辨证：宫寒血结，经行不畅。

治法：温经散寒，养血活血调经。

方药：温经汤加味。

人参 9g，当归 15g，酒白芍 15g，肉桂 6g，莪术 9g，牡丹皮 15g，牛膝 15g，炙甘草 6g，川芎 10g，香附 15g，乌药 10g，炒吴茱萸 6g，生姜 3 片。6 剂，水煎服，日 1 剂。

二诊：2015 年 11 月 8 日。

服药后，小腹冷痛明显减轻，上方继服 9 剂。

三诊：2015 年 11 月 17 日。

11 月 16 日经来，血量较前增多，血色暗，有块，小腹痛，腰凉。上方加炒小茴香 6g，桃仁 10g，益母草 18g。5 剂，水煎服，日 1 剂。

四诊：2015 年 11 月 22 日。

月经 5 日净，余无不适。于经前服自制调经止痛丸 2 周。如上法调治 2 个月经周期，月经正常。

按：患者工作环境阴冷，寒邪与血凝结，阻滞冲任，经血运行受阻，以致经来涩少，周期延后。寒为阴邪，性凝滞，阻遏阳气，故经色暗，质清稀而有块，小腹冷痛；热则制寒，故得热痛减。舌淡略暗，苔白，脉沉涩皆寒凝血滞之征。

方中肉桂、炒吴茱萸、炒小茴香、生姜温通经脉，散寒止痛；当归、酒白芍、川芎、牡丹皮养血活血调经；乌药、香附、莪术、桃仁、牛膝、益母草行气活血止痛；人参、炙甘草益气和中，资生化之源。全方共奏温经散寒、养血活血、扶正祛邪之功。俾寒去瘀通，冲任无阻，经血运行通畅，则月经正常。

5. 刘某，女，26岁，2016年5月12日初诊。

患者经来量少2年余。末次月经4月27日，量少，色淡红，质黏腻，混黏液。平时白带量多，形体肥胖，胸闷呕恶，痰多。舌质淡，苔白腻，脉滑。

诊断：月经过少。

辨证：痰湿阻滞证。

治法：化痰燥湿调经。

方药：涤痰汤加减。

当归15g，茯苓15g，川芎10g，白术12g，制半夏10g，香附15g，陈皮12g，甘草6g，赤芍15g，生姜3片。9剂，水煎服，日1剂。

二诊：2016年5月21日。

服上药，胸闷呕恶减轻，带下减少。上方加苍术12g，枳壳15g。12剂，水煎服，日1剂。

三诊：2016年6月2日。

5月31日经来，血量较前增多。上方继服12剂。

继以上方加减调理 3 个月经周期，月经正常。

按：患者喜食甘腻之品，好逸恶劳，致痰湿壅盛，阻滞气机，气血运行不畅，经血下行受阻以致经量少而混杂黏液。痰滞中脘，中焦运化受阻，故胸闷呕恶；痰湿下注，带脉失约，故白带量多；痰湿壅盛，故形体肥胖。舌淡苔白腻，脉滑皆痰湿内盛之征。

方中二陈汤化痰燥湿；苍术、白术、生姜燥湿健脾和中，以绝生痰之源；枳壳、香附宽胸理气行滞；当归、川芎、赤芍活血化瘀调经。全方共奏化痰燥湿、健脾和中、活血调经之功。俾痰湿去，气血畅，血海满溢正常，经量岂能再少。

6. 宋某，女，36 岁，1987 年 8 月 6 日初诊。

患者月经过少 2 年。月经 1～2/35 日，末次月经 8 月 4 日，血色淡红，质稀，量极少，点滴即净。伴有面色萎白，气短乏力，食少便溏。舌质淡红，苔薄白，脉虚弱。

诊断：月经过少。

辨证：脾胃气虚证。

治法：健脾益气，养血调经。

方药：四君子汤合当归补血汤加味。

人参 9g，炒白术 12g，茯苓 15g，炙甘草 6g，黄芪 30g，当归 12g，砂仁 6g（后下），生姜 3 片，大枣 6 枚。6 剂，水煎服，日 1 剂。

二诊：1987 年 8 月 12 日。

服药后，饮食渐增，大便已成形。上方继服 6 剂。

三诊：1987 年 8 月 18 日。

患者面色转红润，体力渐增，饮食及二便如常，气短已愈。上方继服 6 剂。

四诊：1987 年 9 月 7 日。

9 月 3 日经至，经量增多，4 日经净，余症基本痊愈。上方减人参加党参 20g，服 12 剂，后服归脾丸 3 周。

后随访半年，月经正常，余症痊愈。

按：脾胃为后天之本，为气血生化之源，脾胃虚弱，化源不足，故月经色淡、质稀、量少；脾胃气虚，受纳与健运无力，则饮食量少；脾失健运，湿浊内生，故大便溏薄；脾主肌肉，脾胃气虚，四肢肌肉禀赋不足，故四肢乏力；气血生化不足，面失荣养，故面色萎白；脾为肺之母，脾胃虚，肺气不足，故见气短；舌质淡红，苔薄白，脉虚弱皆为气虚之象。

方中人参或党参、黄芪、大枣甘温益气，健脾养胃；炒白术苦温，健脾燥湿，加强益气助运之力；茯苓甘淡，健脾渗湿；黄芪配当归益气养血；炙甘草、生姜益气和中，并调和诸药。全方共奏益气健脾、养血和胃之功。俾脾胃健壮，健运有力，化源充足，冲任盈盛，月经正常。

从脾胃为后天之本、气血生化之源起见，运用四君子汤合当归补血汤加味，守方 30 剂，月经过少之疾方愈。

《女科要旨》曰："虽曰心生血，肝藏血，冲任督三脉俱为血海，为月信之源，而其统主则为脾胃，脾胃和则血自生，谓血生于水谷精气也。"此言不爽。

六、闭经

1. 万某，女，18 岁，2011 年 8 月 16 日初诊。

患者月经 16 岁初潮，2～3 个月来经 1 次。今月经停闭半年余，体质素弱，子宫偏小，第二性征发育不良，腰腿酸软，头晕耳鸣，倦怠乏力。舌质淡红，苔少，脉细弱。

诊断：闭经。

辨证：肝肾不足证。

治法：补肾养肝调经。

方药：归肾丸加味。

熟地黄 15g，山药 15g，山茱萸 12g，茯苓 15g，当归 15g，枸杞子 12g，盐杜仲 15g，菟丝子 30g，巴戟天 12g，肉苁蓉 12g，党参 15g，炒白术 12g，紫河车 9g，炙甘草 6g，桑寄生 15g，川续断 15g，砂仁 6g（后下）。6 剂，水煎服，日 1 剂。

二诊：2011 年 8 月 22 日。

服药后诸症减轻，上方继服 12 剂。

三诊：2011 年 9 月 3 日。

9 月 2 日经来，血色红，量不多，小腹微痛。

当归 15g，白芍 15g，川芎 10g，党参 15g，炒白术 12g，茯苓 15g，枸杞子 12g，香附 15g，牡丹皮 15g，鸡血藤 15g，牛膝 15g，砂仁 6g（后下），益母草 15g。4 剂，水煎服，日 1 剂。

四诊：2011 年 9 月 7 日。

月经 4 日净，诸症明显减轻，初诊方继服 12 剂。

如上方调理 3 个月余，月经如期来潮，余症悉平。

按：患者禀赋素弱，月经初潮较晚，后渐至闭经，为先天肾气不足，精血匮乏，冲任俱虚，胞宫空虚，无血可下，故闭经。如《医学正传》曰："月经全借肾水施化，肾水既乏，则经血日以干涸。"肝肾不足，精血匮乏，外府脑髓失养，故腰酸腿软，头晕耳鸣。舌淡红，脉细弱均为肝肾虚，精血不足之征。

方中熟地黄、枸杞子、山茱萸滋肾养肝；肉苁蓉、菟丝子、紫河车温肾阳，补精血；盐杜仲、川续断、桑寄生、牛膝补肾通络，壮腰膝；党参、炒白术、茯苓、山药、炙甘草、砂仁健脾益气和胃，以资化源；当归、白芍、川芎、鸡血藤、牡丹皮、香附、益母草补血养血，活血调经。全方共奏补肝肾、益精血、健脾胃、调经血之功。俟肝肾旺，精血足，冲任盈，胞宫满溢，月经如期自至。

2. 伊某，女，42岁，1986年7月9日初诊。

患者以往月经3~4/40~50日，后来月经周期逐渐延迟，经血量少，色淡红，质稀。今停经7个月余，伴有头晕眼花，心悸气短，面色萎黄，神疲肢倦，食欲不振，毛发不泽且脱落。舌质淡，苔薄白，脉虚弱。

诊断：闭经。

辨证：气血两虚证。

治法：补气养血调经。

方药：八珍汤。

人参10g，炒白术12g，茯苓15g，炙甘草6g，熟地黄15g，当归15g，白芍15g，川芎10g，生姜3片，大枣6枚。9剂，水煎服，日1剂。

二诊：1986年7月18日。

服药后诸症减轻，唯月经未行，腰酸痛，上方加黄芪18g，枸杞子12g，巴戟天12g，12剂，水煎服，日1剂。

三诊：1986年7月30日。

服上药10剂，月经来潮，血色淡红，量不多，小腹微坠痛。上方加香附15g，鸡血藤18g，牛膝15g。6剂，水煎服，日1剂。

四诊：1986 年 8 月 5 日。

月经 5 日净，余无不适。二诊方继服 12 剂。

后服八珍益母丸 2 周。

五诊：1986 年 8 月 31 日。

8 月 29 日月经来潮，色、质、量均可。按以上方药治疗 1 个月。

随访 1 年，月经期、量、色、质均正常，余症悉愈。

按：患者产多乳众，复因饮食营养不足，劳作过度致气血两虚，冲任失养，血海空虚，故月经渐至停闭。正如《兰室秘藏》所云："妇人脾胃久虚，或形羸气血俱衰，而致经水断绝不行。"《沈氏女科辑要笺正》云"血不足而月事不至"，余症皆为气血两虚之征。

方中人参、黄芪大补元气；炒白术、茯苓、炙甘草、生姜、大枣健脾益气，以益气血生化之源；四物汤加枸杞子补血养血调经；巴戟天、牛膝、香附、鸡血藤补肾益冲任，理气养血调经。全方共奏补气养血、健脾益肾调经之功。俾气血旺盛，冲任充盈，血海满溢而月经如期来潮，余症随之亦瘥。

3. 陈某，女，36 岁，2008 年 3 月 17 日初诊。

患者素体阴虚，曾罹患肺结核病，用抗痨药物，现已治愈。今停经 1 年余，五心烦热，两颧潮红，盗汗，口干咽燥，尿黄便结，腰膝酸软。舌质红，苔少，脉弦细数。

诊断：闭经。

辨证：阴虚血燥证。

治法：养阴清热调经。

方药：加减一阴煎加味。

生地黄 15g，熟地黄 15g，白芍 15g，麦冬 12g，知母 9g，地骨皮

12g，炙甘草 6g，银柴胡 10g，天冬 10g，山药 15g，当归 15g，黄精 12g，龟甲 12g（先煎），茯苓 15g，西洋参 10g。6 剂，水煎服，日 1 剂。

二诊：2008 年 3 月 23 日。

服上药潮热减轻，但睡眠较差。上方加炒酸枣仁 15g，12 剂，水煎服，日 1 剂。

三诊：2008 年 4 月 4 日。

4 月 2 日经来，血色鲜红，有小血块，小腹胀痛。

当归 15g，赤芍 15g，白芍 15g，川芎 10g，桃仁 10g，牡丹皮 15g，茯苓 15g，丹参 15g，甘草 6g，香附 15g，砂仁 6g（后下），乌药 10g，益母草 18g，青皮 12g。4 剂，水煎服，日 1 剂。

四诊：2008 年 4 月 8 日。

月经 4 日净，余无不适。继服二诊方 12 剂。后服六味地黄丸 2 周。

如法调治 3 个月，诸症悉平，月经如期来潮。

按：患者曾患肺结核病，虽已治愈，但阴虚未复，虚热内生，热灼水涸，血海燥涩，故月经停闭。正如《景岳全书·妇人规》曰："正因阴竭，所以血枯。"阴虚日久，虚火内炽，故五心烦热，颧红，咽干口燥；虚热内扰，迫津外泄，故盗汗；津血不足，筋骨失养，故腰膝酸软。尿黄便结，舌红，脉弦细数皆阴虚内热之象。

方中生地黄、知母、天冬、麦冬、龟甲滋阴清热；熟地黄、黄精、白芍、当归养血益精；地骨皮、银柴胡凉血退蒸；西洋参、山药、茯苓、炙甘草益气养阴，健脾益肾，以资化源；炒酸枣仁敛汗，养心安神。全方共奏滋阴清热、养血益精、健脾益气之功。俟阴充热清，精血旺盛，血海盈溢，月经自来。

经期有血块，小腹胀痛乃久虚有滞之征，故以当归、川芎、赤芍、益母草养血活血调经；乌药、香附、青皮、砂仁行气止痛，此乃治标权宜之举。

4. 耿某，女，29 岁，2013 年 7 月 26 日初诊。

患者月经 6 个月余未行，精神抑郁，烦躁易怒，胸胁胀满，乳房胀痛，少腹胀痛。舌质紫暗，边有瘀点，脉弦涩。

诊断：闭经。

辨证：气滞血瘀，胞脉瘀滞。

治法：理气活血，祛瘀通经。

方药：桃红四物汤合四逆散加减。

桃仁 10g，红花 10g，当归 15g，白芍 15g，川芎 10g，柴胡 12g，枳实 15g，甘草 6g，牛膝 15g，香附 15g，牡丹皮 15g，丹参 15g。6 剂，水煎服，日 1 剂。

二诊：2013 年 8 月 1 日。

服上药精神渐佳，胀满略舒。上方加莪术 10g，益母草 15g，6 剂，水煎服，日 1 剂。

三诊：2013 年 8 月 8 日。

8 月 6 日经来，血色暗，有紫黑血块，血量可，少腹胀痛，余症减轻。

上方赤芍 15g 易白芍，加五灵脂 10g（包煎），焦山楂 15g，乌药 10g，延胡索 12g，6 剂，水煎服，日 1 剂。

四诊：2013 年 8 月 14 日。

月经 5 日净，余无不适。初诊方继服 6 剂，后先服逍遥丸 2 周，继服大黄䗪虫丸 1 周。

如上方法治疗2个月。随访1年，月经如期来潮，余症若失，告愈。

按：患者抑郁气滞，渐致瘀血停滞。气滞血瘀，冲任瘀滞，胞脉不通，故月经停闭，少腹胀痛。正如《黄帝内经》（以下简称《内经》）曰："月事不来者，胞脉闭也。"《万氏妇人科》亦云："忧愁思虑，恼怒怨恨气郁血滞而经不行。"《备急千金要方》亦曰："血脉瘀滞……妇人经闭不行。"肝气滞，气机不畅，则精神抑郁，烦躁易怒，胸胁胀满，乳房胀痛。舌紫暗有瘀点，脉弦涩皆气滞血瘀之征。

方中桃仁、红花、赤芍、川芎、莪术、益母草、五灵脂、焦山楂、牛膝、丹参、牡丹皮活血化瘀；柴胡、香附、乌药、枳实、延胡索疏肝理气止痛；当归、白芍、甘草养血补血，缓急止痛。全方共奏疏肝理气、活血化瘀、调经止痛之功。俾气机畅，瘀血去，胞脉通，月经以时而下，余症亦随之而解。

5. 苏某，女，28岁，2009年3月16日初诊。

患者以往月经3～4日/2～3个月，今停经1年半，结婚3年同居不孕。形体肥胖，胸胁满闷，呕恶多痰，神疲倦怠，带下色白量多。舌体胖，苔白腻，脉滑。

诊断：闭经，不孕症。

辨证：痰湿阻滞证。

治法：豁痰除湿，调气活血通经。

方药：涤痰汤加减。

当归15g，茯苓15g，川芎10g，白术12g，制半夏10g，香附15g，陈皮12g，甘草6g，苍术12g，枳壳15g，白豆蔻10g（后下），生姜3片。6剂，水煎服，日1剂。

二诊：2009 年 3 月 22 日。

服上药后，感觉舒适，但月经未潮。上方加桃仁 10g，牛膝 15g，赤芍 15g。9 剂，水煎服，日 1 剂。

三诊：2009 年 3 月 31 日。

3 月 29 日经至，血淡红，量可，含黏液。

上方加红花 10g，益母草 18g，乌药 10g。6 剂，水煎服，日 1 剂。

四诊：2009 年 4 月 6 日。

月经 5 日净，余无不适。继服一诊方 12 剂。

后服香砂六君子丸 2 周。

五诊：2009 年 5 月 6 日。

月经于 5 月 5 日来潮，血色红，量一般，小腹胀。

继服 3 月 31 日方 4 剂。

六诊：2009 年 5 月 10 日。

患者月经今日净，唯腰酸痛，余无不适。

当归 15g，川芎 10g，白芍 15g，制半夏 10g，党参 15g，白术 12g，茯苓 15g，甘草 6g，菟丝子 30g，盐杜仲 15g，巴戟天 12g，砂仁 6g（后下），桑寄生 15g，香附 15g，牛膝 15g，山药 15g。12 剂，水煎服，日 1 剂。

七诊：2009 年 6 月 15 日。

月经未行，恶心呕吐，乏力，尿 HCG（+）。诊为妊娠恶阻，予橘皮竹茹汤。

人参 10g，茯苓 15g，橘皮 12g，枇杷叶 12g，麦冬 12g，竹茹 12g，制半夏 10g，甘草 6g，生姜 3 片。5 剂，水煎服，日 1 剂。

八诊：2009 年 6 月 20 日。

患者已无不适。

随访足月顺产一女婴。

按：患者多痰多湿，痰湿下注，壅滞冲任，影响血海满盈，故闭经。正如《女科切要》曰："肥白妇人，经闭而不通者，必是湿痰与脂膜壅塞之故也。"痰湿困脾，故胸闷呕恶，神疲倦怠；湿浊下注，则带下色白量多。舌体胖，苔白腻，脉滑均为痰湿壅盛之征。

方用涤痰汤加减豁痰除湿，调气活血通经，痰湿去，壅塞通，经自潮。后以四君子汤加砂仁、山药、制半夏健脾益气，燥湿化痰；四物汤减熟地黄，加香附补血养血，解郁调经；菟丝子、盐杜仲、巴戟天、桑寄生、牛膝滋补肝肾。诸药共奏健脾益气、补血养血、补肝肾、促卵促孕之功。故冲任盛，月经调，妊子可期。

七、经期延长

1. 和某，女，46 岁，2019 年 7 月 29 日初诊。

患者月经经期延长半年余。月经 8～15/30～35 日，今经来第 2 日，血量多，色淡红，质稀。伴有面色无华，倦怠乏力，头晕眼花，气短懒言，小腹空坠，纳呆便溏。舌质淡，苔薄白，脉缓弱。

诊断：经期延长，月经过多。

辨证：气虚下陷，统摄无权。

治法：健脾益气，摄血固冲。

方药：补中益气汤加味。

黄芪 30g，炒白术 12g，陈皮 12g，人参 10g，炙甘草 6g，当归身 12g，炒升麻 6g，柴胡 6g，炮姜 6g，艾叶炭 6g，棕榈炭 12g。6 剂，水煎服，日 1 剂。

二诊：2019 年 8 月 4 日。

服药后，月经 6 日净，余症亦减轻。

上方减艾叶炭、炮姜、棕榈炭，加杜仲炭 15g，川续断 15g，阿胶珠 12g（烊化），茯苓 15g。12 剂，水煎服，日 1 剂。

三诊：2019 年 8 月 16 日。

患者已无不适。服归脾丸 1 周。

如此方法，调理 3 个月经周期，月经正常。

按：患者脾胃素虚，中气不足，脾主统血，气主升提，脾虚则统摄无权，气虚则升提无力，以致冲任不能制约经血，故月经淋漓，过期不净且血量多；气虚火衰，不能化血为赤，故经色淡，质清稀；气虚阳气不布，故面色㿠白无华，气短懒言，倦怠乏力，小腹空坠；脾失健运，故纳呆便溏。舌淡苔薄白，脉缓弱皆气虚之征。

方中黄芪大补元气；人参、炒白术、茯苓、炙甘草健脾补气；炒升麻、柴胡助参芪升提中气；当归身、阿胶珠补血养血，止血调经；川续断、杜仲炭补肾固冲止血；炮姜、艾叶炭、棕榈炭温经止血。全方共奏健脾补气、摄血固冲、补血止血之功效。俾脾气健，统摄有权，中气盛，升提有力，冲任固谧，月经正常，余症悉除。

2. 林某，女，39 岁，2000 年 4 月 9 日初诊。

患者经行时间延长 1 年余。月经 10/25～26 日，今经来第 9 日，淋漓不净，血量不多，色鲜红，质稠，伴有潮热颧红，咽干口燥，手足心热。舌质红少津，苔少，脉细数。

诊断：经期延长。

辨证：阴虚内热证。

治法：滋阴清热，凉血止血。

方药：两地汤合四乌贼骨一藘茹丸加味。

生地黄 15g，地骨皮 12g，玄参 12g，麦冬 12g，白芍 15g，阿胶 15g（烊化），牡丹皮 15g，茜草 15g，地榆炭 15g，乌贼骨 15g，生甘草 6g。6 剂，水煎服，日 1 剂。

二诊：2000 年 4 月 15 日。

服上药 3 剂，经血止，余症亦明显减轻。

上方减牡丹皮、茜草、乌贼骨，加知母 10g，女贞子 12g，旱莲草 15g，盐杜仲 15g，川续断 15g，枸杞子 12g。9 剂，水煎服，日 1 剂。

三诊：2000 年 4 月 24 日。

患者已无不适。继服上方 6 剂，后服六味地黄丸 2 周。

如上法治疗 3 个月经周期，月经正常，余症悉愈。

按：患者房劳过度，复加人工流产 3 次，以致阴血不足，虚热内生，热扰冲任，血海不宁，出现经血淋漓不净，经期延长；阴血虚则经量少；阴虚火旺则经色鲜红，质稠；虚火灼津则咽干口燥；阴虚内热则潮热颧红，手足心热。舌红少津，苔少，脉细数均系阴虚内热之征。

方中增液汤滋阴增液，清热凉血；地骨皮、知母、女贞子、旱莲草滋阴清热，退蒸止血；白芍、牡丹皮敛肝阴，凉血散瘀调经；地榆炭、茜草、乌贼骨凉血止血；阿胶、枸杞子、盐杜仲、川续断补血止血，益肝肾，固冲任；甘草调和诸药。全方共奏滋阴清热、凉血补血、固冲任、止血调经之功，使阴充热退，血凉和，冲任固，月经正常，余症悉平。

3. 李某，女，28 岁，2015 年 4 月 21 日初诊。

患者经期延长半年。月经 14/34～37 日，今经行第 7 日，量时多时少，经血淋漓不净，色紫暗有块，小腹疼痛拒按。舌质紫暗，有瘀点，脉弦涩。

诊断：经期延长。

辨证：血瘀证。

治法：活血化瘀止血。

方药：桃红四物汤合失笑散加味。

当归 15g，熟地黄 15g，白芍 15g，川芎 10g，桃仁 10g，红花 10g，炒五灵脂 10g（包煎），炒蒲黄 15g（包煎），牡丹皮 15g，益母草 18g，甘草 6g，茜草 15g，三七 6g。6 剂，水煎服，日 1 剂。

二诊：2015 年 4 月 27 日。

服药 4 剂，下瘀血较多，现经血止，腹痛消。上方减失笑散、桃仁、红花、益母草，加川续断 15g，杜仲炭 15g。继服 12 剂，水煎服，日 1 剂。

三诊：2015 年 5 月 9 日。

患者未再流血，余无不适。

按上方调理 2 个月经周期，月经正常。

按：患者素情志不畅，气滞血瘀，瘀血内阻，滞于胞中，瘀血不去，新血不得归经，以致月经量时多时少，淋漓不净；瘀血阻滞，气血运行不畅，故经血色紫暗，有块；气机不利则小腹疼痛拒按。舌紫暗有瘀点，脉弦涩均为瘀血内阻之征。

方中桃红四物汤活血化瘀，养血调经；失笑散加茜草、三七、益母草活血止血；牡丹皮凉血散瘀；川续断、盐杜仲补肾固冲任；甘草调和诸药。全方通因通用，祛瘀血，止新血，共奏活血化瘀、固冲止血调经之效。俾瘀血去，新血归经，月经正常，疼痛乃止。

八、经间期出血

1. 张某，女，33 岁，2013 年 4 月 26 日初诊。

患者两次月经中间阴道流血 4～5 日净半年余。月经 4～5/28 日，末次月经 4 月 13 日，今阴道流血 2 日，量少，色红，质稍稠，伴有头晕腰酸，五心烦热，夜寐不安，尿黄便干。舌质红，脉细数。

诊断：经间期出血。

辨证：肾阴虚，冲任不固。

治法：滋肾养阴，固冲止血。

方药：两地汤加味。

生地黄 15g，玄参 12g，地骨皮 12g，麦冬 12g，阿胶 12g（烊化），白芍 15g，炒酸枣仁 15g，茯神 15g，山药 15g，女贞子 12g，旱莲草 15g，甘草 6g，盐杜仲 15g。6 剂，水煎服，日 1 剂。

二诊：2013 年 5 月 2 日。

上方服至 3 剂，阴道血止，余症亦减。

上方加砂仁 6g（后下），9 剂，水煎服，日 1 剂。

三诊：2013 年 5 月 12 日。

患者诸症悉平。服六味地黄丸 2 周。

随访半年，经间期未再出现阴道流血，余症痊愈。

按：患者房事不节，阴精耗损，至经间氤氲之时，相火妄动，损伤阴络，冲任不固，故阴道出血，量少色红，质稍稠；阴虚则内热，故五心烦热；精血不足，脑髓外府失养，故头晕腰酸；虚热扰心，则夜寐不安；阴津亏虚，故尿黄便干。舌质红，脉细数均为阴虚火旺之象。

方中增液汤滋阴降火；地骨皮、女贞子、旱莲草滋肾阴，退虚热且止血；阿胶滋肝肾，补血止血；白芍柔肝敛阴；山药、砂仁、甘草健脾益肾，理脾和中；盐杜仲补肾固冲止血；炒酸枣仁、茯神养心安神。全方共奏滋肾养阴、固冲止血之功。俾阴液充盈，相火静谧，冲任固，经间期无阴道出血之虞，阴虚诸症亦随之而愈。

2. 万某，女，37 岁，2013 年 8 月 13 日初诊。

患者经间期出血 1 年余。末次月经 7 月 29 日，今阴道流血 3 日，血量稍多，色深红，质黏腻，无血块。平时带下量多，色黄，有异味，小腹时痛，神疲乏力，胸闷烦躁，周身酸楚，纳呆腹胀，小便短赤。舌质红，苔黄腻，脉濡细。

诊断：经间期出血。

辨证：湿热损伤冲任。

治法：清热利湿，固冲止血。

方药：丹栀逍遥散合二妙丸加减。

当归 15g，白芍 15g，柴胡 12g，茯苓 15g，白术 12g，甘草 6g，牡丹皮 15g，栀子 10g，黄柏 10g，苍术 12g，薏苡仁 30g，小蓟 15g，乌贼骨 15g，泽泻 15g，车前子 20g（包煎）。6 剂，水煎服，日 1 剂。

二诊：2013 年 8 月 19 日。

服上药 4 剂，出血止，余症减轻。

上方加白豆蔻 10g（后下），陈皮 12g，12 剂，水煎服，日 1 剂。

三诊：2013 年 8 月 31 日。

患者已无不适。服加味逍遥丸 1 周。

按上方治疗 3 个月经周期，病愈。

按：湿热蕴结于体内，值经间氤氲之时，相火妄动，扰动经室胞宫，以致阴道出血。湿热与血搏结，故血色深红，质黏腻；瘀滞不通，故小腹痛；湿热下注，带脉失约，故带下量多，色黄有异味；湿热熏蒸，气机不畅，故胸闷烦躁，纳呆腹胀；湿邪阻络则神疲乏力，周身酸楚。舌红，苔黄腻，脉濡细均为湿热之象。

方中苍术、白术、黄柏、栀子、薏苡仁、车前子、泽泻、茯苓健脾利湿清热；柴胡、白豆蔻、陈皮、甘草疏肝理气，化湿和胃；当归、白芍、牡丹皮养血清热和血；小蓟、乌贼骨清热凉血止血。全方共奏清热利湿、养血止血之功。俾湿去热清，血凉和，冲任固，经间期出血自愈，余症悉平。

3. 翟某，女，30岁，2012年6月12日初诊。

患者经间期阴道出血7~8个月。素有痛经史。月经4~5/33~35日，末次月经5月29日，血色暗有块，小腹疼痛。今阴道流血2日，量时多时少，色紫黑有块，小腹刺痛，情志不舒，烦躁易怒。舌质略暗，脉弦细。

诊断：经间期出血，痛经。

辨证：瘀血阻滞，血海失司。

治法：化瘀止血。

方药：逐瘀止血汤加减。

生地黄15g，大黄10g（后下），赤芍15g，牡丹皮15g，当归尾15g，枳壳15g，桃仁10g，香附15g，甘草6g，炒五灵脂10g（包煎），炒蒲黄15g（包煎）。4剂，水煎服，日1剂。

二诊：2012年6月16日。

服药后，下血块较多，腹痛止，今日阴道流血止，但腰酸痛。

上方减赤芍、炒五灵脂、炒蒲黄、大黄，加茜草15g，乌贼骨

15g，白芍 15g，盐杜仲 15g，川续断 15g，菟丝子 30g，柴胡 10g。6 剂，水煎服，日 1 剂。

三诊：2012 年 6 月 22 日。

服药后，已无不适。服逍遥丸合大黄䗪虫丸 1 周。

四诊：2012 年 6 月 29 日。

6 月 29 日经至，血量可，血块较前减少，小腹胀痛。

以桃红四物汤合失笑散加减，5 剂，水煎服，日 1 剂。

随访半年，经间期出血愈，月经正常。

按：患者素情志不畅，由气滞导致瘀血，值经间氤氲之机，阳气内动，瘀热相搏，伤及血络，血不循经，血海失固以致出血，血色紫暗，夹有血块，血量时多时少。瘀阻胞脉，故小腹刺痛；瘀血内阻，气机不畅，故情志不舒，烦躁易怒。舌质暗，脉弦细均为瘀血之征。

方中当归尾、赤芍活血化瘀；生地黄凉血止血；桃仁、大黄活血泄热祛瘀；牡丹皮凉血散瘀活血；失笑散化瘀止血止痛；四乌贼骨一藘茹丸凉血化瘀止血；白芍、甘草、柴胡、枳壳、香附柔肝疏肝，理气止痛；川续断、盐杜仲、菟丝子补肝肾，固冲任。全方共奏活血化瘀、理气止痛、凉血止血之功。瘀血去，血循经，冲任固，出血止，余症愈。

九、崩漏

1. 安某，女，24 岁，2016 年 5 月 6 日初诊。

患者阴道流血时多时少，时有时无或淋漓不断 1 个月余。近 2 日阴道流血量多，色暗红，有血块，小腹疼痛。舌质紫暗，边有瘀点，苔薄黄，脉弦涩。

诊断：崩漏。

辨证：血瘀证。

治法：活血化瘀，止血调经。

方药：桃红四物汤合失笑散加减。

当归 15g，川芎 10g，赤芍 15g，桃仁 10g，红花 10g，炒五灵脂 10g（包煎），炒蒲黄 15g（包煎），茜草 15g，三七 6g，香附 15g，牡丹皮 15g，甘草 6g，益母草 18g。3 剂，水煎服，日 1 剂。

二诊：2016 年 5 月 9 日。

服药后，下血块较多，血量减少，腹痛止，但腰痛。

上方减赤芍、桃仁、红花，加白芍 15g，盐杜仲 15g，川续断 15g，黄芩 12g。5 剂，水煎服，日 1 剂。

三诊：2016 年 5 月 14 日。

服药后，阴道流血基本干净，余无不适。

上方减炒五灵脂、炒蒲黄、益母草，加党参 15g，炒白术 12g，生地黄炭 15g。6 剂，水煎服，日 1 剂。

四诊：2016 年 5 月 20 日。

阴道流血已净 3 日。上方继进 6 剂。

随访 6 个月，月经以时下，5～6 日净，平时阴道未再流血，崩漏证痊愈。

按：患者瘀血阻滞冲任胞宫，瘀血不去以致新血不得归经而妄行，故阴道不规则流血；瘀阻胞宫，不通则痛，故小腹疼痛。舌紫暗有瘀点，脉弦涩皆瘀血阻滞之征。

方先以桃红四物汤合失笑散活血化瘀，以祛瘀血；次以四物汤加化瘀止血药，祛瘀生新；再以四物汤合党参、白术、盐杜仲、川续断之属以复其旧。俾瘀血去，新血归经，而崩漏证顿愈。

2. 任某，女，38 岁，2002 年 3 月 26 日初诊。

患者月经非时而下 2 个月余，淋漓不净，量不多，色鲜红，质较稠，伴有心烦潮热，失眠梦多，咽干口燥，尿黄便结。舌质红，少苔，脉细数。

诊断：崩漏。

辨证：阴虚火旺，血热妄行。

治法：滋阴清热，凉血止血。

方药：保阴煎加减。

生地黄 15g，熟地黄 15g，白芍 15g，山药 15g，川续断 15g，知母 10g，麦冬 12g，阿胶 15g（烊化），五味子 6g，山茱萸 12g，炒酸枣仁 15g，仙鹤草 18g，苎麻根 18g，甘草 6g。6 剂，水煎服，日 1 剂。

二诊：2002 年 4 月 1 日。

服药后，血已止 2 日，余症亦好转。

上方加地骨皮 12g，龟甲 15g（先煎）。6 剂，水煎服，日 1 剂。

三诊：2002 年 4 月 7 日。

患者已无不适。上方继服 6 剂。后服麦味地黄丸 2 周。

随访半年，月经正常。

按： 患者流产（人工流产 2 次，自然流产 2 次）数次，阴虚血热，冲任不固而致阴道流血淋漓不净。《素问·阴阳别论》云："阴虚阳搏谓之崩。"阴血不足则血量少；阴虚则内热，故心烦潮热；虚热扰心则失眠多梦；热灼津血，故流血色鲜红，质稠，咽干口燥，尿黄便结。舌红少苔，脉细数均为阴虚火旺之征。

方中生地黄、知母滋阴清热，凉血止血；麦冬、龟甲、地骨皮滋肾阴，退潮热；熟地黄、山茱萸、白芍滋阴补血，柔肝敛阴；炒酸枣仁、五味子宁心敛血；阿胶补血止血；川续断补肾固冲任；山药、甘草益肝肾，和胃气；仙鹤草、苎麻根凉血止血。全方共奏滋阴清热、凉血止血之功。俾阴充热清，血凉和，冲任固，余症平，崩漏愈。

3. 高某，女，32 岁，2008 年 7 月 2 日初诊。

患者不规则阴道流血 50 余日，血量时多时少，血色深红，质稠。近 2 日阴道流血甚多，有块，有灼热感，小腹疼痛，口渴烦热，小便黄，大便结。舌质红，苔黄，脉滑数。

诊断：崩漏。

辨证：血热妄行证。

治法：清热凉血，止血调经。

方药：芩连四物汤合失笑散加减。

黄芩 12g，黄连 10g，栀子 10g，生地黄 15g，当归 15g，川芎 9g，赤芍 15g，炒五灵脂 10g（包煎），炒蒲黄 15g（包煎），牡丹皮 15g，益母草 15g，甘草 6g，丹参 15g，苎麻根 15g，三七 6g，茜草 15g。3 剂，水煎服，日 1 剂。

二诊：2008 年 7 月 5 日。

服药后，血块下，腹痛止，阴道血量明显减少。

上方减失笑散、川芎、赤芍、益母草、丹参，加白芍 15g，阿胶 15g（烊化），地榆 15g，川续断 15g，盐杜仲 15g。6 剂，水煎服，日 1 剂。

三诊：2008 年 7 月 11 日。

患者阴道流血已止，余症亦好转。

上方减三七、茜草，加黄柏 10g，熟地黄 15g，6 剂，水煎服，日 1 剂。

随访 1 年，月经正常，余症悉平。

按： 患者实热内蕴，损伤冲任，血海沸溢，迫血妄行，故经来无时，或忽然大下，或淋漓不净；血为热灼，故血色深红，质稠或有块，下血有灼热感；口渴烦热，尿黄便结，舌红苔黄，脉滑数均为实热内蕴之征。

方中黄芩、黄连、栀子、黄柏清热泻火；生地黄、阿胶凉血止血；当归、熟地黄、白芍养血补血；失笑散、益母草、丹参、川芎、赤芍、三七化瘀止血止痛，欲使瘀血去，新血归经；苎麻根、地榆凉血止血；盐杜仲、川续断补肝肾，固冲任；甘草调和诸药。诸药合用，清热泻火，凉血止血。俾邪热清，血凉和，冲任固，崩漏愈，诸症除。

4. 方某，女，38 岁，2013 年 4 月 12 日初诊。

患者经乱无期 3 个月余。经血色鲜红，质稍稠，淋漓不净，近 2 日来血量增多，有小血块，小腹痛。平时头晕耳鸣，腰腿酸软，五心烦热，夜寐不宁。舌质红，少苔，脉细数。

诊断：崩漏。

辨证：肾阴虚水亏，冲任失守。

治法：滋肾阴，益肾水，固冲任以止血。

方药：拟四物汤合失笑散加味。

当归 15g，白芍 15g，熟地黄 15g，川芎 10g，炒五灵脂 10g（包煎），炒蒲黄 15g（包煎），牡丹皮 15g，茜草 15g，三七 6g，益母草 15g，香附 15g，甘草 6g。3 剂，水煎服，日 1 剂。

二诊：2013 年 4 月 15 日。

服上药后，血块排下，流血减少，腹痛亦止。

再拟归肾丸合二至丸加减。

熟地黄 15g，生地黄 15g，山药 15g，山茱萸 10g，枸杞子 12g，女贞子 12g，旱莲草 15g，盐杜仲 15g，菟丝子 30g，龟甲 15g（先煎），当归 15g，白芍 15g，苎麻根 15g，地榆 15g，甘草 6g。6 剂，水煎服，日 1 剂。

三诊：2013 年 4 月 21 日。

服上药后，阴道流血止，余症亦好转。

上方减苎麻根、地榆，加川续断 15g。12 剂，水煎服，日 1 剂。

四诊：2013 年 5 月 3 日。

阴道未再流血，余无不适。投六味地黄丸服 2 周以巩固疗效。

随访 1 年，诸症悉愈，月经正常。

按：患者平素房劳过度，肾阴亏虚，肾水不足，阴虚内热，冲任失守以致阴道流血，经乱无期。正如《兰室秘藏》云："妇人血崩，是肾水阴虚，不能镇守胞络相火，故血走而崩也。"阴虚血热则血色鲜红，质稍稠；肾阴不足，脑失荣养，则头晕耳鸣；肾精亏损则腰腿酸软；水不济火，扰乱心神，则五心烦热，夜寐不宁。舌质红，少苔，脉细数皆肾阴不足之象。

方药先以四物汤合失笑散之属养血滋阴，化瘀止血，以治其标；后用归肾丸和二至丸之类滋肾壮水，固冲止血，以治其本。"壮水之主，以制阳光"，阴液充，虚火清，血凉和，冲任固，故崩漏诸症悉愈矣。

5. 杨某，女，46 岁，2010 年 9 月 17 日初诊。

患者近 2 年来月经后期，经期延长；今停经 2 个月，经来 45 日不净，时而流血量多如崩，时而淋漓不断如漏。近 3 日流血量多，色淡暗，质清稀，伴有面色及眼眶晦暗，头晕眼花，小腹空坠，腰脊酸软。舌质暗淡，苔白，脉沉弱。

诊断：崩漏。

辨证：肾气虚衰，封藏不固。

治法：补益肾气，固冲止血。

方药：归肾丸加减。

熟地黄 15g，菟丝子 30g，川续断 15g，杜仲炭 15g，桑寄生 15g，山茱萸 12g，枸杞子 12g，黄芪 18g，芡实 12g，覆盆子 12g，五味子 6g，阿胶 15g（烊化），艾叶炭 6g，炙甘草 6g。6 剂，水煎服，日 1 剂。

二诊：2010 年 9 月 23 日。

服上药后，阴道流血基本干净，但觉倦怠乏力。

上方加党参 15g，白术 12g，山药 15g，12 剂，水煎服，日 1 剂。

三诊：2010 年 10 月 4 日。

患者阴道血止 7 日，余症亦明显好转。

上方减艾叶炭，继服 10 剂。后服乌鸡白凤丸 2 周以巩固疗效。

随访 1 年，月经正常，余症亦愈。

按：患者年届更年，肾气渐衰。"肾主蛰藏"，今肾气虚衰，封藏失职，冲任不固，故经乱无期，出血时多时少，淋漓不尽。气属阳，肾气虚，血失温煦，故血色淡暗，质清稀；肾虚不荣，故面色晦暗，眼周尤甚；气虚下陷，故小腹空坠。舌质暗苔白，脉沉弱均为肾气虚弱之象。

方中菟丝子、川续断、杜仲炭、桑寄生温补肾阳，壮腰膝；熟地黄、枸杞子、山茱萸、五味子、阿胶滋肾阴，益精血，收敛止血；覆盆子、芡实益肾固精；黄芪、党参、白术、山药、炙甘草健脾益气以资化源；艾叶炭温经止血。全方共奏补肾益气、固冲止血之功。俾肾气充盛，封藏有权，冲任固涩，崩漏焉作，诸症岂能肆虐。

6. 赵某，女，46 岁，1999 年 7 月 20 日初诊。

患者阴道流血 50 余日。始因子宫内膜增厚，阴道流血过多住院行清宫并输血治疗。今血量不多，但淋漓不净，血色淡红，质清稀，伴有面色㿠白，气短神疲，面浮肢肿，四肢不温，头晕心悸，纳呆失眠。舌质淡，苔薄白，脉弱。

诊断：崩漏。

辨证：脾虚气弱证。

治法：补气摄血，固冲止崩。

方药：归脾汤加味。

人参 10g，炒白术 12g，茯苓 15g，炙甘草 6g，当归 12g，黄芪 30g，炒酸枣仁 15g，远志 6g，龙眼肉 12g，阿胶 15g（烊化），炮姜 6g，仙鹤草 15g，灶心土 30g（水浸去土），大枣 6 枚。6 剂，水煎服，日 1 剂。

二诊：1999 年 7 月 26 日。

服上药后血止，余症亦好转。

上方加熟地黄 15g，砂仁 6g（后下）。12 剂，水煎服，日 1 剂。

三诊：1999 年 8 月 7 日。

服上药后，阴道未再流血，余症基本痊愈。

上方继服 12 剂，后服归脾丸 1 个月。

随访 1 年，崩漏诸症悉愈。

按：患者年届更年期，又因劳累过度，饮食不济以致脾虚气弱，统摄无权，冲任不固，崩漏乃作。气虚火衰则血色淡而质清稀；中气虚则气短神疲；脾阳不振则四肢不温，纳呆，面色㿠白；脾虚不运则面浮肢肿；气血两虚，心脑失养则头晕，心悸，失眠。舌淡苔薄白，脉弱皆脾虚气弱之征。

方中黄芪大补元气，升阳固本；人参、炒白术、茯苓、炙甘草健脾益气，资气血生化之源，以上共奏升阳固本、统血摄血之效。大枣、龙眼肉、阿胶益气补血止血；熟地黄、当归补血养血；炮姜、灶心土、仙鹤草健脾温经止血；炒酸枣仁、远志养心安神；砂仁理气醒脾。全方共奏健脾益气、养血补血、统血摄血、固冲止崩之功。

俾脾健气升，血统冲固，崩漏诸症，悉瘥良愈。

7. 王某，女，45 岁，1988 年 8 月 16 日初诊。

患者近年月经 7～10/35～42 日，血量多，色淡。今停经 2 个月，6 月 12 日经来，迄今已两月余，流血未净。血量时多时少，色淡质稀，或有血块，小腹下坠微痛。面色萎黄，眼睑浮肿，心慌气短，四肢乏力，纳呆便溏，舌质淡胖，苔薄白，脉细弱微涩。

诊断：崩漏。

辨证：脾虚失统，兼瘀血阻滞。

治法：补气健脾摄血，兼化瘀止血。

方药：归脾汤合失笑散加减。

黄芪 30g，炒白术 12g，茯苓 15g，炙甘草 6g，当归 15g，川芎 9g，酒白芍 15g，炒酸枣仁 15g，炒五灵脂 10g（包煎），炒蒲黄 15g（包煎），三七 6g，茜草 15g，炮姜炭 6g。3 剂，水煎服，日 1 剂。

二诊：1988 年 8 月 19 日。

服上方 3 剂，块下痛止，血量减少，但仍淋漓不净。上方减炒五灵脂、炒蒲黄、三七、茜草，加人参 10g，仙鹤草 30g，艾叶炭 6g，灶心土 30g（水浸去土取水）。6 剂，水煎服，日 1 剂。

三诊：1988 年 8 月 25 日。

漏下止，但腰酸痛，仍乏力，余症均减轻。上方减仙鹤草、艾叶炭、炮姜炭、灶心土，加盐杜仲 15g，川续断 15g，菟丝子 30g，桑寄生 15g，龙眼肉 12g，阿胶珠 12g（烊化），大枣 6 枚，生姜 3 片。12 剂，水煎服，日 1 剂。

四诊：1988 年 9 月 6 日。

患者诸症悉愈，后服归脾丸 1 个月，以善其后。

随访半年，月经正常。

按：患者之崩漏为虚多瘀少证。血色淡红、质稀，面黄肢疲，心慌气短，纳呆便溏乃一派脾气虚之征。"脾主统血"，故重用人参、黄芪、炒白术、炙甘草以健脾摄血；崩漏日久，故血虚，用黄芪、当归、白芍、龙眼肉、阿胶益气补血，固冲任；久病伤肾，故腰酸痛，加盐杜仲、川续断、菟丝子、桑寄生补肾壮腰膝。以上健脾补肾以治本。患者下血有块，兼小腹痛，瘀血阻滞可见，瘀血不去，则新血不能归经，故佐以炒五灵脂、炒蒲黄、三七、茜草祛瘀止血以治其标。

总之，患者崩漏为虚多瘀少之证，标本兼治，各有侧重。始用归脾汤加化瘀止血药以塞流，次用归脾汤加补血益肾药以澄源，后用归脾丸健脾益气以复旧。辨证确切，用药神妙，故效若桴鼓。

8. 李某，女，43 岁，2016 年 2 月 8 日初诊。

患者阴道流血 40 日淋漓不止。血色淡红，量时多时少，气短神疲，面色㿠白无华，头晕眼花，心悸耳鸣，舌质淡红，苔薄白，脉细弱。

诊断：崩漏。

辨证：气血两虚，冲任不固。

治法：健脾补气，养血固冲。

方药：八珍汤加减。

党参 15g，炒白术 12g，茯苓 15g，炙甘草 6g，黄芪 30g，熟地黄 15g，当归 15g，川芎 6g，白芍 15g，黑姜 6g，艾叶炭 10g。3 剂，水煎服，日 1 剂。

二诊：2016 年 2 月 11 日。

服药后，阴道流血止，继服 6 剂。

三诊：2016 年 2 月 17 日。

服上药，阴道未再流血，余症亦减，唯腰酸痛，纳差。久病及肾，上方加盐杜仲 15g，川续断 15g，桑寄生 15g，菟丝子 30g 温经补肾；补血有滞气碍胃之嫌，故加砂仁 6g（后下）理气和胃。9 剂，水煎服，日 1 剂。

随访半年，月经正常，余症悉愈。

按：脾虚气陷，统摄无权，故漏下淋漓不止；气血不足，则血色淡红，量时多时少；中气不足，故气短神疲；气血两虚，不能上荣，则面色㿠白无华，头晕眼花，耳鸣；血虚心失所养，故心悸。舌质淡红，脉细弱均为气血不足之征。

方中四君子汤加黄芪健脾补气摄血，四物汤补血养血，以上共治其本。艾叶炭温经止血；黑姜温中止血，并入肝经，引血药生血，有"道化自然"之妙，与艾叶炭温经止血以治其标。全方共奏健脾益气、养血固冲止血之功。

武叔卿曰："盖血虚须兼补气，尝譬之血犹水也，气犹堤也，堤坚则水不横决，气固则血不妄行，自然之理也。"

十、痛经

1. 武某，女，33 岁，2013 年 11 月 8 日初诊。

患者经行腹痛 1 年余。月经 5 ~ 6/35 日，末次月经 11 月 7 日，今小腹冷痛已 3 日，得热痛减，经血量少，色暗有块，畏寒身痛。舌质暗，苔白腻，脉沉紧。

诊断：痛经。

辨证：寒湿凝滞证。

治法：温经散寒除湿，活血理气止痛。

方药：少腹逐瘀汤加减。

当归 15g，川芎 10g，赤芍 15g，干姜 6g，炒小茴香 6g，延胡索 12g，炒没药 9g，肉桂 6g，生蒲黄 15g（包煎），炒五灵脂 10g（包煎），炙甘草 6g，桃仁 10g，红花 10g，乌药 10g，香附 15g，益母草 15g，茯苓 15g。6 剂，水煎服，日 1 剂。

二诊：2013 年 11 月 14 日。

服药后，下血块较多，小腹冷痛止，但腰痛，月经 5 日净。

当归 15g，川芎 10g，酒白芍 15g，熟地黄 15g，干姜 6g，肉桂 6g，炙甘草 6g，川续断 15g，菟丝子 20g，桑寄生 15g，盐杜仲 15g，巴戟天 12g，茯苓 15g，砂仁 6g（后下），炒小茴香 6g，党参 15g。6 剂，水煎服，日 1 剂。

后服调经止痛丸 2 周。

如此调治 2 个月经周期，痛经愈。

按：患者于冷库工作，寒湿袭于下焦，累及冲任，客于胞中，寒湿留滞胞络，搏结经血，血气不通，故经行小腹冷痛，经血色暗有块。《傅青主女科》曰："夫寒湿乃邪气也，妇人有冲任之脉，居于下焦……经水由二经而外出，而寒湿满二经而内乱，两相争而作疼痛。"寒为阴邪，故得热痛减；寒湿阻滞经络，气血不畅，故畏寒身痛。舌暗，苔白腻，脉沉紧均为寒湿阻滞之征。

方中肉桂、干姜、炒小茴香温经祛湿散寒；当归、川芎、赤芍养营活血；桃仁、红花、益母草活血化瘀；生蒲黄、炒五灵脂、炒没药、延胡索化瘀止痛；乌药、香附行气解郁；茯苓、砂仁、甘草健脾祛湿，理气和胃。全方共奏温经散寒除湿、活血理气止痛之功。

经后冲任暂虚，故用四物汤养血补血；加川续断、菟丝子、盐杜仲、桑寄生、巴戟天补益肝肾；党参、茯苓、砂仁、炙甘草健脾益气和胃；干姜、肉桂、炒小茴香温经祛湿散寒。诸药配合，补肝肾，养冲任，养血益气，温经祛湿，扶正祛邪，以复其旧。

2. 仇某，女，34 岁，2003 年 7 月 11 日初诊。

患者痛经 1 年余。月经 7～8/26 日，末次月经 7 月 9 日，经色暗红，量多质稠有块，小腹胀痛，有灼热感 7 日，平时带下色黄量多，有臭味，小便短黄。舌质红，苔黄腻，脉濡数。

诊断：痛经，带下过多。

辨证：湿热瘀阻证。

治法：清热除湿，化瘀止痛。

方药：桃红四物汤合四妙散加味。

当归 15g，赤芍 15g，生地黄 15g，川芎 10g，桃仁 10g，红花 10g，茯苓 15g，苍术 12g，黄柏 9g，薏苡仁 30g，牛膝 15g，牡丹皮 15g，败酱草 15g，红藤 15g，香附 15g，延胡索 12g，甘草 6g。6 剂，水煎服，日 1 剂。

二诊：2003 年 7 月 17 日。

服药后，月经 5 日净，腹痛止，余症悉减。

上方减生地黄、延胡索、桃仁、红花、赤芍，加白芍 15g，泽泻 15g，车前子 30g（包煎），土茯苓 15g，连翘 15g，茵陈 15g。12 剂，水煎服，日 1 剂。

三诊：2003 年 7 月 29 日。

服上药后患者已无不适。上方继进 6 剂。

如此治疗 3 个月经周期，病愈。

按： 患者素有湿热内蕴，流注冲任，阻滞气血，"不通则痛"，故经前、经期小腹胀痛并有灼热感。血色暗红量多，质黏稠，有血块，舌质红，苔黄腻，脉濡数皆湿热蕴结之征。

方中生地黄、牡丹皮、赤芍清热凉血散瘀；当归、川芎、桃仁、红花、牛膝活血化瘀；延胡索、香附、白芍、甘草行气和血，缓急止痛；茯苓、苍术、薏苡仁健脾祛湿；黄柏、茵陈、连翘、土茯苓、败酱草、红藤、车前子、泽泻清热解毒，利湿止带。全方共奏清热除湿、化瘀止痛之功。一旦热去湿除，瘀化经通，痛经诸症自除。

3. 栾某，女，43 岁，2000 年 11 月 8 日初诊。

患者痛经近 2 年。月经 2～3/35 日，末次月经 11 月 7 日，每逢经期、经后小腹隐隐作痛，喜温喜按，月经量少，色淡质薄。伴有面色萎黄无华，皮肤干燥瘙痒，头晕心悸，神疲乏力，食欲不振。舌质淡，苔薄白，脉细弱。

诊断：痛经。

辨证：气血虚弱证。

治法：益气补血，调经止痛。

方药：八珍汤加味。

人参10g，炒白术12g，茯苓15g，炙甘草6g，当归15g，白芍15g，熟地黄15g，川芎10g，香附15g，生姜3片，大枣6枚。6剂，水煎服，日1剂。

二诊：2000年11月14日。

服药后，腹痛止，余症悉减，继服上方12剂。

三诊：2000年11月28日。

除纳谷不馨外，余症悉平。上方加砂仁6g（后下），继服6剂。后服人参归脾丸1周。

连治2个月告愈。

按：气属阳，主煦之；血属阴，主濡之。患者素体衰弱，气血两虚，经行后气血益虚，胞脉失养，不荣则痛。气血两虚，煦濡无能，故喜温喜按，月经色淡、质薄、量少；血虚失荣，则面色萎黄无华，皮肤干痒；脾气虚运化无力，则食欲不振，神疲乏力；气血虚不上荣，则头晕心悸。舌淡苔薄白，脉细弱均为气血不足之征。

方中四君子汤健脾益气，四物汤养血补血，其中白芍合甘草缓急止痛；大枣、砂仁、生姜、香附养血益气，理气和中，调经止痛。全方共奏益气补血、调经止痛之功。气行血行，煦濡有权，胞脉得荣，自无痛经之虞。

4. 徐某，女，25岁，2012年11月7日初诊。

患者经行小腹胀痛1年余。月经4～5/35日，今经行第1日，小腹胀痛拒按，月经量少，血色紫暗有块，经行不畅，块下痛减，胸闷不舒，乳房胀痛，经前胀痛甚。舌质紫暗，边有瘀点，脉弦涩。

诊断：痛经。

辨证：气滞血瘀证。

治法：理气行滞，化瘀止痛。

方药：桃红四物汤合逍遥散加减。

当归 15g，川芎 10g，赤芍 15g，桃仁 10g，红花 10g，牡丹皮 15g，丹参 15g，柴胡 12g，茯苓 15g，甘草 6g，牛膝 15g，香附 15g，青皮 12g，陈皮 12g，砂仁 9g（后下），益母草 30g，延胡索 12g，乌药 10g，莪术 10g，生姜 3 片。5 剂，水煎服，日 1 剂。

二诊：2012 年 11 月 12 日。

服药后，下血块较多，小腹胀痛止，月经基本干净。但腰痛，大便稀，眠差。逍遥散合归肾丸加减疏肝益肾，补养冲任。

当归 15g，白芍 15g，柴胡 12g，茯苓 15g，炒白术 12g，甘草 6g，山药 15g，枸杞子 12g，桑寄生 15g，盐杜仲 15g，菟丝子 30g，炒川楝子 10g，香附 15g，青皮 12g，合欢花 15g。6 剂，水煎服，日 1 剂。

三诊：2012 年 11 月 18 日。

诸症已除，于经前服用调经止痛丸合逍遥丸 1 周，并嘱其忌恚怒，悦情志。

上方加减调理 3 个月经周期，痛经愈，月经正常。

按：经行腹痛，证有虚实，实者为"不通则痛"，虚者为"不荣则痛"。该患者婚姻不顺，致气滞血瘀，痛经因之"不通则痛"。正如《女科要旨》曰："人之气血周流，忽有忧思忿怒，则郁结不行……此经候不调不通，作痛。"

经前多实，经后多虚。先以桃红四物汤合逍遥散疏肝理气，活血化瘀以调经止痛；经后用逍遥散合归肾丸疏肝解郁，调养冲任。乃"正气存内，邪不可干"之谓。

十一、经行泄泻

1. 郝某，女，28 岁，已婚，1998 年 4 月 6 日初诊。

患者月经 4~5/35 日，经血色暗，量少，每逢经行即腹泻 3 年余。今值经行第 1 日，肠鸣腹痛，大便泄泻，3~4 次，色青，量不多，泻必腹痛，泻后痛减，经前乳房胀痛。舌质红，苔薄白，脉左弦右缓。

诊断：经行泄泻。

辨证：肝脾不和，木乘脾土。

治法：补脾疏肝，祛湿止泻。

方药：痛泻要方加味。

酒白芍 15g，防风 10g，炒白术 12g，陈皮 12g，柴胡 10g，青皮 12g，川芎 10g，香附 15g，茯苓 15g，甘草 6g，薏苡仁 30g，木香 12g，砂仁 6g（后下），生姜 3 片。6 剂，水煎服，日 1 剂。

二诊：1998 年 4 月 12 日。

服药后，泄泻停，腹痛止，余无不适。

上方加佛手 10g，当归 15g，党参 15g。6 剂，水煎服，日 1 剂。

后服逍遥丸、参苓白术散 10 日。

以后自经前 7 日即服药，按上方调理 3 个月经周期。

随访半年，再无经行痛泻之虞。

按： 患者工作压力较大，加上饮食不节导致肝气郁结，脾胃虚弱，经行气血下注胞宫，肝益盛，脾益虚，木乘脾土，肝脾不和，脾运失常，故腹痛泄泻。正如《医方考》所云："泻责之脾，痛责之肝；肝责之实，脾责之虚，脾虚肝实，故令痛泻。"方中炒白术、党参、茯苓、薏苡仁健脾利湿止泻；酒白芍、柴胡、青皮、香附、川芎疏肝解郁，理气止痛；防风散肝郁，醒脾气；陈皮、佛手、木香、砂仁、生姜、甘草理气燥湿，醒脾和胃；当归养肝血，补冲任，以防经后肝血不足。全方共奏补脾胜湿、柔肝理气之功。俾脾健肝柔而痛泻自止。

末以逍遥丸、参苓白术散疏肝健脾以善其后。

2. 谭某，女，45 岁，2009 年 9 月 2 日初诊。

患者月经 5 ~ 7/34 日，月经色淡红质稀量多，每值经行至经后 1 周即腹泻，今经行第 2 日，大便稀薄，3 ~ 4 次 / 日。平时面色萎黄，面目浮肿，四肢倦怠，食谷不香。舌质淡，苔白腻，脉濡缓而弱。

诊断：经行泄泻。

辨证：脾虚湿盛证。

治法：益气健脾，渗湿止泻。

方药：参苓白术散加味。

人参 9g，炒白术 12g，茯苓 15g，甘草 6g，薏苡仁 30g，桔梗 6g，山药 15g，莲子肉 12g，砂仁 6g（后下），炒白扁豆 12g，陈皮 10g，生姜 3 片。6 剂，水煎服，日 1 剂。

二诊：2009 年 9 月 8 日。

泄泻止，大便尚不成形，余症亦减轻。

上方加黄芪 15g，桂枝 3g。12 剂，水煎服，日 1 剂。

三诊：2009 年 9 月 20 日。

患者面色红润，浮肿已消，体力增，纳谷馨，二便正常。如法调理 3 个月经周期，泄泻愈，月经正常，余症亦痊。

按：患者素体脾虚，经行时气血下注血海，脾气益虚，湿浊下注大肠而为泄泻，上泛头面，故面目浮肿；脾虚失统，化源不足，故月经量多而色淡质稀；脾气虚弱，四肢不荣，则四肢倦怠；脾虚不运则食谷不香。对于经行脾虚致泄泻的机理，《汪石山医案·调经》云："经行而泻，此脾虚也。脾统血属湿，经水将行，脾气血先流注血海，此脾气既亏，则不能运行其湿。"

方中四君子汤加山药、莲子肉、黄芪健脾益气；薏苡仁、炒白扁豆健脾渗湿；砂仁、陈皮、生姜理气和胃；桂枝助阳化气利水；桔梗宣肺利气，通调水道，并有舟楫之用。全方共奏补气健脾、和胃利湿之功。脾健湿除，泄泻诸症悉平。

3. 单某，女，35 岁，2011 年 3 月 5 日初诊。

患者每至经期即腹泻 1 年半，大便每日少至 3 ~ 4 次，多至 7 ~ 8 次，色青质稀，经后泻止，伴有肠鸣腹痛，两胁及乳房胀痛。月经 3 ~ 4/35 日，末次月经 2 月 6 日。舌质淡红，苔薄白，脉弦细。

诊断：经行泄泻。

辨证：肝郁脾虚证。

治法：疏肝解郁，健脾止泻。

方药：四逆散合四君子汤加味。

柴胡 12g，白芍 15g，枳壳 15g，甘草 6g，党参 15g，炒白术 12g，茯苓 15g，陈皮 10g，木香 12g，砂仁 6g（后下），生姜 10g。7 剂，水煎服，日 1 剂。

二诊：2011 年 3 月 12 日。

患者于 3 月 10 日经至，血色紫暗，量不多，有小血块，小腹痛，大便每日 2 次，余症减轻。

上方加当归 15g，川芎 10g，香附 15g 养血活血，理气调经。6

剂，水煎服，日1剂。

三诊：2011年3月18日。

患者大便正常，余症基本痊愈。予逍遥丸服1周。如此共调3个月经周期。月经正常，泄泻及诸症悉愈。

随访半年，经行未再腹泻。

按： 患者素体脾虚，平时易怒。经行之际，肝血益虚，肝气易旺，木克脾土，脾虚失运，水湿不化，而致经行泄泻，肠鸣，腹痛；肝气不疏，则两胁及乳房胀痛。舌质淡红，苔薄白，脉弦细均为肝郁脾虚之征。

方中四逆散疏肝理脾；四君子汤加陈皮、木香、砂仁、生姜健脾益气，理气和胃，化湿止泻。全方共奏疏肝健脾、祛湿止泻之功。逍遥丸疏肝解郁，健脾养血，俾肝气舒畅、脾气健旺，自无经行泄泻之虞。

正乃《金匮要略》"见肝之病，知肝传脾，当先实脾"之谓。

十二、经行情志异常

1. 赵某，女，27岁，2000年3月5日初诊。

患者每至经前及经期情志异常1年余，加重3个月。

月经5~6/23日，末次月经2月16日，月经色红量多，有小血块。今抑郁不乐，情绪不宁，坐卧不安，烦躁易怒，詈骂不避亲疏，失眠多梦，头胀痛，胸闷胁胀，乳房胀痛，不思饮食，舌质红，苔薄黄，脉弦细。

诊断：经行情志异常。

辨证：肝气郁结，心肝火旺。

治法：疏肝解郁，清热安神。

方药：丹栀逍遥散合百合地黄汤加减，

柴胡 10g，当归 15g，白芍 15g，茯苓 15g，白术 12g，甘草 6g，薄荷 6g（后下），牡丹皮 15g，栀子 10g，百合 15g，生地黄 15g，炒酸枣仁 30g，菖蒲 10g，琥珀 2g（冲）。6 剂，水煎服，日 1 剂。

二诊：2000 年 3 月 11 日。

服药后烦躁减轻，夜寐较安，今经来第 2 日，小腹胀痛。上方加香附 15g，丹参 15g。6 剂，水煎服，日 1 剂。

三诊：2000 年 3 月 17 日。

月经 5 日净，诸症悉平，复如常人，予加味逍遥丸服 2 周。如此调理 3 个月经周期，随诊 1 年，情志异常诸症未再复发，告愈。

按：患者素性孤僻，情志抑郁，郁久化火，冲脉隶于阳明而附于肝，经前冲气旺盛，肝火夹冲气上逆，扰乱心神，故失眠多梦，烦躁易怒，坐卧不安，甚而詈骂不避亲疏；肝郁不疏，故胸闷胁胀，乳房胀痛；木乘脾土，脾不健运，故不思饮食；肝郁化火，冲任热盛，故月经先期，色红量多。舌质红，苔薄黄，脉弦细均为肝气郁结、心肝火旺之征。

方中逍遥散疏肝解郁，理脾调经以治肝脾不调；牡丹皮、栀子、生地黄清肝凉血，泻火除烦；炒酸枣仁、菖蒲、百合、琥珀养心清热，定志安神；香附、丹参理气活血，调经止痛，养血安神。全方共奏解郁清肝、安神除烦之功。肝气舒，郁热清，烦躁除，心神定，则经行情志异常诸症自愈。

2. 王某，女，29 岁，1993 年 8 月 3 日初诊。

患者每逢经期即烦躁不安，詈骂不识亲疏，心胸烦闷，饮食少思，头痛失眠，平时带下量多，色黄质稠，月经 4～5/30 日，今经行第 2 日，血色红，量多，夹黏液。舌质红，苔黄腻，脉弦滑而数。

诊断：经行情志异常。

辨证：痰火上扰证。

治法：清热涤痰，宁心安神。

方药：清心涤痰汤加减。

制半夏 10g，茯神 15g，橘皮 12g，黄连 10g，竹茹 12g，枳实 15g，菖蒲 10g，炒酸枣仁 30g，胆南星 9g，麦冬 12g，郁金 12g，远志 6g，天竺黄 10g，甘草 6g，瓜蒌 15g。4 剂，水煎服，日 1 剂。

二诊：1993 年 8 月 7 日。

服药后，烦躁减，夜寐安，上方继服 6 剂。

三诊：1993 年 8 月 13 日。

诸症若失。上方去瓜蒌、胆南星，加党参 15g，白术 12g。6 剂，水煎服，日 1 剂。

上方加减，调理 3 个月经周期，病愈。

按：患者形体较胖，复因肝郁化火致痰热内盛。经前冲气旺盛，痰火夹冲气上逆，蒙蔽心神，故烦躁不安，头痛失眠，詈骂不识亲疏；肝郁脾虚，故心胸烦闷，不思饮食；带下量多，色黄质稠，经血夹黏液，乃痰热流注下焦所致。舌质红，苔黄腻，脉弦滑而数均为痰火上扰之征。

方中二陈汤燥湿化痰；瓜蒌、枳实、胆南星清热化痰，理气定惊；天竺黄、竹茹、黄连、麦冬清热化痰，清心除烦；炒酸枣仁、远志、菖蒲、郁金养心安神，祛痰开窍；加党参、白术、甘草健脾益气，以绝生痰之源。全方清热化痰，宁心安神，健脾养阴，标本兼治，源流并顾，故源正流清，热去痰蠲，躁定神安，诸症悉平。

十三、经行头痛

1. 聂某，女，26 岁，1999 年 4 月 10 日初诊。

患者月经 5 ~ 6/23 日，月经色红量多，每逢经前即颠顶掣痛，头晕目赤耳鸣，口苦咽干，胁痛乳胀，心烦易怒，末次月经 3 月 20 日。舌质红苔黄，脉弦数。

诊断：经行头痛。

辨证：肝火炽盛，风阳上扰。

治法：清肝泻火，平肝潜阳。

方药：龙胆泻肝汤加减。

龙胆草 10g（酒炒），黄芩 12g，栀子 10g（酒炒），泽泻 12g，当归 15g（酒炒），生地黄 15g（酒炒），柴胡 10g，生甘草 6g，天麻 12g，菊花 12g，酒白芍 15g，白蒺藜 12g，牡丹皮 15g，砂仁 6g（后下）。4 剂，水煎服，日 1 剂。

二诊：1999 年 4 月 14 日。

头痛头晕减轻，今月经第 2 日，上方加炒吴茱萸 3g，川牛膝 15g。5 剂，水煎服，日 1 剂。

三诊：1999 年 4 月 19 日。

头痛止，余症悉减，月经 5 日净。投以杞菊地黄汤加减。

熟地黄 15g，山药 15g，山萸肉 12g，茯苓 15g，泽泻 15g，牡丹皮 15g，枸杞子 12g，菊花 12g，桑叶 12g，女贞子 12g，旱莲草 15g。6 剂，水煎服，日 1 剂。

四诊：1999 年 4 月 25 日。

患者已无不适，予丹栀逍遥丸合杞菊地黄丸继服 10 日，如此治疗 3 个月经周期，痊愈。

　　按：患者素体肝火旺，经期冲气偏旺，肝阳偏亢，肝火循经上扰，故经行头痛头晕，目赤耳鸣，口苦咽干；肝火扰心，故心烦易怒；肝火横逆，故胁痛乳胀。舌质红苔黄，脉弦数均为肝火炽盛、风阳上扰之征。

　　方以龙胆泻肝汤加天麻、菊花、白芍、白蒺藜、牡丹皮清肝泻火，平肝潜阳以治其标；砂仁理气和胃，防苦寒之药伤胃；经行加炒吴茱萸，一防寒凉滞经，二引诸药至颠顶，川牛膝引血下行，既可引热下行，又可利于经行。

　　肝肾同源，经后用杞菊地黄丸合二至丸等滋肾水、养肝木以治其本，即"壮水之主，以制阳光"之谓也。

　　后以丹栀逍遥丸疏肝解郁，清肝泻火；杞菊地黄丸滋肾水，涵养肝木，以防肝火复炎，故收全功。

　　2. 朱某，女，43 岁，1982 年 9 月 3 日初诊。

　　患者每至经期、经后即头痛头晕，月经后期，色淡量少质稀，面色萎黄，神疲乏力，心悸少寐，今经行第 3 日。舌质淡，苔薄，脉细弱。

　　诊断：经行头痛。

　　辨证：精血不足，脑失荣养。

　　治法：养血益气。

　　方药：参芪四物汤加味。

　　当归 15g，川芎 10g，白芍 15g，熟地黄 15g，党参 15g，黄芪 30g，龙眼肉 12g，枸杞子 12g，制何首乌 12g，桑椹子 12g，蔓荆子 12g，炙甘草 6g。6 剂，水煎服，日 1 剂。

　　二诊：1982 年 9 月 9 日。

服药后，头痛头晕明显减轻，今经净 4 日。上方加阿胶 12g（烊化）。继服 6 剂，水煎服，日 1 剂。

三诊：1982 年 9 月 16 日。

头痛头晕止，余症亦明显好转。上方继服 9 剂。

如此调治 4 个周期，月经正常，头痛诸症悉愈。

按：患者产多乳众，精血素虚，经行阴血下注胞宫，精血益虚，脑失荣养，故头痛头晕；血虚冲任虚乏，故月经量少，色淡质稀；血虚心神失养，故心悸失眠，神疲乏力；气血不足，肌肤失于荣养，故面色萎黄。舌质淡，苔薄，脉细弱均为精血不足之征。

方用四物汤养血补血；枸杞子、桑椹子、制何首乌、阿胶养肝血，滋肾精；党参、黄芪、炙甘草健脾益气，以滋气血生化之源；龙眼肉补心脾，益气血。以上补血滋肾益气以治本。蔓荆子清利头目止痛以治标。全方具有养血益气、补血填精、疏风止痛之功。气旺血充，精血充足，自无经行头痛之患。

头痛原因固多，病机不同，在治疗时适当加入引经之药，疗效益佳。如前额痛属阳明，加葛根、白芷；两侧头痛属少阳，加柴胡、蔓荆子；颠顶头痛属厥阴，加藁本、吴茱萸、川芎；脑后痛属太阳，加羌活、独活、藁本。头痛时昏重，呕恶痰涎，加半夏、天麻、苍术、胆南星；痛时恶风，头冷欲裹，加当归、防风、细辛、桂枝。头痛缓解后或平时，应养血柔肝滋肾以治本。

十四、经行吐衄

1. 王某，女，24 岁，2007 年 3 月 26 日初诊。

患者经前鼻出血 1 年余。月经 6/23～25 日，末次月经 2007 年 3

月5日。近2日鼻出血2次，血色红，量多，伴有心烦易怒，两胁胀痛，口苦咽干，头昏耳鸣，溲黄便结。舌质红，苔黄，脉弦数。

诊断：经行吐衄。

辨证：肝经火旺，血热妄行。

治法：疏肝清热，引血下行。

方药：栀芩四物汤加减。

当归15g，白芍15g，生地黄15g，栀子10g，黄芩12g，牡丹皮15g，柴胡6g，白茅根15g，茜草15g，牛膝15g，甘草6g。3剂，水煎服，日1剂。

二诊：2007年3月29日。

服药后未再鼻衄，于3月28日经至，血量多，色深红，有小血块，小腹胀痛。

上方加香附15g，桃仁10g，益母草15g，5剂，水煎服，日1剂。

三诊：2007年4月2日。

未再鼻出血，月经已净，3月26日方继服6剂。

后服加味逍遥丸7日。

如法继调1个月经周期。随访1年，经期未再出现鼻衄，余症亦愈。

按：患者因工作不称心致肝气郁结，郁久化火，肝司血海，冲脉隶于肝，经行血海气盛，肝气夹血海之血上逆，致经前衄血。火旺则血色深红量多；肝郁化火则心烦易怒，口苦咽干；肝经循两胁，肝郁，故两胁胀痛；肝火上扰则头昏耳鸣；舌质红，苔黄，脉弦数亦肝火内盛之象。

方中当归、白芍养血柔肝且调经；生地黄、牡丹皮凉血清热；栀子、黄芩清热降火且止衄；白茅根、茜草清热凉血以止衄；牛膝引血下行；香附、桃仁、益母草活血化瘀，调经止痛；甘草调和诸药。全方共奏疏肝清热、引血下行、止衄调经之功，故衄止经调，诸症痊愈。

2. 田某，女，28岁，2001年8月5日初诊。

患者每逢经期即鼻出血半年余。月经5～6/24日，末次月经8月3日，经血量多，色深红。每日鼻出血1～2次已3日，血红量较多。伴有面起痤疮，口干欲饮，便结尿黄。舌质红，苔黄，脉滑数。

诊断：经行吐衄。

辨证：胃热炽盛，血热妄行。

治法：清胃泄热，凉血降逆。

方药：三黄四物汤加减。

当归15g，川芎15g，生地黄15g，大黄10g（后下），黄芩12g，黄连10g，白茅根15g，牛膝15g，牡丹皮15g，益母草18g，甘草6g。3剂，水煎服，日1剂。

二诊：2001年8月8日。

服药后鼻衄止，月经已净，余症已明显减轻。上方减益母草、牛膝，加知母10g。6剂，水煎服，日1剂。

如法调理3个月经周期，鼻衄未作，余症亦愈。

随访9个月，诸症悉愈。

按：患者素嗜食烧烤炙煿之食品，致胃热炽盛，血热内盛，冲脉隶于阳明，经期冲脉旺盛，胃热移于血海，冲气夹血热上逆而致经行鼻衄；胃热循经上炎则面起痤疮；胃热灼津，故口干欲饮，便结尿黄。舌脉均为胃热之征。

方中当归、白芍和血调经；生地黄、牡丹皮清热凉血；大黄清热通便，引热下行；黄芩、黄连清热泻火；知母清阳明独盛之热；白茅根凉血止衄；牛膝、益母草调经并引血下行；甘草清热并调和诸药。全方共奏清泄胃热、凉血降逆之功。俾胃热清，血凉和，血循常道，逆经焉作。

3. 陈某，女，23 岁，1997 年 6 月 9 日初诊。

患者每逢经期即舌尖出血 1 年余。月经 4～5/25 日，末次月经 6 月 8 日，今日舌尖出血，色红，量不多。平时口舌生疮反复发作，伴有口渴而赤，心胸烦热，小便赤涩。舌红少苔，脉细数。

诊断：经行吐衄。

辨证：心经火盛，血热妄行。

治法：滋阴清热，凉血止衄。

方药：导赤散加味。

生地黄 15g，生甘草 6g，木通 9g，竹叶 6g，牡丹皮 15g，麦冬 12g，牛膝 15g，莲子心 3g，白芍 15g，栀子 9g，黄连 9g，茜草 15g。3 剂，水煎服，日 1 剂。

二诊：1997 年 6 月 12 日。

服药后舌尖出血止，余症亦减，但大便稀，每日 1～2 次。上方加茯苓 15g，6 剂，水煎服，日 1 剂。

三诊：1997 年 6 月 18 日。

服药后诸症若失，以天王补心丹合六味地黄丸服 2 周。

如此调理 3 个月经周期，舌衄愈，口舌生疮等症亦未复发，告愈。

按：患者素来心火亢盛，阴虚血热，值经期冲脉旺盛，冲气夹热上逆，舌为心之苗，血热妄行，故发舌衄，口舌生疮；心火上炎，故口渴而赤；心热移于小肠，故小便短赤。舌红，脉细数均为心火旺兼肾阴虚之征。

方中生地黄、麦冬清热凉血养阴；木通降心火，利小便且能通经；生甘草、竹叶、莲子心清心火，利小便且除烦热；白芍、牡丹皮养血清热；黄连、栀子清心泻火；茜草凉血止血；牛膝引血下行。全方共奏滋肾阴、泻心火、凉血止血之功。心火清，津液充，水火既济，血凉和，舌衄愈。

《灵枢·百病始生》曰："阳络伤则血外溢，血外溢则衄血。"

4. 陈某，女，24岁，1986年6月6日初诊。

患者每逢经期舌尖出血，时而如注，色红，量较多。月经4~5/22日，末次月经5月15日，血色红，量多，伴有心烦不寐，口苦咽干，溲黄便结。舌尖红，苔薄黄，脉数。

诊断：经行舌衄，月经先期。

辨证：心火炽盛，迫血妄行。

治法：清心泻火，凉血止血。

方药：自拟清心止衄汤。

黄连10g，生地黄15g，栀子10g，白芍15g，牡丹皮15g，麦冬12g，茜草15g，白茅根15g，生甘草6g。6剂，水煎服，日1剂。

二诊：1986年6月12日。

服药后，诸症悉减，于6月11日经行，舌尖隐隐出血。三黄四物汤加减。

当归15g，赤芍15g，牡丹皮15g，生地黄15g，黄连9g，黄芩12g，大黄9g（后下），牛膝12g，益母草18g，香附15g，生甘草6g。4剂，水煎服，日1剂。

三诊：1986 年 6 月 16 日。

服药后，舌衄止，余无不适，今日经净。予六味地黄丸服 2 周。

四诊：1986 年 7 月 6 日。

患者心烦，眠差，余无不适。

自拟清心止衄汤加炒酸枣仁 15g，茯神 15g。6 剂，水煎服，日 1 剂。

五诊：1986 年 7 月 12 日。

7 月 10 日经至，舌尖隐隐出血，量极少。

服三黄四物汤 3 剂。后服六味地黄丸 10 日。

随访半年，舌衄及诸症悉愈。

按：《景岳全书·杂证谟》曰"舌上无故出血者，谓之舌衄。此心火之溢也"。心主血脉，患者嗜食辛辣，心火素旺。经行之际，冲气较盛，心火随冲气上逆，损伤血络而致舌衄，且色红量多；热扰血海，冲任不固，则月经提前，血红量多；心火内盛扰乱心神，故心烦不寐。溲黄便秘，舌尖红，苔薄黄，脉数皆为心热内盛之象。

清心止衄汤中黄连清泻心火；木能生火，栀子、白芍、牡丹皮清肝泻火；生地黄、麦冬清热凉血，滋阴降火；茜草、白茅根凉血止血；生甘草助黄连泻心火，且调和诸药；另加炒酸枣仁、茯神养心安神。全方共奏滋阴降火、凉血止血之功。

三黄四物汤中三黄清心泻火；生地黄滋阴清热凉血；当归、赤芍、牡丹皮凉血散瘀，和血调经；益母草、牛膝引血下行；香附理气调经；甘草协三黄清心泻火，且调和诸药。全方共奏清热泻火、凉血散瘀、和血止衄之效。

《沈氏女科辑要笺正》曰："阴虚于下，阳反上冲所致。"故用六味地黄丸以滋阴清热。

《素问·至真要大论》曰："诸逆冲上皆属于火。"《灵枢·百病始生》曰："阳络伤则血外溢，血外溢则衄血。"《竹泉生女科集要》云："冲任二脉，气郁生热，是成逆经倒行之病。"《叶氏女科证治》曰："此由过食椒姜，辛热之物，热伤其血，则血乱上行。"

十五、经行风疹块

1. 谭某，女，47 岁，1990 年 3 月 20 日初诊。

患者风疹块反复发作，经期加重 1 年余。风疹块微红成片，四肢皮肤较多，瘙痒，夜间尤甚，伴头晕乏力，面色少华，心悸气短，失眠自汗，月经色淡质稀量少，今月经第 2 日。舌质淡红润，脉细而缓。

诊断：经行风疹块，月经过少。

辨证：气血两虚，表虚受风。

治法：补气养血，祛风止痒。

方药：玉屏风散合四物汤加味。

黄芪 30g，白术 12g，防风 10g，当归 15g，熟地黄 15g，白芍 15g，川芎 10g，制何首乌 12g，胡麻仁 12g，茯苓 15g，白蒺藜 12g，桂枝 6g，甘草 6g。4 剂，水煎服，日 1 剂。

二诊：1990 年 3 月 24 日。

疹块渐平，身痒减轻，仍失眠。

上方加炒酸枣仁 18g，6 剂，水煎服，日 1 剂。

三诊：1990 年 3 月 30 日。

上症悉平。

处以黄芪 30g，白术 12g，防风 10g。12 剂，水煎服，日 1 剂。

如此治疗 3 个月经周期，风疹块未再复发，告愈。

按： 患者素来气虚不固，血虚失养，复加经血下脱，肌腠空虚，风邪外袭，搏于肌表而致经行风疹块起。重用黄芪益气固表；白术、甘草健脾，以滋气血生化之源；防风、白蒺藜走表祛风；四物汤合制何首乌、胡麻仁养血补血；桂枝合白芍调和营卫，配黄芪以固表止汗；《内经》曰"诸痛痒疮，皆属于心"，故用炒酸枣仁、茯苓养心安神，以治失眠、心悸及夜间皮肤痒甚。全方共奏益气养血、调和营卫、祛风止痒之功。俾气血旺盛，营卫调和，腠理固密，疹去痒息，邪不可干。

2. 姜某，女，38 岁，2003 年 9 月 12 日初诊。

每经行风疹块发作，疹色红，成片，瘙痒难忍，夜间尤重。月经 3~4/40 日，今值经行第 3 日，血色淡红，量少。面色无华，肌肤枯燥，头发渐脱。舌质淡红，苔薄白，脉虚数。

诊断：经行风疹块。

辨证：血虚失养，风搏肌表。

治法：养血补血，祛风止痒。

方药：荆防四物汤加味。

熟地黄 15g，当归 15g，白芍 15g，川芎 10g，荆芥 10g，防风 10g，制何首乌 12g，茺蔚子 12g，白蒺藜 12g，菊花 12g，桑叶 12g，牡丹皮 15g，薄荷 10g（后下），炒酸枣仁 15g，甘草 6g。6 剂，水煎服，日 1 剂。

二诊：2003 年 9 月 18 日。

患者疹消痒减，余症亦悉轻。

上方加党参 15g，白术 12g，黄芪 15g。继服 12 剂。

如此调理 3 个月经周期，月经正常，风疹块病愈。

按：血虚生风，气血弱易致风侵，所谓"邪之所凑，其气必虚"是也。方用四物汤、制何首乌养血补血，黄芪、党参、白术、甘草健脾益气，以资生化之源，以治其本；少佐荆芥、防风、白蒺藜、茺蔚子、菊花、桑叶、牡丹皮、薄荷祛风散瘀以治其标；炒酸枣仁养心安神以为佐使，正是"治风先治血，血行风自灭"之谓。如此养血益气，祛风散瘀，标本兼治，血行风灭，其疹自愈。

《女科百问》曰："身瘙痒者，是体虚受风，风入腠理与血气相搏，而俱往来在皮肤之间，邪气散而不能冲击为痛，故但瘙痒也。"

十六、经行口糜

1. 苏某，女，42 岁，1983 年 9 月 2 日初诊。

患者每至经期即出现口舌糜烂，舌尖红赤疼痛，溃烂尤重。月经 3～4/24 日，今经行第 3 日，血色红，量少，口燥咽干，五心烦热，失眠多梦，大便干结，尿少色黄。舌质红，少苔，脉细数。

诊断：经行口糜，月经过少。

辨证：肾阴虚，心火旺。

治法：滋肾阴，降心火。

方药：天王补心丹合导赤散加减。

生地黄 18g，玄参 12g，沙参 12g，茯苓 15g，桔梗 6g，麦冬 12g，天冬 12g，炒酸枣仁 15g，木通 6g，竹叶 12g，生甘草 6g，知母 10g，莲子心 3g，牛膝 15g。5 剂，水煎服，日 1 剂。

二诊：1983 年 9 月 7 日。

服药后，口舌糜烂减轻，疼痛止，余症亦明显减轻，但胃脘不适，纳谷不馨。

上方减木通，加砂仁6g（后下），佛手10g。6剂，水煎服，日1剂。

三诊：1983年9月13日。

口糜基本痊愈，余症亦平。

以天王补心丹、六味地黄丸服2周。

如此调理3个月经周期，诸症悉平，口糜告愈。

按：患者产多乳众，肾阴亏虚，值经期阴血下注，肾阴益虚，阴虚则火旺，冲气夹虚火上炎，故致口糜，"舌为心之苗"，"诸痛痒疮，皆属于心"，肾水不济心火，故舌尖溃烂，疼痛尤重；阴虚血少，心失滋养，故心烦失眠多梦；阴津亏少，不能上承，故口燥咽干；阴亏津液不得下润，故便结、尿少色黄；阴不敛阳，故五心烦热；阴血不足，故月经量少色红。舌质红，少苔，脉细数皆阴虚火旺之征。

方中生地黄、玄参、麦冬、天冬、沙参滋肝肾之阴（肝肾同源）；知母泻火而不伤阴；莲子心清心泻火除烦；茯苓、木通、竹叶、生甘草导热从小便出；炒酸枣仁养心安神；桔梗有舟楫之用，且升提肺气，导热下行；牛膝引血下行。因木通口苦碍胃，故后去之，加砂仁、佛手理气和胃。全方共奏滋阴降火之功。阴充火降，水火既济，诸症悉除，口糜自愈。

2. 和某，女，24岁，1999年4月7日初诊。

患者每逢经期即口舌生疮，经后渐平复，牙龈肿痛，口臭，口干喜冷饮，尿黄便结。今值经行第2日，血量多，色深红。舌质红，苔黄，脉数。

诊断：经行口糜，月经过多。

辨证：胃热证。

治法：清胃泄热。

方药：清胃散合白虎汤加减。

生地黄 15g，牡丹皮 15g，黄连 10g，升麻 3g，知母 10g，石膏 30g，生甘草 6g，大黄 10g（后下），竹叶 12g，牛膝 15g，香附 15g。5 剂，水煎服，日 1 剂。

二诊：1999 年 4 月 12 日。

服药后，口糜明显减轻，大便通畅，余症亦减。

上方加白豆蔻 6g（后下），继服 7 剂，水煎服，日 1 剂。

三诊：1999 年 4 月 19 日。

口糜愈，余症悉除。

如上调治 2 个月经周期，口糜告愈。

按：患者素嗜食辛辣炙煿食品致胃热炽盛，经行热随冲气上炎，熏蒸于口舌，"口为胃之门户"，故致口舌生疮，口臭，牙龈肿痛；热灼津伤，则口干喜冷饮，尿黄便结；热盛迫血妄行，则月经量多，色深红。舌红苔黄，脉数皆胃热炽盛之象。

方中黄连苦寒泻火，直折胃府之热；知母清阳明独盛之热；石膏泄阳明气分之热；生地黄滋阴清热；大黄清热泻下，热从大便出；竹叶、生甘草清热利尿，热从小便下；牡丹皮清热凉血；升麻轻清升散，宣达郁遏之伏火，取"火郁发之"之意；牛膝引血下行，香附理气调经，二者配合以利经行；加白豆蔻理气和胃，以防苦寒之药碍胃。全方共奏清胃泄热之效，使胃热得清，上炎之火得降，口糜之症得愈。

十七、经行感冒

1. 丁某，女，41 岁，1999 年 10 月 2 日初诊。

经期感冒 3 个月。患者每逢月经期间即出现恶寒发热，头痛身痛，无汗，鼻塞流涕，咽喉痒痛，咳嗽痰稀。月经 3～4/32 日，月经色淡红，量不多。经净后，诸症渐愈，今值经行第 1 日。舌质淡红，苔薄白，脉浮紧。

诊断：经行风寒感冒。

辨证：风寒束表，肺气不宣。

治法：解表散寒，宣肺化痰。

方药：杏苏散加减。

紫苏叶 12g，半夏 9g，茯苓 15g，前胡 9g，桔梗 10g，枳壳 12g，甘草 6g，炒杏仁 10g，橘皮 12g，荆芥 9g，防风 12g，当归 15g，川芎 10g，生姜 3 片。3 剂，水煎服，日 1 剂。

二诊：1999 年 10 月 5 日。

服药后汗出热退，但咳嗽，痰黏难咯，咽痛尚在。

上方减紫苏叶、荆芥、防风，加浙贝母 10g，炙桑叶 12g，薄荷 10g（后下）。6 剂，水煎服，日 1 剂。

三诊：1999 年 10 月 11 日。

服药后，感冒咳嗽悉愈。

其后服玉屏风散加当归 15g 半个月。

尔后经期未再出现感冒之疾。

按语：患者素体气血不足，卫表不固，经行阴血下注冲任，气血益虚，易感风寒之邪，故经期反复出现感冒，经后气血渐复，感冒渐愈。风寒之邪外束肌表,卫阳被郁,故见恶寒发热、无汗;清阳不展,络脉失和则头痛身痛;风寒上犯,肺气不宣,故鼻塞流涕,咽喉痒痛,咳嗽痰稀。舌淡红,苔薄白,脉浮紧皆表寒之象。

方中紫苏叶、荆芥、防风、生姜发表散寒;陈皮、半夏、茯苓、杏仁、桔梗、枳壳、前胡、甘草宣肺理气,化痰止咳,其中桔梗、甘草、前胡且能宣肺利咽;当归、川芎养血活血以调经。表寒已解而咽痛,痰黏难咯,乃有风燥化热之证,故减紫苏叶、荆芥、防风,加浙贝母、炙桑叶、薄荷疏风清热,清肺化痰。全方共奏解表散寒、宣肺止咳、养血调经之功。后服玉屏风散加当归益气固表,养血补血,则腠理固密,气血调和,屏风于外,珍贵如玉,风寒感冒焉作。

2. 田某,女,37 岁,2006 年 4 月 16 日初诊。

患者经期感冒半年余,经后渐愈。素有咽喉肿痛,咳嗽病史。月经 4~5/30 日,今值经行第 1 日,血色深红,量一般。近 2 日出现发热头痛,身痛恶风,咳嗽痰黄,咽喉干痛,口微渴。舌质红,苔微黄,脉浮数。

诊断:经行风热感冒。

辨证:风热束表,肺气不宣。

治法:疏风清热,宣肺止咳。

方药:桑菊饮加味。

桑叶 12g,菊花 12g,连翘 15g,薄荷 10g(后下),炒杏仁 10g,桔梗 10g,甘草 6g,芦根 15g,牡丹皮 15g。3 剂,水煎服,日 1 剂。

二诊:2006 年 4 月 19 日。

药后热退身凉和,但尚咳嗽,咽喉痛,余症悉减。

上方加浙贝母 10g,瓜蒌 12g,牛蒡子 12g。6 剂,水煎服,日 1 剂。

三诊：2006 年 4 月 25 日。

诸症悉愈。

如此连治 2 个月经周期，经行感冒未发。

按：患者痰热在内，至经期，阴血下注冲任，正气不足，痰热复动，风热之邪乘虚而入，郁于肌表而致感冒。风热犯表，热郁肌腠，故恶风发热，身痛；风热上扰则头痛；风热上灼津液，则咽喉干痛，口微渴；风热犯肺，肺失清肃，则咳嗽痰黄。舌红苔微黄，脉浮数皆风热犯肺卫之象。

方中桑叶、菊花、连翘、薄荷辛凉解表；桔梗、杏仁宣肺止咳；芦根、甘草合薄荷、连翘滋阴清热利咽喉；加浙贝母、瓜蒌、牛蒡子以加强止咳化痰，清热利咽之效。全方共奏疏风清热、宣肺止咳、解毒利咽之功。俾热清风散，肺肃咽利，风热感冒自愈。

十八、经行发热

1. 高某，女，37 岁，2001 年 3 月 26 日初诊。

患者经行发热 4 个月。月经 5 ~ 6/24 日，末次月经 3 月 24 日，血色暗红，量多有块，少腹胀痛，日晡潮热 2 日，伴有乳房胀痛，烦躁易怒，盗汗，头痛目涩，颊赤口干，小便涩痛。舌质红，苔薄黄，脉弦数。

诊断：经行发热，月经过多。

辨证：肝郁化热，阴虚血热。

治法：疏肝清热，滋阴凉血。

方药：丹栀逍遥散加减。

柴胡 12g，当归 15g，白芍 15g，茯苓 15g，牡丹皮 15g，栀子

10g，白术 12g，甘草 6g，薄荷 6g（后下），银柴胡 12g，鳖甲 15g（先煎），香附 15g，牛膝 15g，川芎 10g。4 剂，水煎服，日 1 剂。

二诊：2001 年 3 月 30 日。

潮热已退，余症亦减，月经已净。

上方减牛膝、香附、川芎，加地骨皮 12g，生地黄 15g。继服 6 剂，水煎服，日 1 剂。

三诊：2001 年 4 月 5 日。

患者已无不适，予加味逍遥丸、六味地黄丸服 2 周。

上方化裁，共调治 2 个月经周期，经行发热痊愈。

按：患者肝郁化热，经行之际，冲气旺盛，引动肝火外蒸，营卫不和，故日晡潮热；热蒸肌腠，故盗汗，颊赤；"肝肾同源"，阴虚火旺，上犯清窍，故头痛，口干目涩；火扰心神，故心烦易怒；下窍失滋，故小便涩痛；肝郁不疏，故乳房胀痛，少腹胀痛；郁火旺盛，血热妄行，故月经量多，色暗有块。舌红苔薄黄，脉弦数皆肝郁化热、阴虚血热之征。

方中逍遥散疏肝解郁，养血健脾；牡丹皮、栀子清热凉血；银柴胡、鳖甲滋肝阴，清虚热；生地黄、地骨皮滋肾阴，清虚热；香附、川芎理气活血，调经止痛；牛膝引血下行，与香附、川芎共利经行。全方共奏疏肝解郁、滋阴清热、理脾调经之功。肝疏脾健，阴充血凉，则热退经调。

2. 许某，女，46 岁，1986 年 5 月 13 日初诊。

患者经行及经后 7 日发热 3 个月余。月经 3/35 日，末次月经 5 月 11 日，血量少，色红，午后潮热，颧红，五心烦热，烦躁失眠。舌质红少津，脉细数。

诊断：经行发热，月经过少。

辨证：肝肾阴虚证。

治法：滋养肝肾，育阴清热。

方药：两地汤加减。

生地黄 15g，玄参 12g，麦冬 12g，白芍 15g，地骨皮 12g，生甘草 6g，当归 15g，牡丹皮 15g，银柴胡 10g。4 剂，水煎服，日 1 剂。

二诊：1986 年 5 月 17 日。

药后潮热诸症悉减，月经 4 日净。

上方加阿胶 12g（烊化），龟甲 15g，炒酸枣仁 15g，砂仁 3g（后下）。7 剂，水煎服，日 1 剂。

三诊：1986 年 5 月 24 日。

潮热退，余症基本痊愈。

上方继服 6 剂，后服麦味地黄丸 2 周。

如法加减调理 3 个月经周期，月经正常，潮热告愈。

按：患者产多乳众，房劳过度致阴血亏虚，经行、经后阴血下脱，阴血益虚，阴不敛阳，虚阳外越，故见午后潮热；阴血不足，故月经量少，色红；虚火上浮，则两颧潮红；虚热扰乱心神，则五心烦热，烦躁失眠。舌红少津，脉细数均为肝肾阴血不足、阴虚内热之征。

《女科经纶》慎斋按："经后发热，则是血脉空虚，阴虚不足，为有虚而无实也。"方中地骨皮、银柴胡滋阴清热；生地黄、玄参、麦冬、龟甲、牡丹皮滋养肝肾，凉血清热；白芍柔肝敛阴；当归养血调经；阿胶滋肾阴，补肝血；炒酸枣仁养心安神，助阴气；生甘草、砂仁理气和胃，以防滋阴凉血之药腻膈碍胃；甘草并调和诸药。全方共奏滋养肝肾、育阴清热之功。阴充阳敛，经行潮热自退。

3. 王某，女，26 岁，2008 年 6 月 19 日初诊。

患者经行发热半年。月经 7/21 日，末次月经 6 月 18 日，血色深红，量多，身热面赤加重 3 日，伴有心烦易怒，口干喜饮，溲黄便结。舌质赤，脉滑数。

诊断：经行发热，月经先期，月经过多。

辨证：血热炽盛证。

治法：清热凉血。

方药：芩连四物汤加减。

生地黄 15g，白芍 15g，当归 12g，川芎 6g，黄芩 10g，黄连 9g，牡丹皮 12g，柴胡 10g，香附 15g，益母草 18g，甘草 6g。5 剂，水煎服，日 1 剂。

二诊：2008 年 6 月 24 日。

身热退，余症悉减，月经已净。

上方减益母草、香附、川芎、柴胡，加银柴胡 12g，栀子 10g，砂仁 3g（后下）。6 剂，水煎服，日 1 剂。

三诊：2008 年 6 月 30 日。

诸症悉除。上方化裁调治 3 个月经周期，经行发热愈，月经正常。

按：患者嗜食辛辣之品，素体阳盛，经期气火益盛，阳气外发，故经行发热，面赤；热扰心神，故心烦易怒；热灼津液，故口干喜饮，尿黄便结。舌赤，脉滑数皆为血热炽盛之象。

方中黄芩、黄连、栀子清热泻火；生地黄、白芍、牡丹皮凉血敛阴清热；柴胡疏肝清热；银柴胡清退虚热；当归、川芎、香附、益母草养血理气，清热调经；砂仁、甘草理气和胃，调和诸药。全方共奏清热泻火、凉血调经之功效。炽热清，血凉和，则月经调，身热退。

十九、经行眩晕

1. **闫某，女，46 岁，2010 年 5 月 6 日初诊。**

患者经期经后头晕目眩 3 个月。月经 3/40 日，今值经行第 3 日，经血色淡，质稀量少，头晕目眩，面色㿠白无华，四肢倦怠乏力，心悸少寐。舌质淡，苔薄白，脉细弱。

诊断：经行眩晕，月经后期，月经过少。

辨证：气血两虚证。

治法：益气补血。

方药：八珍汤加味。

党参 18g，白术 12g，云苓 15g，炙甘草 6g，当归 15g，白芍 15g，熟地黄 15g，川芎 10g，炒酸枣仁 15g，枸杞子 12g，菊花 12g，蔓荆子 12g，大枣 6 枚。6 剂，水煎服，日 1 剂。

二诊：2010 年 5 月 12 日。

服药后，眩晕止，余症亦明显减轻，但纳谷不香。

上方加砂仁 6g（后下），12 剂，水煎服，日 1 剂。

三诊：2010 年 5 月 24 日。

诸症基本痊愈。服归脾丸 2 周。

上方加减调理 3 个月经周期，月经正常，眩晕告愈。

按：患者曾患崩漏，又操劳过度，致气血两虚，经行经血下脱，气血更加不足，"无虚不作眩"，气血虚弱，不能上荣，则头晕眩晕；冲任亏虚则月经后期，经血色淡，质稀量少；气血虚不荣于面，则面色㿠白无华；气血不营于心，则心悸少寐；四肢失养，则四肢倦怠乏力。舌淡，脉细弱皆气血不足之象。

方中四君子汤健脾补气，四物汤补血养血，共治其本；加炒酸枣仁养心安神，蔓荆子、菊花清利头目，以治其标；砂仁理气和胃。标本兼顾，致气血充盈，头目清利，眩晕自止，月经正常，余症亦平。

2. 宗某，女，45 岁，1988 年 9 月 9 日初诊。

患者经期经后眩晕 1 年余。月经 3～4/35～45 日，今值经行第 2 日，血量少，色暗淡，头晕目眩，眼睛干涩，视物模糊，腰膝酸软，足跟作痛。舌质红，苔少，脉弦细。

诊断：经行眩晕，月经后期，月经过少。

辨证：肝肾不足证。

治法：滋补肝肾。

方药：杞菊地黄丸加味。

熟地黄 15g，山药 15g，茯苓 15g，山萸肉 12g，泽泻 12g，牡丹皮 12g，枸杞子 12g，菊花 12g，当归 15g，白芍 15g，甘草 6g。6 剂，水煎服，日 1 剂。

二诊：1988 年 9 月 15 日。

服药后，眩晕止，余症亦明显减轻。

上方继服 12 剂。

三诊：1988 年 9 月 28 日。

患者诸症悉平。予杞菊地黄丸巩固之。

如法调理 3 个月经周期，月经正常，眩晕告愈。

按：患者产多乳众，房劳不节，致肝肾不足，经行阴血下注，肝肾益感不足。脑为髓海，《内经》曰："髓海不足，则脑转耳鸣。"肝肾不足，髓海失养，故头目眩晕，眼睛干涩，视物昏花；肝肾不足，冲任亏虚，故月经后期并量少色淡；腰为肾之府，膝为筋之府，肾主骨生髓，肝肾不足，骨髓不充，足跟为肾经所过，故腰膝酸痛，足跟作痛。舌红苔少，脉弦细均为肝肾不足之象。

方中六味地黄汤滋补肝肾；枸杞子、菊花滋肾养肝，清利头目；当归、白芍养血敛肝，以调经血；甘草调和诸药。全方共奏滋补肝肾、清利头目、养血调经之功，使肝肾充盈，髓海充足，月经正常，眩晕痊愈。

3. 张某，女，42 岁，1989 年 3 月 11 日初诊。

患者经行期眩晕已 1 年余。月经 3～4/28 日，今值经行第 1 日，经色红，量少，头晕目眩，头痛耳鸣，胸胁隐痛，烦躁易怒，咽干口燥。舌质红，苔薄黄，脉弦细数。

诊断：经行眩晕，月经过少。

辨证：肝肾阴虚，肝阳偏亢。

治法：滋阴疏肝潜阳。

方药：一贯煎加味。

北沙参 12g，麦冬 12g，当归身 12g，生地黄 15g，枸杞子 12g，川楝子 10g，桑叶 12g，菊花 12g，白蒺藜 12g，白芍 15g，龟甲 15g（先煎），茯苓 15g。6 剂，水煎服，日 1 剂。

二诊：1989 年 3 月 17 日。

药后眩晕减轻，余症亦好转。血压 150/95mmHg。

上方加天麻 12g，石决明 15g（先煎），夏枯草 12g。6 剂，水煎服，日 1 剂。

三诊：1989 年 3 月 23 日。

患者已无不适。上方继进 6 剂，并嘱服中药后服杞菊地黄丸 1 周。

如法调治 3 个月经周期，诸症悉愈。

　　按：患者素情志抑郁，损伤肝肾之阴，致肝阳偏亢，经行益甚。阴虚于下，阳气上越，上扰清空，故头目眩晕，头痛耳鸣；肝阴不足，经络失养，故胸胁隐痛；阴不敛阳，故烦躁易怒；阴虚津亏，故咽干口燥；阴血不足，故月经量少，色红。舌红苔薄黄，脉弦细数皆阴虚津亏之象。

　　方中沙参、麦冬、当归、生地黄、枸杞子滋养肝肾；川楝子、夏枯草理气清肝；天麻、龟甲、石决明滋阴平肝潜阳；菊花、桑叶、白蒺藜清利头目；当归、白芍养血敛肝调经；茯苓养心安神；甘草调和诸药。全方共奏滋阴养血、平肝潜阳、清利头目之功。《内经》曰："诸风掉眩，皆属于肝。"肝肾同源，使肝肾阴盈，阳气收敛，阴虚阳亢之眩晕自愈。

4. 吴某，女，32 岁，2012 年 6 月 7 日初诊。

　　患者患经行眩晕半年余。月经 4～5/28 日，今值经来第 1 日，血量可，色暗，含黏液，头晕目眩 3 日，头重耳鸣，胸闷，呕吐痰涎，纳少便溏，带下色白量多。舌质淡红，苔白腻，脉弦滑。

　　诊断：经行眩晕。

　　辨证：脾虚湿盛，风痰上扰。

　　治法：健脾祛湿，化痰息风。

　　方药：半夏白术天麻汤加减。

　　姜半夏 10g，天麻 12g，茯苓 15g，橘红 10g，炒白术 12g，甘草 3g，蔓荆子 10g，泽泻 30g，白蒺藜 12g，生姜 3 片。4 剂，水煎服，日 1 剂。

　　二诊：2012 年 6 月 11 日。

　　眩晕止，余症减。上方继服 6 剂。

三诊：2012 年 6 月 17 日。

眩晕诸症悉愈。

如法调理 2 个月经周期，眩晕未再复发。

按："无痰不作眩"，今脾虚生痰，湿痰壅遏，引动肝风，风痰上扰清空，蒙蔽清阳，故头晕目眩，头重耳鸣；痰阻气滞，升降失司，故胸闷、呕吐痰涎；月经色暗含黏液，带下色白量多皆脾虚湿盛之征。舌淡，苔白腻，脉弦滑亦为痰湿壅盛之象。

方中姜半夏燥湿化痰、降逆止呕，天麻平肝息风而止头眩，两药合用为治风痰眩晕头痛之要药。《脾胃论》云："足太阴痰厥头痛，非半夏不能疗；眼黑头眩，风虚内作，非天麻不能除。"炒白术、茯苓健脾祛湿，以治生痰之源。橘红理气化痰，俾气顺痰消。泽泻利水消饮，导浊阴下行，配健脾制水之白术使浊阴下走，不再上冒清阳，新饮绝源而升降复常。《金匮要略》云："心下有支饮，其人苦冒眩，泽泻汤主之。"蔓荆子、白蒺藜疏肝气，清利头目；生姜化痰和胃，降逆止呕，兼制半夏之毒；甘草调和诸药。全方标本兼顾，共奏健脾祛湿、化痰息风之功。俾痰去风息，浊阴已降，清阳上达，眩晕自愈。

二十、经前乳房胀痛

1. 龚某，女，29 岁，2012 年 6 月 14 日初诊。

患者每逢经前出现乳房胀痛 2 年余。月经 5 ~ 6/30 日，末次月经 2012 年 5 月 18 日，经血色暗红，有小血块，经行不畅，少腹胀痛。今乳房胀痛，扪之有块，乳头痛甚，不可触衣 1 周。伴有精神抑郁，烦躁易怒，嗳气不舒，胸闷胁胀。舌质暗红，苔微黄，脉弦。

诊断：经前乳房胀痛。

辨证：肝气郁结证。

治法：疏肝理气，通络止痛。

方药：逍遥散加味。

当归 15g，白芍 15g，柴胡 12g，茯苓 15g，甘草 6g，薄荷 6g（后下），白术 12g，麦芽 15g，青皮 12g，陈皮 12g，丝瓜络 12g，香附 15g，橘核 12g，延胡索 12g，郁金 12g，川芎 10g，生姜 3 片。6 剂，水煎服，日 1 剂。

二诊：2012 年 6 月 20 日。

乳房、乳头胀痛明显减轻，月经 6 月 16 日至，少腹痛止，余症亦明显好转。

上方减延胡索，加炮山甲 3g，鸡内金 12g。12 剂，水煎服，日 1 剂。

三诊：2012 年 7 月 3 日。

乳房、乳头痛止，结块减小，余无不适。以逍遥丸合乳癖消服 1 周。

如上法治疗 3 个月经周期，乳房块消痛止。

按：患者多次行人工流产，平素精神抑郁，"乳头属肝"，"乳房属胃"，今肝气郁结，疏泄失司，气血运行不畅，又经前冲脉盛，循肝经上逆，肝经气血郁滞，克伐脾胃，乳络不畅，故经前乳房、乳头胀痛；肝气不疏，气机不畅，故精神抑郁，胸闷胁胀，嗳气不舒，烦躁易怒；肝郁气滞，冲任阻滞，故经行不畅，色暗红有块；气血运行不畅，故少腹胀痛。舌暗红，脉弦亦肝郁气滞之征。

方中逍遥散疏肝解郁，养血健脾；青皮、陈皮、麦芽、香附疏肝解郁，和胃理气；橘核、郁金、丝瓜络、延胡索疏肝理气，通络止痛；当归、川芎、白芍养血调经；炮山甲、鸡内金活血通络，以消积块。全方共奏疏肝健脾、理气止痛、消积散结之功。俾肝疏脾健，气血畅，络脉通，块消痛止，经前乳房、乳头胀痛痊愈。

2. 郭某，女，41 岁，1985 年 8 月 10 日初诊。

患者每逢经行、经后即乳房胀痛 1 年余。月经 3/36 日，今值经行第 2 日，血色淡红，量少。两乳房柔软无块，腰膝酸软，两目干涩，五心烦热，咽干口燥。舌红少苔，脉细数。

诊断：经行乳房胀痛，月经后期，月经过少。

辨证：肝肾阴虚证。

治法：滋肾养肝，和胃通络。

方药：左归丸加减。

熟地黄 15g，山药 15g，枸杞子 12g，山茱萸 12g，川牛膝 12g，龟甲胶 10g（烊化），麦冬 12g，当归 15g，白芍 15g，炒川楝子 10g，丝瓜络 12g，甘草 6g，茯苓 15g，牡丹皮 15g。6 剂，水煎服，日 1 剂。

二诊：1985 年 8 月 16 日。

月经 4 日净，量可，乳房胀痛亦减轻。

上方继服 6 剂。

三诊：1985 年 8 月 22 日。

乳房已无胀痛，余症亦减。上方继服 10 剂，药后服六味地黄丸 7 日。

上方加减调治 3 个月经周期，月经正常，乳房胀痛愈。

按：患者产多乳众，房劳不节，致肝肾不足，阴血亏虚，乳头属肝，肾经入乳内，经行阴血下注冲任血海，肝肾益虚，乳络失于濡养，故经行及经后乳房胀痛而柔软无块；肝肾同源，肝开窍于目，肝血不足，不能上荣于目，则两目干涩；阴血不荣于口咽，则咽干口燥；阴虚内热，则五心烦热；阴血不足，冲任血少，故月经延后，血色淡，量少。舌红少苔，脉细数亦肝肾阴虚之象。

方中熟地黄、枸杞子、山茱萸滋养肝肾；麦冬、龟甲胶、牡丹皮滋阴凉血清热；当归、白芍、川牛膝补肝肾，养阴血，调月经；山药、茯苓、甘草健脾益气，以滋化源；炒川楝子、丝瓜络疏肝理气，通络止痛。全方滋养肝肾、滋阴清热、养血和血以治本，通络止痛以治标。俾肝肾充盈，阴血调和，乳络得养，胀痛自止，经血自调。

二十一、经行身痛

1. 郑某，女，45 岁，1984 年 7 月 6 日初诊。

患者每值经期或经后即肢体疼痛麻木 1 年余。月经 1～2/45 日，末次月经 7 月 4 日，经血色淡质稀，量极少，点滴即净。腰膝酸痛，体倦肢软，面色㿠白无华。舌质淡红，苔薄白，脉细弱。

诊断：经行身痛，月经后期，月经过少。

辨证：血虚不荣证。

治法：养血益气，柔筋止痛。

方药：圣愈汤加味。

黄芪 30g，人参 9g，当归 15g，白芍 15g，熟地黄 15g，川芎 10g，桂枝 6g，炙甘草 6g，鸡血藤 30g，制何首乌 12g，桑寄生 15g，大枣 6 枚，生姜 3 片。6 剂，水煎服，日 1 剂。

二诊：1984 年 7 月 12 日。

服药后，身痛减轻，余症亦减，但腰痛未减。

上方加盐续断 15g，盐杜仲 15g，牛膝 15g。6 剂，水煎服，日 1 剂。

三诊：1984 年 7 月 18 日。

今心悸少寐，余无不适。

上方加炒酸枣仁 15g，龙眼肉 12g。6 剂，水煎服，日 1 剂。继用人参归脾丸 1 周。

如上法调理 3 个月经周期，经行身痛愈，月经正常，余症悉除。

按：《女科百问》曰"外亏卫气之充养，内乏荣血之灌溉，血气不足，经候欲行，身体先痛也"。患者产多乳众，且屡患崩漏，以致气血两虚，经行时阴血下注胞宫，气随血泄，肢体百骸缺乏气血灌溉荣养，故肢体疼痛麻木；久必及肾，肾主腰膝，故腰膝酸痛；气血不足，血海空虚，则月经后期量少，色淡质稀，面色㿠白无华，体倦肢软。舌淡苔薄白，脉细弱皆气血不足之象。

方中人参、黄芪、当归、炙甘草、大枣健脾益气生血；四物汤、制何首乌养血补血；桂枝、芍药、炙甘草、生姜、大枣调和营卫；盐续断、桑寄生、盐杜仲、鸡血藤、牛膝补肾养血，强壮筋骨；炒酸枣仁、龙眼肉补血养心安神。全方共奏补气养血、壮腰健骨、养心安神、调和营卫之功效。俾气血充盈，营卫和谐，身痛诸症自愈。

2. 逯某，女，34 岁，1999 年 11 月 7 日初诊。

患者经行时腰膝、肢体、关节疼痛，酸楚不适，得热则痛减，遇寒则痛重。月经 4～5/42 日，末次月经 11 月 7 日，血色暗，量少，有块，行而不畅，伴有小腹疼痛，平时肢体麻木。舌质紫暗，边有瘀斑，脉沉紧。

诊断：经行身痛，月经后期。

辨证：血瘀阻络证。

治法：养血活血通络，益气散寒止痛。

方药：黄芪桂枝五物汤合桃红四物汤加减。

黄芪 30g，酒白芍 15g，桂枝 9g，当归 15g，川芎 10g，独活 12g，牛膝 15g，鸡血藤 30g，桃仁 10g，红花 6g，炙甘草 6g，生姜 3 片。5 剂，水煎服，日 1 剂。

二诊：1999 年 11 月 12 日。

服药后，月经畅，血块、腹痛减，身痛亦明显减轻。

上方减桃仁、红花，加全蝎 3g，巴戟天 12g，桑寄生 15g。6 剂，水煎服，日 1 剂。

三诊：1999 年 11 月 18 日。

服药后，身痛止，余无不适。上方继进 6 剂。

上方加减调治 2 个月经周期，经行身痛告愈。

按：患者曾产后受寒，复因工作环境潮湿，致气血不畅，寒凝血瘀，经水欲行则经脉阻滞，不通则痛，故经行肢体关节疼痛，酸楚不适或肢体麻木；寒则凝滞，故热则痛减，寒则痛甚；寒邪阻滞胞络，气血运行不畅，则月经期推迟，色暗有块，伴小腹疼痛。舌紫暗有瘀斑，脉沉紧皆寒凝血瘀之象。

方中当归、川芎、酒白芍、桃仁、红花、鸡血藤养血活血；桂枝、生姜散寒通络；黄芪、炙甘草补气和中，"气为血之帅"，有"气行则血行"之意；巴戟天、独活、牛膝、桑寄生、全蝎补肝肾，壮腰膝，祛风湿，通络止痛。全方共奏养血活血通络、益气散寒止痛之功。俾气顺血畅，寒湿去，经络通，通则不痛，故月经正常，身痛自止。

二十二、经行浮肿

1. 杨某，女，46 岁，1987 年 10 月 12 日初诊。

患者每逢经期即浮肿 2 年余。月经 2～3/40 日，今经行第 2 日，经血色淡，量少质稀，面目及双下肢浮肿，按之没指，晨起面目肿甚，下午双下肢远端肿甚，脘闷纳少，畏寒，腰膝酸软，神疲肢冷，下肢冷甚，小便短少，大便溏薄。舌质淡，苔白，脉沉弱。

诊断：经行浮肿，月经后期，月经过少。

辨证：脾肾阳虚证。

治法：温肾化气，健脾利水。

方药：肾气丸加减。

山药 18g，茯苓 15g，泽泻 12g，山萸肉 12g，肉桂 6g，附子 6g（先煎），炒白术 12g，黄芪 18g，车前子 20g（包煎），巴戟天 12g，淫羊藿 12g，薏苡仁 30g，生姜 3 片，甘草 6g。6 剂，水煎服，日 1 剂。

二诊：1987 年 10 月 18 日。

浮肿渐消，余症亦减，但仍腰膝酸软。

上方加盐杜仲 15g。6 剂，水煎服，日 1 剂。

三诊：1987 年 10 月 24 日。

浮肿消退，余症基本痊愈。继进 6 剂，并投金匮肾气丸 2 周以巩固之。

调理 3 个月经周期，浮肿痊愈，月经亦正常。

按：患者产多乳众，房劳过度导致脾肾阳虚，脾主运化，肾主温化，脾阳虚不能制水，肾阳虚不能化气行水。水湿不运，经行气血下注，气随血下，脾肾之阳气益虚，转输运化失职，水湿溢于肌肤便为水肿。

方中炒白术、黄芪、茯苓、山药、薏苡仁、生姜、甘草健脾益气，利水渗湿；附子、肉桂、淫羊藿温肾化气行水；山萸肉、巴戟天、盐杜仲补肾壮腰膝，以上健脾补肾以治其本。车前子、泽泻利水祛湿以治其标。全方共奏温肾化气、健脾利水之功。俾脾气健则水有所制，肾气旺则水有所化，水湿去，浮肿消。

2. 巩某，32 岁，2011 年 6 月 3 日初诊。

患者经行浮肿 1 年余。月经 4～5/40 日，末次月经 6 月 2 日，血色紫暗有块，量一般，小腹胀痛，肢体肿胀不适，按之随手而起，胸脘胁肋闷胀，善叹息。舌质紫暗，边有瘀斑，苔薄白，脉弦涩。

诊断：经行浮肿，月经后期。

辨证：气滞血瘀证。

治法：理气活血，佐以消肿。

方药：桂枝茯苓丸加味。

桂枝 9g，茯苓 15g，牡丹皮 15g，白芍 15g，桃仁 10g，红花 9g，当归 15g，枳壳 15g，川芎 10g，泽兰 12g，泽泻 15g，车前子 20g（包煎），益母草 30g，木香 12g，香附 15g，柴胡 10g，砂仁 6g（后下），延胡索 12g，甘草 6g。5 剂，水煎服，日 1 剂。

二诊：2011 年 6 月 8 日。

肿胀减轻，经净 2 日，腹痛止。

上方减红花、桃仁、益母草、延胡索、泽兰，加白术 12g，薏苡仁 30g，6 剂，水煎服，日 1 剂。

三诊：2011 年 6 月 14 日。

肿胀消，余无不适。

如法调理 3 个月经周期，月经正常，肿胀愈。

按：情志郁结，气机不畅，血行受阻，气滞血瘀，经行冲任气血壅滞，气滞益甚，血行不畅，水湿运化不利，泛溢肌肤，则滞而为肿；气滞血瘀，则经血运行不畅，致月经后期，经血色暗有块，小腹胀痛；肝郁气滞，则胸脘胁肋闷胀，善叹息。舌紫暗，边有瘀斑，脉弦涩亦气滞血瘀之象。

方中柴胡、香附、枳壳、砂仁、木香、延胡索疏肝理气止痛；当归、川芎、白芍、桃仁、红花、益母草、泽兰、牡丹皮养血活血，利水渗湿；茯苓、泽泻、车前子渗湿利水；白术、薏苡仁、甘草健脾祛湿；桂枝助阳化气，活血利水。全方共奏疏肝理气、活血化瘀、健脾渗湿、化气利水之功。俾气机畅，血行通，气化行水通利，月经调，肿胀消。

二十三、经断复来

1. 葛某，女，56 岁，2003 年 3 月 26 日初诊。

患者绝经 8 年，今阴道流血 5 日不净，血色红，量不多，伴有烦躁易怒，头痛目涩，胸胁胀闷不舒，乳房及小腹胀痛，口苦咽干。舌质红，苔薄黄，脉弦细数。

诊断：经断复来。

辨证：肝郁血热，冲任不固。

治法：疏肝清热，凉血止血。

方药：丹栀逍遥散加减。

牡丹皮 15g，栀子 10g，当归 12g，白芍 15g，柴胡 10g，茯苓 15g，白术 12g，甘草 6g，地榆炭 15g，生地黄 15g，苎麻根 15g，炒槐花 10g。5 剂，水煎服，日 1 剂。

二诊：2003 年 3 月 31 日。

血止 2 日，余症亦减，但乏力，腰酸，纳呆。

上方减地榆炭、苎麻根、炒槐花，加阿胶 12g（烊化），太子参

15g，枸杞子 12g，砂仁 6g（后下）。6 剂，水煎服，日 1 剂。

三诊：2003 年 4 月 6 日。

诸症悉愈。投丹栀逍遥丸、六味地黄丸 2 周以巩固之。

按：患者肝郁血虚，内有郁热，迫血妄行，冲任不固，则阴道流血，量少色红；肝郁化热，上扰心神，则烦躁易怒；肝火上炎，灼伤津血，则口苦咽干，头痛目涩；胸胁胀闷不舒，乳房及小腹胀痛皆肝气郁结之征。舌红，苔薄黄，脉弦细数均为肝郁化热之征。

方中逍遥散疏肝解郁，健脾养血；牡丹皮、栀子清肝泻火，凉血止血；生地黄、炒槐花、地榆炭、苎麻根凉血止血；太子参健脾益气，以滋化源；"肝肾同源"，阿胶、枸杞子补血止血，益肝肾；砂仁理气和胃。全方共奏疏肝清热、养血健脾、凉血止血之功，使郁去热除，冲任自固，血自安宁。

2. 刘某，女，53 岁，2013 年 4 月 6 日初诊。

患者 49 岁绝经，今阴道流血 7 日不净，血色鲜红，量不多，质稍稠，伴头晕耳鸣，口干咽燥，五心烦热，潮热失眠盗汗，腰膝酸软。舌质红，苔少，脉细数。

诊断：经断复来。

辨证：肾阴亏虚，虚火妄动。

治法：滋肾阴，清虚热，安冲止血。

方药：知柏地黄汤加味。

知母 10g，黄柏 9g，熟地黄 15g，山药 15g，山茱萸 12g，茯苓 15g，泽泻 15g，牡丹皮 15g，天冬 12g，地骨皮 12g，龟甲 15g（先煎），阿胶 12g（烊化），甘草 6g，生地黄炭 15g，地榆炭 15g，炒酸枣仁 15g，五味子 6g。6 剂，水煎服，日 1 剂。

二诊：2013 年 4 月 12 日。

血止 2 日，余症悉减。

上方继服 9 剂。

三诊：2013 年 4 月 21 日。

诸症悉平，投知柏地黄丸 2 周以善其后。

随访半年，阴道未再出血。

按：患者肾阴亏虚，虚火妄动，下扰血室，迫血妄行，故经断复来；阴虚有热，故血色鲜红，质稠量少；腰为肾之府，肾虚则腰膝酸软；阴虚则内热，故五心烦热；肾阴不足，脑髓失养，则头晕耳鸣；阴津不足，口咽失润，故口干咽燥；阴不敛阳，故潮热盗汗；虚火上扰，故失眠不寐。舌质红，苔少，脉细数为阴虚火旺之象。

方中六味地黄汤滋肝肾之阴；知母、黄柏滋阴清热，泻相火；天冬、地骨皮、龟甲滋阴清热；生地黄炭、地榆炭滋阴清热，凉血止血；阿胶滋阴补血止血；炒酸枣仁、五味子养心敛汗宁神。全方共奏滋阴清热、凉血止血之功。俾"壮水之主，以制阳光"，阴充热清，冲任安，血自止。

3. 姜某，女，56 岁，2009 年 7 月 11 日初诊。

患者绝经 6 年，阴道反复流血，时有时无半年余，色暗红，量时多时少。平时带下色黄，有异味，外阴及阴道瘙痒灼热，口苦咽干，头痛目眩，纳谷不香，小便短赤，大便不爽。舌质红，苔黄腻，脉弦数。

诊断：经断复来。

辨证：湿热下注，热邪伤络。

治法：清热利湿，凉血止血。

方药：龙胆泻肝汤合四乌贼骨一藘茹丸加减。

龙胆草 10g，栀子 10g，黄芩 12g，柴胡 10g，泽泻 15g，生地黄 15g，车前子 30g（包煎），甘草 6g，茯苓 15g，小蓟 15g，乌贼骨 15g，茜草 15g，黄柏 10g。6 剂，水煎服，日 1 剂。

二诊：2009 年 7 月 17 日。

血已止，余症亦减，唯纳谷不馨。

上方加白豆蔻 9g（后下），9 剂，水煎服，日 1 剂。

三诊：2009 年 7 月 26 日。

诸症悉愈，阴道未再流血。

继服 7 剂，后服龙胆泻肝丸以善其后。

按：肝胆热盛，湿热下注，热邪伤络，血溢于下而经断复行，血色暗红；湿热互结于任带，故外阴及阴道瘙痒灼热，夹有黄带且有异味；肝胆热盛于内，故口苦咽干，小便短赤，纳谷不香；肝火上扰清空，故头痛目眩；湿浊黏滞，故大便不爽。舌红苔黄腻，脉弦数皆湿热之征。

方中龙胆草、栀子、黄芩、黄柏、柴胡清热泻火，利湿热；泽泻、车前子、茯苓、甘草清热利湿，导湿热于下；生地黄、小蓟、茜草、乌贼骨清热凉血止血；白豆蔻行气化湿和胃。全方共奏清热利湿、凉血止血之功。俾湿热去，血凉和，血海安，血自止。

二十四、绝经前后诸证

1. 宋某，女，49 岁，2001 年 10 月 3 日初诊。

患者经断 2 年余，其后阴道干涩无白带，头晕耳鸣，眼睛干涩，皮肤干痒，烘热汗出，五心烦热，失眠多梦，腰膝酸软，口干便结，舌红少苔，脉细数。

诊断：绝经前后诸证。

辨证：肝肾阴虚证。

治法：滋养肝肾。

方药：杞菊地黄丸加减。

熟地黄 15g，山药 15g，山茱萸 12g，茯苓 15g，牡丹皮 12g，枸杞子 12g，菊花 12g，炒酸枣仁 15g，龟甲 15g（先煎），合欢花 12g，知母 9g，甘草 6g。6 剂，水煎服，日 1 剂。

二诊：2001 年 10 月 9 日。

服药后，诸症悉减，唯纳谷不香。

上方加砂仁 3g（后下），继服 6 剂，水煎服，日 1 剂。

三诊：2001 年 10 月 16 日。

诸症悉平，服杞菊地黄丸 1 个月以善其后。

按： 经本于肝肾，肾精水亏，肝血亏虚则精血不足，冲任亏虚，故月经早绝；阴津不足，阴户失润，故无带下而阴道干涩；阴血不足不能上荣于头目脑髓，故头晕耳鸣，两目干涩；阴不维阳，虚阳外越，故烘热汗出，五心烦热；虚热扰乱心神，故失眠梦多；阴虚不润，血燥生风，故皮肤干痒；肾主腰膝，肝藏血，乙癸同源，精血虚，腰膝失养，故酸痛；津血不足，胃肠失濡，故口干便结。舌红少苔，脉细数皆阴血不足之象。

方中熟地黄、山茱萸、枸杞子滋肾养阴，填补精血；山药、茯苓、甘草健脾益气，以滋气血生化之源，补后天以养先天；龟甲、知母、牡丹皮滋阴清热；菊花滋肝阴，清头目；炒酸枣仁、合欢花养心安神，疏肝解郁，且敛汗。全方共奏补肾疏肝、滋阴养血、清退虚热、安神敛汗之功效。阴血充沛，内外得养，虚热清退，心神安定，更年诸症，悉数全愈。

2. 高某，女，51 岁，2006 年 5 月 17 日初诊。

患者绝经 1 年余，近半年失眠、梦多、心烦，胆怯恐惧，头重目眩口苦，胸闷恶心，嗳气痰多，舌质红，苔黄腻，脉滑数。

诊断：绝经前后诸证。

辨证：痰火内扰，心虚胆怯。

治法：化痰清热，安神定志。

方药：黄连温胆汤加味。

制半夏 10g，枳实 15g，竹茹 12g，陈皮 12g，茯苓 15g，甘草 6g，炒酸枣仁 30g，远志 6g，党参 15g，夜交藤 15g，黄连 9g，柏子仁 12g，琥珀 2g（冲）。4 剂，水煎服，日 1 剂。

二诊：2006 年 5 月 21 日。

药后已能入眠，余症亦减轻。

上方加菖蒲 10g，天竺黄 10g，龙齿 15g。6 剂，水煎服，日 1 剂。

三诊：2006 年 5 月 28 日。

服药后诸症消失，告愈。

为巩固疗效，上方继服 6 剂。

随访半年，旧病未发，一如常人。

按：患者性格内向，胆气不足，复至更年期，情志不遂，胆气不舒，气郁生痰，痰浊内扰，故头重目眩，恶心痰多；肝气郁结，胆失疏泄，故胸闷不舒；郁而化火，痰火内扰，胆失宁谧，故心烦口苦，失眠梦多；胆气不足，故胆怯恐惧。舌质红，苔黄腻，脉滑数均为痰火内扰之征。

　　方中制半夏燥湿化痰，和胃止呕；竹茹、天竺黄、黄连清热化痰以治心烦口苦；陈皮、枳实、茯苓理气行滞，燥湿化痰以治胸闷不舒；炒酸枣仁、柏子仁、夜交藤养心安神以治失眠；加龙齿、琥珀重镇安神以加强治不寐之效；菖蒲、远志化痰开窍以治夜梦纷纭；党参、甘草健脾益气以壮胆气，配合上药以除胆怯恐惧之症。以上诸药配合，共奏化痰清热、安神定志之功。痰去热清，志定神安，胆府清静宁谧，患者更年诸症乃瘥。

　　"对于更年期综合征的治疗，要以调冲任为本，而调冲任又当调脏腑，和气血，其中尤须注重肝、脾、肾三脏。因肝主藏血……肾主藏精，为精血之根本；脾主运化，为气血生化之源泉。三脏功能调和，则气血自滋，冲任自调，诸病不起。"（《哈荔田妇科医案医话选》）

第二章　带下病

一、带下过少

1. 徐某，女，36 岁，2007 年 3 月 16 日初诊。

患者近两年来带下极少，阴道干涩灼痛，影响正常性生活，伴有头晕耳鸣，两目干涩，咽干口燥，脱发，手足心热，腰膝酸软，夜寐不安，月经量逐渐减少。舌质红少津，苔少，脉细数。

诊断：带下过少，月经过少。

辨证：肝肾阴虚证。

治法：滋补肝肾，养血润燥。

方药：归肾丸合二至丸加减。

生地黄 15g，熟地黄 15g，山药 15g，山茱萸 12g，当归 15g，枸杞子 12g，菟丝子 30g，女贞子 12g，旱莲草 15g，龟甲胶 9g（烊化），桑椹子 12g，白芍 15g，制何首乌 12g，天门冬 12g，甘草 6g。6 剂，水煎服，日 1 剂。

二诊：2007 年 3 月 22 日。

服药后，胃纳略差，余无不适。

上方加砂仁 3g（后下），12 剂，水煎服，日 1 剂。

三诊：2007 年 4 月 3 日。

阴道干涩减轻，灼痛止。

继服上方 6 剂，后服杞菊地黄丸 1 周。

如上方法服药 2 个月余，带下正常，月经复原，余症悉愈。

按：正常带下有润泽阴道的作用。患者曾多次人流致肝肾阴虚，血少津亏，表现为带下过少，阴窍失润则干涩灼痛，影响性生活；肝肾阴虚，津血两亏，清窍失养则头晕耳鸣，两目干涩，咽干口燥；肾虚外府失养则腰膝酸软；阴虚内热则手足心热，夜寐不安；发为血之余，肾其华在发，肝肾阴虚，津血不足，头发失养故脱落；津血不足，冲任失养，血海空虚，故月经量少。舌红少津，脉细数皆阴虚内热之象。

方中熟地黄、山药、枸杞子、山茱萸、桑椹子益肝肾，补精血；菟丝子补肾壮腰膝；当归、白芍、制何首乌养血补血；生地黄、女贞子、旱莲草、龟甲胶、天门冬滋阴清热；砂仁、甘草理气和胃调诸药。全方共奏滋补肝肾、养血清热、生津润燥之功。虚热清，阴血充，阴户润泽，阴道干涩诸症悉除。

2. 付某，女，43 岁，2008 年 6 月 9 日初诊。

患者带下过少，阴道干涩不适 2 年余，伴有面色无华，头晕眼花，心悸失眠，神疲乏力，月经量少。舌质淡红，苔薄白，脉细弱。

诊断：带下过少，月经过少。

辨证：阴血亏虚，阴窍失于濡润。

治法：养血补血，滋养阴窍。

方药：四物汤加味。

熟地黄 15g，当归 15g，白芍 15g，川芎 10g，龙眼肉 12g，枸杞子 12g，黄芪 18g，党参 15g，砂仁 3g（后下），炙甘草 6g，炒酸枣仁 15g，麦冬 12g，阿胶 12g（烊化）。6 剂，水煎服，日 1 剂。

二诊：2008 年 6 月 15 日。

服药后，诸症悉减，上方继服 12 剂。

三诊：2008 年 7 月 2 日。

阴道干涩明显减轻，月经 6 月 26 日至，血色红，量较前增多。

上方继服 6 剂。

如此服药 2 个月余，带下适中，诸症悉愈。

按："血主濡之"，患者阴血不足，阴窍失于濡养，故带下量少，阴道干涩不适；血虚不能上荣于头面，故头晕眼花，面色无华；血虚心失所养，则心悸失眠；血虚气弱，则神疲乏力；血虚，血海空虚，则月经量少。舌淡红，脉细弱均为阴血不足之征。

方中四物汤加枸杞子、阿胶养血补血；黄芪、党参、炙甘草、砂仁健脾益气，以益气血生化之源；龙眼肉、麦冬、炒酸枣仁补血益阴，养心脾，安心神。全方共奏补血益气、养阴安神之功效。俾阴血旺盛，阴道得以濡养，带下复常，阴道干涩自愈。

二、带下过多

1. 马某，女，45 岁，1999 年 7 月 10 日初诊。

患者带下过多 2 年余。月经 5～6/30 日，末次月经 7 月 1 日，血色淡红，量较多，质稀。带下量多，色白，质稀，如涕如唾，绵绵不断，无臭。面色㿠白无华，四肢倦怠，面目浮肿，纳少便溏。舌淡胖，苔白腻，脉缓。

诊断：带下过多，月经过多。

辨证：脾虚湿盛证。

治法：健脾益气，升阳除湿。

方药：补中益气汤加味。

黄芪 15g，炒白术 12g，陈皮 10g，党参 15g，炙甘草 6g，升麻 6g，柴胡 6g，茯苓 15g，当归 15g，山药 15g，芡实 12g，莲子肉 12g，薏苡仁 30g，砂仁 6g（后下）。6 剂，水煎服，日 1 剂。

二诊：1999 年 7 月 16 日。

服药后带下明显减少，余症亦减。

上方继服 12 剂。

三诊：1999 年 7 月 28 日。

带下基本正常，余无不适。

上方加白果 10g，继服 9 剂。再服补中益气丸 2 周以善其后。

随访带下正常，月经色、质、量、期亦恢复正常，余症悉愈。

按： 脾主运化，脾气虚弱，运化失职，水湿停滞，"带下俱是湿证"，脾虚下陷，冲任失固，带脉失约，以致湿浊从阴门而下，故带下量多；无热故带下色白，无臭；脾虚中阳不振，则面色㿠白无华，四肢倦怠；湿浊泛溢肌肤，则面目浮肿；脾虚失运，则纳少便溏。舌淡胖，苔白腻，脉缓皆脾虚湿盛之征。

方中党参、黄芪、炒白术、山药、炙甘草健脾益气；陈皮、砂仁理气和胃；莲子肉、芡实、白果补脾祛湿止带；茯苓、薏苡仁健脾渗湿利水；少用升麻、柴胡升阳除湿。全方共奏健脾益气、升阳除湿之功。脾气健，湿浊去，清阳升，带脉约，带下病自然而愈。

2. 田某，女，38 岁，2011 年 5 月 5 日初诊。

患者带下过多 1 年余。带下量多，色黄时带血丝，质稠，有异味，阴部灼热瘙痒，伴腰膝酸软，五心烦热，咽干口燥，失眠多梦。

舌质红，苔薄黄，脉细数。

诊断：带下过多。

辨证：阴虚夹湿热。

治法：滋肾益阴，清热利湿。

方药：知柏地黄汤加味。

熟地黄 15g，山茱萸 12g，山药 15g，茯苓 15g，泽泻 15g，牡丹皮 12g，甘草 6g，知母 10g，黄柏 10g，炒酸枣仁 15g，菖蒲 10g，车前子 30g（包煎），贯众 12g，茵陈 15g，薏苡仁 30g。6 剂，水煎服，日 1 剂。

二诊：2011 年 5 月 11 日。

服药后，带下减少，未见血丝，余症亦明显好转。

上方减贯众，加莲子肉 12g，芡实 12g。12 剂，水煎服，日 1 剂。

三诊：2011 年 5 月 26 日。

带下正常，余症悉减。

上方继服 8 剂，再服知柏地黄丸 2 周（经期停药）。

随访诸症悉愈。

按：肾阴虚，相火旺，损伤血络，复感湿邪，损伤任带，任脉不固，带脉失约，故带下色黄，量多，质稠，带血丝，有异味；肾主腰膝，肾阴虚，故腰膝酸软；阴虚生内热，故五心烦热，咽干口燥，阴部灼热瘙痒；虚热扰神，故失眠多梦；舌质红，苔薄黄，脉细数均为阴虚夹湿热之征。

方中熟地黄滋阴补肾；山茱萸补肝肾，敛精气；山药、莲子肉健脾益肾，涩精止泻；泽泻、车前子清热利湿；茯苓、芡实健脾利湿；牡丹皮、贯众凉血止血；茵陈、薏苡仁清热利湿；知母泻火滋阴；黄柏泻火除湿；炒酸枣仁、菖蒲养心安神兼化湿；甘草清热泻火，调和诸药。全方共奏滋肾益阴、清热利湿之功。阴充火降，热清湿去，带下正常，余症遂愈。

3. 沈某，女，29 岁，1992 年 3 月 16 日初诊。

患者带下过多半年余。带下量多色黄，或呈豆渣样，质黏稠，有臭味，外阴灼热瘙痒，小腹痛，口苦口腻，胸闷纳呆，小便短赤，大便黏腻不爽，月经色红量多，经期延长。舌质红，苔黄腻，脉弦滑数。

诊断：带下过多，月经过多，经期延长。

辨证：湿热下注证。

治法：清热利湿。

方药：

（1）龙胆泻肝汤合二妙丸加减

龙胆草 10g，栀子 10g，黄芩 12g，车前子 30g（包煎），泽泻 15g，甘草 6g，苍术 12g，黄柏 10g，柴胡 12g，薏苡仁 30g，苦参 10g，茯苓 15g，茵陈 15g。6 剂，水煎服，日 1 剂。

（2）苦参洗方

苦参 30g，黄柏 18g，白鲜皮 18g，地肤子 18g，土茯苓 18g，冰片 2g（后冲）。3 剂，水煎外洗阴部，隔日 1 剂。

二诊：1992 年 3 月 22 日。

带下减少，阴痒灼痛止。

上（1）方继服 12 剂，水煎服，日 1 剂。

上（2）洗方 4 剂，隔 3 日 1 剂。

三诊：1992 年 4 月 3 日。

带下正常，余症已愈。

服龙胆泻肝丸 2 周以善其后。

按：患者湿热蕴结于下，损伤任带二脉，故带下量多，色黄，质稠如渣，有臭味，阴痒灼热；湿热蕴结，阻遏气机，故小腹作痛；湿热阻于中焦，故口苦黏腻，胸闷纳呆；湿热累及下焦，故小便短赤，大便黏腻不爽；热灼血海，血热妄行，故经血色红量多，经期延长。舌红，苔黄腻，脉弦滑数皆湿热之征。

方中龙胆草、柴胡泄热平肝；黄芩、栀子、黄柏清泄三焦之湿热；茵陈、苦参清热除湿止痒；车前子、泽泻清利湿热；茯苓、苍术、薏苡仁、甘草健脾渗湿。全方共奏清热利湿、止带除痒之功。

苦参洗方清热除湿，杀虫止痒。

内服外洗同治，湿去热清，黄带止，阴痒除，诸症悉愈。

4. 李某，女，40 岁，1993 年 8 月 3 日初诊。

患者带下过多 1 年余。带下色黄绿如脓，夹血色，臭秽，阴部瘙痒灼痛，时而发热，小腹疼痛，腰骶酸痛，烦热头晕，口苦咽干，小便短赤，大便燥结，月经过多，经期延长。舌质红，苔黄腻，脉滑数。

诊断：带下过多，月经过多，经期延长。

辨证：湿毒蕴结证。

治法：清热解毒，除湿化浊。

方药：五味消毒饮合大黄牡丹汤加减。

金银花 18g，蒲公英 15g，野菊花 12g，紫花地丁 15g，大黄 10g（后下），牡丹皮 15g，败酱草 15g，连翘 15g，冬瓜仁 15g，薏苡仁 30g，茜草 15g，乌贼骨 15g，甘草 6g，黄柏 10g。6 剂，水煎服，日

1剂。

二诊：1993年8月9日。

服药后，带下减少，无血色，呈黄色，余症亦好转，8月8日经至。

上方减茜草、黄柏，加桃仁10g，当归15g，赤芍15g，香附15g，益母草18g。5剂，水煎服，日1剂。

三诊：1993年8月14日。

月经5日净，小腹痛止。

继服8月3日方12剂。

四诊：1993年8月26日。

带下基本正常，余无不适，

上方减大黄、黄柏，加白蔻10g（后下）。12剂，水煎服，日1剂。

五诊：1993年9月7日。

诸症痊愈。服妇科千金胶囊2周以巩固之。

按：湿热蕴久成毒，直犯阴器胞宫，损伤任带二脉，故带下异常而臭秽；正邪交争，故发热；邪毒稽留，气血阻滞，故阴部灼痛而痒，小腹疼痛；热迫血行，故带下夹血，月经量多且经期延长；热毒熏蒸，故烦热头晕；热毒伤津，故咽干口苦，尿赤便秘。舌红，苔黄腻，脉滑数均为热毒之征。

方中金银花、连翘、蒲公英、紫花地丁、败酱草、野菊花、黄柏、甘草清热解毒；加薏苡仁、冬瓜仁清热利湿排脓；大黄泄热逐瘀，荡涤湿热瘀结；牡丹皮、茜草、乌贼骨凉血散瘀止血。全方共奏清热解毒、除湿散结之功效。

经期减黄柏、茜草，恐苦寒止血以碍血行，加当归、赤芍、益母草、香附活血化瘀，行气止痛。

俾热清毒解，湿去结散，带下正常，余症皆愈。

清代傅青主对于妇人带下病的论述颇详。《傅青主女科》将带下分为白、黄、赤、青、黑五色，论述其病机、证型、治法，谓带下病乃是带脉之伤，多由脾气之虚，肝气之郁，湿气之侵，热气之逼所致。他认为"带下俱是湿证"，颇有见地。

第三章　妊娠病

一、妊娠恶阻

1. 翟某，女，36 岁，2018 年 3 月 21 日初诊。

患者停经 46 日，HCG（＋），恶心呕吐 4 日。呕吐痰涎，恶闻食臭，脘痞腹胀，全身乏力，倦怠思睡，舌质淡，苔白，脉缓滑无力。

诊断：妊娠恶阻。

辨证：脾胃虚弱证。

治法：健脾和胃，降逆止呕。

方药：香砂六君子汤加味。

人参 10g，炒白术 12g，茯苓 15g，甘草 6g，制半夏 9g，陈皮 12g，木香 9g，砂仁 6g（后下），枳壳 12g，紫苏梗 12g，生姜 3 片。3 剂，水煎服，日 1 剂。

二诊：2018 年 3 月 24 日。

服药后呕吐减轻，但腰酸痛。上方加盐续断 15g，盐杜仲 15g，菟丝子 30g，桑寄生 15g。6 剂，水煎服，日 1 剂。

三诊：2018 年 3 月 30 日。

服上药后，恶心呕吐止，余症减轻。上方减制半夏、枳壳、木香，加山药 15g。6 剂，水煎服，日 1 剂。

孕妇妊娠 13 周查彩超：胎儿双顶径 2.5cm，胎心规律。诸症告愈。

按： 患者脾胃素虚，孕后血聚养胎，冲气上逆，胃失和降，随逆气上冲则恶心呕吐，《医宗金鉴》认为"当以胃弱为主"。脾虚不运，痰湿上逆，则呕吐痰涎，恶闻食臭，脘痞腹胀；中阳不振，清阳不升，则倦怠思睡。舌淡苔白，脉缓滑无力皆妊娠脾胃虚弱之征。

方中四君子汤健脾益气和中；砂仁理脾和胃；木香、陈皮、枳壳、紫苏梗理气和中；制半夏、生姜降逆化痰止呕。全方共奏健脾和胃、降逆止呕之功。俾脾胃健运，痰涎得化，胃气和降，其呕自平，余症亦随之而解。腰酸痛有肾虚胎动不安之嫌，后加盐杜仲、盐续断、菟丝子、桑寄生补肾安胎，以防堕胎之虞。

2. 滕某，女，27 岁，2015 年 5 月 31 日初诊。

患者妊娠 51 日，恶心呕吐 7 日。呕吐酸水，色黄绿，恶闻油腻，头晕而胀，口干口苦，脘闷胁痛，心烦易怒，嗳气叹息。舌质红，苔薄黄，脉弦滑。

诊断：妊娠恶阻。

辨证：肝胃不和证。

治法：清肝和胃，降逆止呕。

方药：橘皮竹茹汤合苏叶黄连汤加减。

橘皮 12g，竹茹 12g，紫苏梗 10g，黄连 10g，枇杷叶 12g，茯苓 15g，制半夏 9g，人参 9g，甘草 6g，枳壳 12g，黄芩 12g，生姜 3 片。3 剂，水煎服，日 1 剂。

二诊：2015 年 6 月 3 日。

服药后，恶心呕吐明显减轻，但烦渴。

上方减紫苏梗、生姜，加麦冬 12g，芦根 15g。6 剂，水煎取汤，加生姜汁少许，日 1 剂。

三诊：2015 年 6 月 9 日。

患者呕吐止，余症业已平复，食欲渐增。

上方继服 3 剂以巩固疗效。

按：患者肝郁化火，妊娠血聚养胎，肝血益不足，肝火益旺，逆而犯胃，胃失和降，则恶心呕吐，恶闻油腻，《女科经纶》认为"妊娠呕吐属肝挟冲脉之火冲上"；肝逆胆火上升，胆热汁泄，故呕吐黄绿酸水，烦渴而口干口苦；肝气郁结，肝热气逆，故脘闷胁痛，头晕而胀，心烦易怒，嗳气叹息。舌红苔薄黄，脉弦滑均为妊娠肝热犯胃之征。

方中橘皮、枇杷叶、枳壳、紫苏梗和胃理气降逆；黄芩、黄连、竹茹、制半夏清热降逆止呕；人参、茯苓、甘草健脾益气和胃，以防木乘脾土；麦冬、芦根养胃阴，生津液；生姜和胃止呕。全方共奏清肝和胃、降逆止呕之功。俾肝热得清，胃气因和，呕吐诸症自平。

3. 鉴某，女，30 岁，2015 年 3 月 12 日初诊。

患者妊娠 49 日，呕吐痰涎 7~8 日，伴有胸闷不思饮食，心悸气短，嗜卧倦怠，口中淡腻。舌淡红，苔白厚而腻，脉沉滑。

诊断：妊娠恶阻。

辨证：痰滞证。

治法：豁痰和胃，降逆止呕。

方药：小半夏汤加味。

制半夏 10g，茯苓 15g，白术 12g，枳壳 15g，陈皮 12g，砂仁 9g（后下），紫苏梗 12g，枇杷叶 12g，甘草 6g，生姜 3 片。3 剂，水煎服，日 1 剂。

二诊：2015 年 3 月 15 日。

服药后呕吐显著减轻，纳食渐增。

上方加竹茹 12g，6 剂，水煎服，日 1 剂。

三诊：2015 年 3 月 21 日。

呕吐痰涎等症悉愈。

按：患者素有痰饮停滞胸膈，孕后血壅气盛，冲脉之气上逆，痰饮随气而上，故呕吐痰涎。《三因极一病证方论》曰："妇人中脘宿有风冷痰饮，经脉不行，饮与血搏，多喜病阻。"痰饮中阻，阳气不运，水谷不化，则胸满不思饮食；痰饮上凌心肺，则心悸气短；痰饮困脾，中气不振，则倦怠嗜卧；舌淡红，苔白厚而腻，脉沉滑亦为痰饮内停之征。

方中制半夏、生姜化痰降逆止呕；枇杷叶、竹茹清热化痰，和胃降逆止呕；枳壳、紫苏梗、砂仁、陈皮宽胸理气，和胃止呕；白术、茯苓、甘草健脾除湿，以绝生痰之源。全方共奏豁痰理气、健脾除湿、降逆止呕之功。痰饮去，气机畅，胃气和，恶阻诸症悉平。

4. 方某，女，26 岁，1993 年 3 月 11 日初诊。

患者妊娠 10 周，恶心呕吐 1 个月余。胃脘灼热，恶闻食臭，呕吐浊涎，甚或色绿或带血，口渴，头晕乏力，倦怠思睡，面黄肌瘦。舌质淡红，苔薄黄，脉滑数无力。

诊断：妊娠恶阻。

辨证：胃虚热证。

治法：益气清热，和胃降逆。

方药：小半夏汤合橘皮竹茹汤加减。

制半夏 9g，生姜 3 片，人参 10g，黄连 9g，竹茹 12g，乌梅 10g，甘草 6g。3 剂，水煎分 3 次服，日 1 剂。

二诊：1993 年 3 月 14 日。

服药后，呕吐止，余症亦减轻。上方继服 3 剂。

三诊：1993 年 3 月 17 日。

妊娠恶阻诸症基本痊愈。继服 3 剂以巩固疗效。

按：孕后血聚以养胎，血盛于下，冲脉之气上逆，胃虚不降，随逆气上冲，故恶心呕吐；虚热内生，故胃脘灼热，呕吐浊涎，甚或色绿或带血，恶闻食臭；脾胃气虚，则倦怠思睡，面黄肌瘦，全身乏力；舌质淡红，苔薄黄，脉滑数无力均为脾胃虚热之征。

方中小半夏汤降逆止呕；人参、甘草补虚益气和中；黄连、竹茹清热止呕；乌梅生津止渴。全方共奏益气和胃、降逆止呕、清热生津之功。

半夏为妊娠禁忌药，经过炮制，再配生姜则毒性大减，又配人参，不唯不碍胎，反而有较好的降逆止呕，益气安胎之效。对于乌梅，《本草拾遗》曰"止渴……止吐逆"。

二、妊娠腹痛

1. 朱某，女，37 岁，2018 年 4 月 16 日初诊。

患者妊娠 7 个半月，小腹绵绵作痛 1 个月余。伴有面色萎黄，头晕目眩，心悸少寐，足踝部浮肿。舌质淡，苔薄白，脉滑弦细。

诊断：妊娠腹痛兼浮肿。

辨证：血虚兼肝脾不和。

治法：养血安胎止痛，疏肝健脾消肿。

方药：当归芍药散加味。

当归 15g，白芍 15g，川芎 9g，茯苓 15g，白术 12g，泽泻 12g，黄芪 15g，阿胶 12g（烊化），制何首乌 12g，砂仁 6g（后下），甘草 6g。5 剂，水煎服，日 1 剂。

二诊：2018 年 4 月 21 日。

服药后，腹痛止，足踝部肿消，但腰酸痛。

上方减泽泻、川芎，加盐杜仲 15g，盐续断 15g，菟丝子 30g。6 剂，水煎服，日 1 剂。

诸症悉除，足月顺产一子。

按：患者素体血虚，肝脾不和，妊娠血聚胞宫养胎，肝血益虚，血虚胞脉失养，不荣则痛，《张氏医通》曰："腹痛，或发或止，名曰胎痛，属血少。"肝郁不疏，脾虚失运则湿生，则足踝部浮肿；血虚不能上荣，则面色萎黄，头晕目眩；心血不足则心悸少寐。舌淡苔薄白，脉滑弦细皆血虚、肝脾不调之征。

《金匮要略》曰："妇人怀妊，腹中疞痛，当归芍药散主之。"本病案以该方加味用之。方中芍药、甘草敛肝和营，缓急止痛；当归、川芎养血和血疏肝；制何首乌、阿胶补血养肝肾；黄芪、白术、茯苓健脾益气，以资气血生化之源；黄芪配当归补气生血；白术、茯苓配泽泻健脾渗湿利水；盐续断、桑寄生、盐杜仲补肾安胎；砂仁理脾安胎。全方共奏补血养血、调和肝脾、止痛消肿安胎之功。

2. 宋某，女，33 岁，2017 年 4 月 12 日初诊。

患者妊娠 4 个月余，近两周来胸胁胀痛，小腹胀痛，情志不爽，急躁易怒，口苦泛酸。舌质红，苔薄黄，脉弦滑数。

诊断：妊娠腹痛。

辨证：肝郁气滞证。

治法：疏肝解郁，养血清热，止痛安胎。

方药：四逆散合当归散加味。

柴胡 12g，白芍 15g，枳壳 15g，甘草 6g，当归 15g，川芎 9g，白术 12g，黄芩 12g，砂仁 6g（后下）。3 剂，水煎服，日 1 剂。

二诊：2017 年 4 月 15 日。

服药后，心情渐舒，腹痛诸症缓解，但腰酸。

上方加盐杜仲 15g，菟丝子 30g，盐续断 15g。6 剂，水煎服，日 1 剂。

三诊：2017 年 4 月 21 日。

腹痛止，余症悉除，服逍遥丸 1 周以巩固疗效。

足月顺产一健康女婴。

按：患者素怀抑郁，孕后肝血偏虚，肝失条达，气机不畅，胞脉气血阻滞，故小腹及胸胁胀痛。《女科经纶》曰："妊娠四五月后，每常胸腹间气滞满痛……此由忿怒忧思过度。"肝气不疏，故情志不爽；肝郁化热，故心烦易怒，口苦泛酸。舌质红，苔薄黄，脉弦滑数亦为肝郁化火之征。

方中柴胡、枳壳、川芎疏肝解郁；白芍、甘草疏肝柔肝，缓急止痛；当归、白芍养血疏肝；白术、黄芩健脾清热，为"安胎之圣药"；盐杜仲、盐续断、菟丝子补肝肾，安胎元；砂仁理气安胎。全方共奏疏肝解郁、养血清热、止痛安胎之功。俾肝疏郁解，血和热清，腹痛自止，胎元自安。

《金匮要略》曰："妇人妊娠，宜常服当归散主之。"

3. 刘某，女，38 岁，2019 年 10 月 19 日初诊。

患者妊娠 7 个月，小腹痛 1 个月余。小腹冷痛，绵绵不休，伴有形寒肢冷，面色㿠白，纳少便溏。舌质淡，苔薄白，脉沉细滑。

诊断：妊娠腹痛。

辨证：虚寒证。

治法：温阳散寒，暖宫止痛，养血安胎。

方药：胶艾汤加味。

阿胶 12g（烊化），艾叶 6g，当归 12g，熟地黄 15g，白芍 15g，川芎 9g，甘草 6g，炒白术 12g，茯苓 15g，盐续断 15g，巴戟天 12g，盐杜仲 15g，盐补骨脂 10g，砂仁 6g（后下）。4 剂，水煎服，日 1 剂。

二诊：2019 年 10 月 23 日。

服药后，腹痛止，余症悉减。

上方继服 6 剂。病愈。

足月顺产一健康男婴。

按：患者素体肾阳偏虚，孕后血聚养胎，阳虚益甚，血气不畅，胞脉失于温煦，故小腹冷痛，绵绵不休；阳虚不能外达，故形寒肢冷；头面失煦，故面色㿠白；火不温土，脾失健运，故纳少便溏。舌淡苔薄白，脉沉细滑均为孕妇虚寒之象。

方中艾叶温经散寒，暖宫止痛；当归、川芎养血和血，行血中之滞以止痛；阿胶、熟地黄滋阴养血补血；白芍、甘草缓急止痛；盐续断、盐杜仲、巴戟天、盐补骨脂温补肾阳以煦养胞宫；炒白术、茯苓、砂仁、甘草健脾和中，资气血生化之源。全方共奏温阳散寒、暖宫止痛、补肾健脾、养血安胎之功。俾阳复寒去，血气和畅，胞脉得以煦养，以致腹痛止，余症息，血气温和，胎元安固。

三、妊娠腰痛

和某，女，27 岁。初诊：1986 年 4 月 22 日。

妊娠 2 个月余，腰骶酸痛，下腹部坠痛，近来坠痛加重，不能久立。乏力，纳少，口淡乏味，舌质淡，苔薄白，脉细滑尺弱。

诊断：妊娠腰痛。

辨证：肾虚，胎元不固。

治法：补肾安胎，佐以益气。

方药：寿胎丸加味。

菟丝子 30g，桑寄生 15g，盐续断 15g，阿胶 12g（烊化），盐杜仲 15g，巴戟天 12g，熟地黄 15g，山药 15g，黄芪 15g，党参 15g，炒白术 12g，砂仁 6g（后下），甘草 6g。6 剂，水煎服，日 1 剂。

二诊：1986 年 4 月 29 日。

患者服药后，腰痛明显减轻，下腹已无坠痛。但大便略稀，恶心呕吐，不欲食。

上方减熟地黄，加紫苏梗 12g，陈皮 10g，姜半夏 6g，生姜 3 片，继服 6 剂，水煎服，日 1 剂。

三诊：1986 年 5 月 8 日。

患者腰酸痛及其余症悉愈。

随诊：于 1986 年 11 月 26 日足月顺产一健康男婴。

按：患者曾自然流产 2 次，均有腰痛、小腹坠痛之症。今妊娠又有上述症状，且逐渐加重，实有滑胎之虞。正如巢元方曰："其妊娠而恒腰痛者，喜堕胎也。"腰为肾之府，胞胎系于肾，肾虚则腰酸痛，胎元不固，则易坠胎。

《女科经纶·嗣育门》引《女科集略》云："女之肾脏系于胎，是母之真气子所赖也……儿从母气，不可不慎也。"《景岳全书》曰："妇人肾以系胞，腰为肾之府，故胎妊之妇，最虑腰痛，痛甚则坠，不可不防。"肾主冲任，任主胞胎，肾虚冲任不固，胞胎之本动摇，易致坠胎。

方中菟丝子、桑寄生、盐续断、盐杜仲、巴戟天补肾壮腰，固冲任，以安胎；熟地黄、阿胶养血补冲任，以固胎元；黄芪、党参、炒白术、山药、甘草健脾益气，以资化源，载胎元；紫苏梗、陈皮理气和胃，降逆止呕，协助安胎；姜半夏合生姜温胃降逆。全方共奏固肾安胎、益气和胃之功。俾肾气盛，腰膝壮，冲任固，自无堕胎之患。

四、胎动不安

1. 王某，女，39 岁，2016 年 6 月 26 日初诊。

患者妊娠 2 个月，阴道流血 3 日，血色淡红，质清稀，伴腰酸，腹痛，头晕耳鸣，夜尿多。既往曾 3 次自然流产。舌质淡，苔白，脉沉滑尺弱。

诊断：胎动不安，滑胎。

辨证：肾虚不固证。

治法：补肾健脾，止血安胎。

方药：寿胎丸加味。

菟丝子 30g，桑寄生 15g，盐续断 15g，阿胶 15g（烊化），盐杜仲 15g，党参 30g，炒白术 12g，熟地黄 15g，山茱萸 12g，甘草 6g，苎麻根 15g，艾叶炭 6g。5 剂，水煎服，日 1 剂。

二诊：2016 年 7 月 1 日。

服上药后血止，但纳差，夜尿仍多，余症减轻。

上方加砂仁 6g（后下），覆盆子 12g，山药 15g，芡实 12g，6 剂，水煎服，日 1 剂。

三诊：2016 年 7 月 7 日。

患者已无不适，上方继服 6 剂。再服孕康口服液 1 周以巩固之。

足月顺产一健康男婴。

按：患者房劳过度，曾 3 次自然流产以致肾气虚弱。肾主系胞，为冲任之本，肾虚冲任失固，蓄以养胎之血下泄，故阴道少量出血。肾失温煦，血失阳化，故色淡质清稀；肾虚胎元不固，有欲堕之势，故腰酸腹痛；肾虚膀胱失约，故夜尿多；肾虚胎失所系，故屡孕屡堕。头晕耳鸣，舌淡苔白，脉沉滑尺弱皆肾虚之征。

方中菟丝子、盐续断、盐杜仲、桑寄生补肾益精，固摄冲任；熟地黄、山茱萸补肾养血固冲任；党参、炒白术、山药、甘草健脾益气，以增统摄升提之权；阿胶补血止血；艾叶炭、苎麻根止血安胎；覆盆子、芡实益肾固精缩尿；砂仁理气和中。全方共奏补肾健脾、止血安胎之功。俾肾强脾健，冲任得固，胎有系载，且有气血所养，安有胎动下血之虞。

2. 谭某，女，43 岁，2017 年 9 月 29 日初诊。

患者妊娠 3 个月余，阴道少量流血 1 周，血色淡红，质稀薄，伴腰腹坠痛，面色㿠白，心悸气短，神疲肢倦。舌质淡，苔薄白，脉细弱略滑。

诊断：胎动不安。

辨证：气血虚弱证。

治法：补气养血，固肾安胎。

方药：胎元饮加味。

人参 10g，黄芪 20g，白术 12g，炙甘草 6g，当归 12g，白芍 15g，熟地黄 15g，盐杜仲 15g，陈皮 10g，阿胶 15g（烊化），苎麻根 15g，艾叶炭 6g。5 剂，水煎服，日 1 剂。

二诊：2017 年 10 月 4 日。

服上药后，阴道流血止，余症亦好转。

上方加盐续断 15g，桑寄生 15g，菟丝子 30g。6 剂，水煎服，日 1 剂。

三诊：2017 年 10 月 10 日。

患者已无不适，上方继服 6 剂，后服归脾丸 1 周以善其后。

按：患者气血虚弱，冲任匮乏，不能养胎载胎，胎元不固，气不摄血，故见阴道出血。如《临证指南医案》云："胎气系于脾，如寄生之托于苞桑，茑与女萝之施于松柏。"《万氏妇人科》亦云："脾胃虚弱，不能管束其胎，气血素衰，不能滋养其胎。"气血虚弱，本源不足，故血色淡红，质薄；气虚系胞无力，血虚不能化精滋肾，故腰腹坠痛；气血虚不能上荣则面色㿠白，不得内养则心悸气短，不得外营则神疲肢倦。舌淡苔薄白，脉细弱略滑皆孕妇气血不足之征。

方中人参、黄芪、白术、炙甘草健脾益气，以助生化之源，使气旺以载胎；当归、熟地黄、白芍、阿胶补血养血，止血安胎；盐杜仲、菟丝子、盐续断、桑寄生补肾安胎；苎麻根、艾叶炭止血安胎；陈皮理气和中。全方共奏健脾益气、补肾养血、止血安胎之功。使胎元内有载养，胎气安和，自无漏动之虞，确有苞桑之固。

3. 朱某，女，33 岁，2018 年 5 月 6 日初诊。

患者妊娠 49 日，阴道流血 3 日，血色深红，质稠量不多，腰酸腹痛，伴有头晕心烦，口干咽燥，便秘尿黄。舌质红，苔黄，脉滑而细数。

诊断：胎动不安。

辨证：血热扰胎，冲任不固。

治法：清热凉血，养血安胎。

方药：栀芩四物汤加减。

生地黄炭 15g，白芍 15g，当归 12g，栀子 10g，黄芩 12g，侧柏叶炭 12g，苎麻根 20g，盐杜仲 15g，白术 12g，甘草 6g，阿胶 15g（烊化）。3 剂，水煎服，日 1 剂。

二诊：2018 年 5 月 9 日。

服药后，阴道流血止，余症亦减轻。

上方加盐续断 15g，菟丝子 30g，熟地黄 15g，6 剂，水煎服，日 1 剂。

三诊：2018 年 5 月 15 日。

服上药后，阴道未再流血，余症悉愈。

足月顺产 1 男婴。

按：患者要二胎 2 年来，妊娠 49 日、妊娠 56 日各自然流产 1 次。素体阴虚血热，血为热迫，冲任不固，则阴道流血；血为热灼，则流血色深红、质稠；热扰胎元，胎气不安，故腰酸腹痛；虚热上扰则头晕心烦；热灼津伤则口干咽燥。舌红苔黄，脉滑而细数均为阴虚血热之征。

《医宗金鉴》曰："胎漏下血多因热，四物阿胶栀侧芩。"方中生地黄炭滋阴清热，凉血止血；熟地黄、当归、白芍养血敛阴；栀子、黄芩清热泻火；阿胶补血止血；盐杜仲、盐续断、菟丝子固肾安胎；黄芩合白术清热健脾以安胎，"黄芩、白术乃安胎妙药"；侧柏叶炭、苎麻根凉血止血；甘草调和诸药。全方共奏滋阴清热、健脾益肾、凉血止血、固冲安胎之功。热清阴充，脾健肾固，血凉和，冲任自固，胎元自安。

4. 郑某，女，28 岁，2016 年 4 月 21 日初诊。

患者妊娠 5 个月余，因跌仆而腹痛，阴道流血，有小血块 1 日，腰酸。舌质正常,脉滑无力。

诊断:胎动不安。

辨证:跌仆损伤,气血失和。

治法:益气养血,和血安胎。

方药:佛手散加味。

当归 12g, 川芎 6g, 白芍 15g, 阿胶 15g(烊化), 艾叶炭 6g, 盐杜仲 15g, 盐续断 15g, 黄芩 12g, 白术 12g, 甘草 6g, 党参 15g, 黄芪 15g。3 剂,水煎服,日 1 剂。

二诊:2016 年 4 月 24 日。

服药后,阴道尚少量流血,无血块,腹痛止,但腰酸。

上方减川芎,加菟丝子 30g,桑寄生 15g,4 剂,水煎服,日 1 剂。

三诊:2016 年 4 月 30 日。

服药后阴道流血止,余症减轻。

上方继服 4 剂。

四诊:2016 年 5 月 4 日。

患者诸症悉平,上方继服 3 剂以巩固之。

足月顺产 1 男婴。

按:患者不慎跌仆致气血不和,气乱而不载胎,血乱则胎失所养,故小腹痛,腰酸;胞脉受损,故阴道流血,有块。脉滑无力亦为跌仆胎气不安之候。

方中佛手散养血祛瘀生新,使瘀血去,新血归经;白芍、甘草养血缓急止痛;黄芩、白术清热健脾安胎;黄芪、党参补气安胎;盐杜仲、盐续断、桑寄生、菟丝子补肾壮腰膝以安胎;阿胶、艾叶炭补血止血安胎。全方共奏祛瘀生新、益气养血、补肾止血安胎之功。俾气升血和,血止胎安。

《医宗金鉴》曰："胎伤腹痛血未下，圣愈汤加杜续砂；下血腹痛佛手散，胶艾杜续术苓加。"

5. 张某，女，37 岁，2001 年 5 月 7 日初诊。

妊娠 45 日，阴道流血 3 日，血量少，色淡质稀，面色㿠白，神疲肢倦，腰膝酸痛，头晕耳鸣，腹痛空坠，曾自然流产 3 次。舌质淡红，苔薄白，脉细滑尺弱。

诊断：胎动不安，滑胎。

辨证：脾肾两虚，冲任不固。

治法：健脾补肾，固冲任，止血安胎。

方药：固本保胎汤加味。

菟丝子 30g，盐续断 15g，桑寄生 15g，盐杜仲 15、阿胶 12g（烊化），熟地黄 12g，党参 30g，白术 12g，茯苓 15g，甘草 6g，陈皮 10g，砂仁 6g，黄芩 10g，艾叶炭 9g，巴戟天 10g，山萸肉 12g。3 剂，水煎服，日 1 剂。

二诊：2001 年 5 月 10 日。

服上药 3 剂，血已止，但仍腰酸痛，小腹坠，神疲肢倦，上方减黄芩加黄芪 30g。6 剂，水煎服，日 1 剂。

三诊：2001 年 5 月 16 日。

药后余症皆减轻，但恶心呕吐，大便稀溏，上方减熟地黄、阿胶，加怀山药 15g，紫苏梗 12g，姜半夏 6g，生姜 3 片。6 剂，水煎服，日 1 剂。

四诊：2001 年 5 月 23 日。

上症悉除，因有滑胎病史，故再服固本保胎丸一个月以巩固之。

随访于 2001 年 12 月 28 日顺产一健康男婴。

证候分析：脾为气血生化之源，主统血。胎赖气血载养，气虚胎失所载，血虚胎失所养，故胎气不固。肾为冲任之本，胎系于肾，肾虚则冲任失固，血海不藏，系胎无力。脾肾两虚，故见阴道流血，量少，血色淡质稀；脾气虚，阳气不布，故面色㿠白，神疲肢倦，腹痛空坠。肾主骨生髓，脑为髓海，肾开窍于耳，腰为肾之府，肾虚故头晕耳鸣，腰膝酸痛。舌质淡红，苔薄白，脉细滑尺弱，均为脾肾两虚之征。

方解：上方用固本保胎方健脾补肾，固冲任，止血安胎，因患者偏于虚寒，故加艾叶炭、巴戟天、山萸肉加强温肾止血作用。二诊血止，去偏寒止血的黄芩，加温补脾气的黄芪，提摄固胎。三诊余症减，出现脾胃虚寒的恶阻现象，故去滋腻碍胃的熟地黄、阿胶加紫苏梗、姜半夏、怀山药、生姜加强温脾止呕，理气和胃之功。全方共奏健脾益气、补肾止血、固冲任、安胎止呕之功。因患者有滑胎病史，故病情稳定后改成固本保胎丸以善其后。

附：固本保胎方

固本保胎方是陈英都老先生中医学术思想体现之一。对于妇人胎漏、胎动不安、滑胎证，陈老重视肾、脾、气血、冲任的培补。陈老经过 50 多年的反复临床实践，拟定此方，为方便患者，制成丸药，由于"肾为先天之本，脾为后天之本"，该方健脾补肾保胎，故名曰"固本保胎方"，治疗胎漏、胎动不安或滑胎、既往有胎漏、胎动不安、多次人工流产今要求妊娠者的预防性治疗。

固本保胎方组成：菟丝子 30g，盐续断 15g，桑寄生 15g，盐杜仲 15g，阿胶 12g（烊化），熟地黄 15g，党参 30g，白术 12g，茯苓

15g，甘草 6g，陈皮 10g，砂仁 6g，黄芩 10g。

方解：《幼幼集成》曰"盖胎孕之堕，多由于冲任亏，脾肾弱，若德性悠闲，内脏平和者，绝不堕也"。《景岳全书·妇人规》云："妇人肾以系胞，而腰为肾之府，故胎妊之妇，最虑腰痛，痛甚则堕，不可不防。"故用菟丝子、盐续断、桑寄生、盐杜仲补肝肾，强腰膝，固冲任；熟地黄、阿胶补肝肾，益精血，并且阿胶是血肉有情之品，既能补血安胎又有止血功能，以防胎漏下血；《女科经纶》引王节斋云："养胎全在脾胃，譬犹钟悬于梁，梁软则钟下坠，折则堕矣。"故用党参补气健脾，与甘草相配甘温补脾益气，白术、茯苓既能补脾，又能运脾，少许陈皮、砂仁既能加强健运脾胃作用，又能防熟地黄、阿胶过于滋腻，且砂仁有补肾保胎作用；胎动不安及滑胎患者，精神会高度紧张，久而相火妄动，加一味黄芩，清肝凉血，朱丹溪谓"黄芩白术乃安胎妙药"，故合白术安胎。

中医治病要谨守病机，虽然拟定成方，但不泥于此方。临证时，李东垣认为："汤者，荡也，去大病用之……丸者，缓也，舒缓而治之。"故患者在病情急、重者，换成固本保胎汤，根据病机，在此方的基础上随证加味。如偏于血热并且阴道流血偏多者，加苎麻根 30g，仙鹤草 15g，栀子炭 9g 凉血止血；如偏于寒并下血色淡质稀者，加艾叶炭 9g，巴戟天 12g，山萸肉 10g 温肾止血；如偏于气血虚，小腹下坠者，加黄芪 30g，升麻 3g，白芍 12g 补气养血，升举胎气；伴有恶阻偏脾胃虚寒者，加紫苏梗 12g，姜半夏 9g，生姜 3 片温胃止呕；肝胃郁热者，加黄连 9g，竹茹 15g，姜半夏 6g，生姜 3 片清肝和胃止呕。病缓者再用丸剂。《景岳全书·妇人规》云："凡治堕胎者，必当察此养胎之源，而预培其损。"所以对于滑胎或既往有胎漏、胎动不安、多次人工流产今要求妊娠者的预防性治疗时，妊娠前

3 个月即服用丸剂以"预培其损"。所以在临证时"固本保胎方"在用法上要灵活变通。

固本保胎方是寿胎丸及四君子汤加味组成，此方"补而不腻，温而不燥"，共奏健脾益气养血、补肾固冲任、止血安胎之功，是治疗胎漏、胎动不安、滑胎证，保胎安胎的理想方剂。

6. 王某，女，29 岁，2012 年 3 月 21 日初诊。

患者妊娠 21 周，阴道少量流血 3 日。胎动腹痛，漏下色鲜红。伴有面红唇赤，口燥咽干，心烦不安，手足心热，舌红少苔，脉细滑数。

检查：B 超示双胎，双顶径分别为 4.7cm、4.9cm，胎心搏动规律，羊水适量。

诊断：胎动不安。

辨证：阴虚血热，冲任不固。

治法：滋阴清热，凉血止血，固冲任，安胎元。

方药：保阴煎加减。

生地黄 15g，熟地黄 15g，白芍 15g，黄芩 12g，阿胶 15g（烊化），盐续断 15g，盐杜仲 15g，地榆炭 15g，苎麻根 15g，旱莲草 15g，地骨皮 12g，甘草 6g。3 剂，水煎服，日 1 剂。

二诊：2012 年 3 月 24 日。

患者漏血止，余症亦减轻。大便略稀。上方加山药 15g，3 剂，水煎服，日 1 剂。

三诊：2012 年 3 月 27 日。

患者阴道未再流血，余症悉愈。上方继服 3 剂，以巩固疗效。

随访足月顺产一对健康龙凤婴儿。

按：患者素体阴虚，复因妊娠血聚养胎，致阴虚血热，冲任不固，而阴道流血，血色鲜红；阴血不足，胎失濡养，故胎动腹痛；阴虚内热，虚热扰心，心神不宁，故烦躁不宁；阴虚阳浮，故面红唇赤，手足心热。虚热灼阴，阴津不得上乘，故口燥咽干。舌红少苔，脉细滑数皆为妊娠阴虚血热之征。

方中生地黄养阴清热，凉血止血；熟地黄、白芍养血敛阴；白芍配甘草酸甘化阴且能缓急止痛；阿胶补血止血安胎；地骨皮、旱莲草养阴清热；黄芩清热泻火；盐续断、盐杜仲固肾安胎；地榆炭、苎麻根凉血止血；山药健脾益肾。全方共奏养阴清热、凉血止血、固冲任、安胎元之功。俾阴充胎有所养，血热清，胎自无扰，冲任固，胎自安。

五、滑胎

两孩政策实施以来，高龄妊妇常有之，而在高龄妊妇中，滑胎者时见之。今举典型滑胎者三例，一者肾气虚失系，二者脾气虚失载，三者阴血虚失养。

1. 田某，女，46 岁，2018 年 4 月 21 日初诊。

患者近 5 年曾堕胎 3 次，均在妊娠 5 个月左右。今妊娠 4 个月，腰酸膝软，头晕耳鸣，面色晦暗，夜尿频多。舌质淡，苔薄白，脉细滑尺弱。

诊断：滑胎。

辨证：肾气虚失系。

治法：补肾健脾安胎。

方药：归肾丸加味。

熟地黄 15g，山药 15g，山茱萸 12g，茯苓 15g，当归 12g，枸杞子 12g，盐杜仲 15g，菟丝子 30g，盐续断 15g，鹿角胶 9g（烊化），巴戟天 12g，党参 15g，白术 12g，炙甘草 6g，砂仁 3g（后下）。6 剂，水煎服，日 1 剂。

二诊：2018 年 4 月 27 日。

服上药后诸症减轻，继服 12 剂。

三诊：2018 年 5 月 9 日。

患者已无不适，以后上方加减每隔 1 周服 6 剂，至妊娠 6 个月。再每隔 10 日服 6 剂，服至妊娠 8 个月。

随访：足月顺产一男胖婴。

按：胞脉系于肾，肾气虚则冲任不固，胎失所系，故屡孕屡堕；腰为肾之府，肾气虚，外府失于煦养，故腰酸膝软；脑为髓海，肾虚髓不足，清空失养，故头晕耳鸣；肾与膀胱相表里，肾气虚，膀胱失约，故夜尿频多；面色晦暗，舌淡苔薄白，脉细滑尺弱均为肾气不足之征。

方中菟丝子、山茱萸补肝肾，益精血，固冲任；盐续断、巴戟天、盐杜仲补肾阳，壮腰膝；当归、熟地黄、枸杞子补肝肾，益精血；鹿角胶补肾阳，填精血；党参、白术、山药、茯苓、炙甘草健脾益气滋化源，补后天养先天；砂仁理脾安胎。全方共奏补肾健脾、益气养血、填精固冲任之功。肾气旺盛，冲任得固，胎有所系，则胎可安。

2. 王某，女，45 岁，2018 年 4 月 7 日初诊。

患者近 3 年堕胎 4 次，今又妊娠 6 个月，面色㿠白，神疲肢软，头晕心悸，小腹下坠，食少便溏。舌质淡，苔白，脉虚弱。

诊断：滑胎。

辨证：脾气虚失载。

治法：健脾补气，升提安胎。

方药：补中益气汤加味。

黄芪 30g，炒白术 12g，人参 9g，陈皮 10g，炙甘草 6g，当归身 12g，升麻 6g，柴胡 6g，大枣 6 枚。6 剂，水煎服，日 1 剂。

二诊：2018 年 4 月 13 日。

服上药诸症减轻，感觉全身舒适，但腰酸。

上方加山药 15g，菟丝子 30g，盐杜仲 15g。12 剂，水煎服，日 1 剂。

三诊：2018 年 4 月 25 日。

患者已无不适，上方继服 6 剂。

以后每隔 1 周服上方 6 剂，至妊娠 8 个半月。

随访：足月顺产 1 健康男婴。

按：脾主运化，生化气血，胎赖气以载，赖血以养。患者脾虚气血不足，气虚胎失所载，血虚胎失所养，故屡孕屡堕；气血虚弱，头面失荣，故面色㿠白；心脑失养，故头晕心悸；气虚下陷，故小腹下坠；脾失健运则食少便溏。舌淡苔白，脉虚弱皆脾虚气血不足之象。

方中重用黄芪大补元气，少用升麻、柴胡协助黄芪升提中气；人参、炒白术、炙甘草、山药、大枣健脾益气止泻，滋生化之源；当归身养血补血；陈皮理气和中；加菟丝子、盐杜仲补肾安胎。全方共奏健脾补肾、补气生血安胎之功。俾血旺胎有所养，气盛胎有所载，岂有滑胎之虞。

3. 郭某，女，42 岁，2016 年 5 月 6 日初诊。

患者近 3 年余堕胎 3 次，堕胎多在妊娠后 4～5 个月。今妊娠 3 个月，症见面色萎黄，唇色淡白，头晕眼花，神疲乏力，心悸少寐。

舌质淡，苔薄白，脉细滑弱。

诊断：滑胎。

辨证：血虚胎失载养。

治法：补血安胎。

方药：圣愈汤加减。

当归身 12g，熟地黄 15g，白芍 15g，黄芪 20g，党参 15g，白术 12g，阿胶 12g（烊化），龙眼肉 12g，枸杞子 12g，砂仁 6g（后下），炙甘草 6g，大枣 6 枚。6 剂，水煎服，日 1 剂。

二诊：2016 年 5 月 12 日。

服上药后，诸症减轻，继服上方 12 剂。

三诊：2016 年 5 月 24 日。

患者诸症基本痊愈。上方加盐杜仲 15g，盐续断 15g，桑寄生 15g，菟丝子 30g。继服 6 剂。后每隔 1 周服 6 剂至妊娠 6 个月。

随访：顺产一健康女婴。

按："血主濡之"，胎赖血养。患者血虚，胎失濡养，冲任不固，故屡次堕胎；血虚不能上荣外养，则面色萎黄，唇色淡白，神疲乏力；血虚头目失养，则头晕眼花；心失血养，则心悸少寐。舌淡苔薄白，脉细滑弱均为血虚之征。

方中黄芪、当归身补气生血；熟地黄、白芍、阿胶养血补血；龙眼肉、大枣、枸杞子益心脾，养肝肾，补气血；党参、白术、炙甘草健脾益气，滋气血生化之源；盐杜仲、盐续断、桑寄生、菟丝子补肾固冲任以安胎。全方共奏补血益气、养肝益肾固冲任之功。俾血气盛，冲任固，胎得养载，何堕之有。

附：胎动不安、滑胎之小议

胞胎系于肾，肾为冲任之根本，"冲为血海"，"任主胞胎"，二脉相滋乃能成孕。

《女科经纶》云："女之肾脏系于胎，是母之真气，子所赖也。"傅青主云："大凡妇人之怀妊也，赖肾水以荫胎，水源不足，则火易沸腾。"张介宾曰："凡胎孕不固，无非气血损伤之病，盖气虚则提摄不固，血虚则灌溉不周，所以多致小产。"《临证指南医案》云："胎气系于脾。"《万氏妇人科》云："脾胃虚弱不能管束其胎，气血素衰不能滋养其胎。"

综上所述，妊娠肾虚胎失所系，脾虚胎失所载，气血虚胎失所养，以致冲任不固，均可引起胎动不安，甚或滑胎。古人譬之以枝枯则果落，藤萎则花落是也。

由此可见，肾虚、脾虚、气血虚、冲任不固是胎动不安或滑胎的主要病机。

古人认为，胎孕的形成在于先天肾气，而胎的长养在于母体后天脾胃所化生的气血。由此可见，脾肾在胎儿形成和生长过程中的重要地位。因此，健脾补肾，滋养气血以固冲任是治疗胎动不安和滑胎的大法。

六、胎萎不长

1. 徐某，女，42 岁，2016 年 9 月 21 日初诊。

患者妊娠 6 个月，查彩超：胎儿小于正常妊娠月份，胎心规律。

伴有面色萎黄，身体羸弱，头晕心慌，少气懒言。舌质淡嫩，苔白，脉细弱无力。

诊断：胎萎不长。

辨证：气血虚弱证。

治法：益气补血，滋养胎元。

方药：八珍汤加减。

人参 9g，白术 12g，茯苓 15g，炙甘草 6g，当归 12g，白芍 12g，熟地黄 12g，黄芪 15g，龙眼肉 12g，枸杞子 12g，阿胶 12g（烊化）。6 剂，水煎服，日 1 剂。

二诊：2016 年 9 月 27 日。

服上药后，胃胀纳差，余症均减轻。

上方加砂仁 6g（后下），陈皮 10g。12 剂，水煎服，日 1 剂。

三诊：2016 年 10 月 9 日。

患者已无不适，纳增体复，舌质略红，脉细滑。服归脾丸 1 周，再继服上方 12 剂。

10 月 28 日彩超显示胎体大小基本正常，胎心规律，羊水适量。

随访：足月顺产一正常男婴。

按：胎赖气血以养，血虚气弱，胎元失养，故胎虽存活而生长迟缓；气血亏虚，肌肤失养，故面色萎黄，身体羸弱；血虚心脑失养，故头晕心悸；气虚不布则少气懒言。舌淡嫩，苔白，脉细弱无力为气血虚弱之征。

方中四君子汤加黄芪健脾补气，滋其化源；四物汤减川芎，加龙眼肉、枸杞子、阿胶养血补血；砂仁、陈皮理脾和中。全方气血双补。俟气血旺盛，胎得营养，则胎自长育。

2. 高某，女，43岁，2018年3月2日初诊。

患者妊娠5个月，查体胎体小于正常妊娠月份，胎心规律。伴有腰膝酸软，纳少便溏，倦怠无力，四肢欠温。舌质淡，苔白，脉沉弱。

诊断：胎萎不长。

辨证：脾肾虚弱证。

治法：健脾补肾，育胎养胎。

方药：寿胎丸合四君子汤加味。

菟丝子30g，桑寄生15g，盐续断15g，阿胶12g（烊化），人参9g，炒白术12g，山药15g，炙甘草6g，茯苓15g，盐杜仲15g，巴戟天12g。6剂，水煎服，日1剂。

二诊：2018年3月8日。

服上药，无不适，继服12剂。

三诊：2018年3月20日。

诸症减轻，感觉良好。

上方加砂仁6g（后下），12剂，水煎服，日1剂。

后服归脾丸2周。

5月20日彩超显示胎体正常，胎心规律，羊水适量。

随访：足月顺产一正常女婴。

按： 胞脉系于肾，脾肾虚弱，精血匮乏，胞脉失养，故胎长缓慢；脾失健运则纳少便溏；肾虚外府失养，则腰膝酸软；脾肾两虚，肢体失于煦养，则倦怠乏力，四肢欠温。舌淡苔白，脉沉弱皆为脾肾两虚之候。

方中寿胎丸加盐杜仲、巴戟天补肾精，养胎安胎；四君子汤加山药、砂仁健脾益气，益气血生化之源，以养胎育胎。肾强脾健，精气血充沛，胎得煦养，则胎自发育。

七、子烦

1. 李某，女，36 岁，2001 年 4 月 11 日初诊。

患者妊娠 6 个月，心烦不寐 20 余日。伴有五心烦热，口干咽燥，小便短黄。舌质红，苔薄黄而干，脉细数而滑。

诊断：子烦。

辨证：阴虚火旺，热扰心神。

治法：滋阴清热，养心除烦。

方药：黄连阿胶汤合酸枣仁汤加减。

黄连 10g，黄芩 12g，阿胶 12g（烊化），炒酸枣仁 15g，知母 9g，茯神 15g，生甘草 6g，竹茹 12g，莲子心 2g，鸡子黄 1 枚（搅令相得）。3 剂，水煎服，日 1 剂。

二诊：2001 年 4 月 14 日。

服上药后，患者烦减，寐安。

上方加生地黄 15g，麦冬 12g。6 剂，水煎服，日 1 剂。

三诊：2001 年 4 月 20 日。

患者心烦愈，余症悉平。

上方继服 3 剂，以善其后。

按：患者素体阴虚，孕后阴血养胎，津血益虚，以致阴虚而火旺。心主神明，虚火扰心，心神不安，则心烦不寐；阴虚内热，则五心烦热；虚火耗津，津液不能上承，口咽失润，则口干咽燥；热灼津伤，则小便短黄。舌质红，苔薄黄而干，脉细数而滑均为阴虚火旺之征。

方中知母、生地黄、麦冬滋阴清热；阿胶、鸡子黄滋阴补血，养心安神；莲子心、竹茹清心除烦；黄连、黄芩清心中烦热；炒酸枣仁、茯神、生甘草养心安神。全方共奏滋阴清热、养心除烦、安神定志之功。阴旺火降，水火既济，虚热自平，心烦自宁。

2. 谭某，女，29 岁，2012 年 3 月 20 日初诊。

患者妊娠 5 个月，心胸烦闷 1 个月余。伴有头晕心悸，少寐多梦，心烦懊侬，呕恶痰涎。舌红，苔黄而腻，脉弦滑数。

诊断：子烦。

辨证：痰热扰心证。

治法：清热化痰，宁心除烦。

方药：温胆汤合栀子豉汤加减。

姜半夏 6g，竹茹 12g，枳壳 12g，陈皮 12g，茯苓 15g，甘草 6g，栀子 10g，淡豆豉 12g，麦冬 12g，黄芩 12g，炒酸枣仁 15g，远志 6g。3 剂，水煎服，日 1 剂。

二诊：2012 年 3 月 23 日。

服药后心烦、呕恶已减，余症渐平。

上方减姜半夏，加白术 12g，6 剂，水煎服，日 1 剂。

三诊：2012 年 3 月 29 日。

烦闷诸症基本愈合。

上方继服 3 剂以巩固疗效。

按： 患者素有痰饮停滞胸中，积久化热，痰火上扰心胸，故心胸烦闷，懊侬不安；痰火扰心，故心悸少寐；痰火上扰清阳，故头晕多梦；痰湿内蕴，脾胃功能升降失常，故呕恶痰涎。舌红苔黄腻，脉弦滑数皆痰火内盛之象。

方中二陈汤燥湿化痰；枳壳宽胸除满；麦冬、竹茹清热化痰除烦；栀子、豆豉清宣胸中郁热，以治虚烦懊侬；黄芩、白术清热燥湿，既有绝生痰之源之效，又有清热安胎之功；炒酸枣仁、远志养心安神祛痰。全方共奏清热化痰、养心除烦、健脾安胎之功。俾热去痰化，烦除胎安。

3. 王某，女，33 岁，2015 年 3 月 3 日初诊。

患者妊娠 7 个月，心烦不安 1 个月余。伴有头晕目眩，胸胁胀痛，口苦咽干。舌边尖红，苔薄黄，脉弦滑数。

诊断：子烦。

辨证：肝胆炽热，扰乱心神。

治法：清肝胆，解郁热，除烦燥。

方药：四逆散合栀子豉汤加味。

柴胡 12g，枳壳 15g，白芍 15g，甘草 6g，栀子 10g，淡豆豉 12g，茯神 15g，黄芩 12g，炒酸枣仁 15g，龙胆草 9g，青皮 12g，小麦 30g。3 剂，水煎服，日 1 剂。

二诊：2015 年 3 月 6 日。

服药后，心烦诸症悉减。

上方继服 6 剂。

三诊：2015 年 3 月 12 日。

诸症悉愈。

按：患者素多忧郁，情志不畅，肝胆郁热，扰乱心神则心烦不安；肝火上逆则头晕目眩；胆热液泄则口苦咽干；肝郁气机不畅，则胸胁胀痛。舌边尖红，苔薄黄，脉弦滑数均为肝胆炽热之象。

方中四逆散疏肝理脾解郁；栀子、龙胆草、黄芩清肝胆之热；淡豆豉清热解郁除烦；小麦养心除烦；炒酸枣仁、茯神养心安神除烦。全方共奏清肝胆、解郁热、除烦安神之效。俾郁解热清，神安烦除。

八、子嗽

1. 李某，女，36 岁，2011 年 10 月 9 日初诊。

患者妊娠 7 个月，咳嗽 1 个月余。干咳少痰，口干咽燥，手足心热。舌质红，少苔，脉细滑数。

诊断：子嗽。

辨证：阴虚肺燥证。

治法：养阴润肺，止嗽安胎。

方药：桑杏汤加减。

炙桑叶 12g，炒杏仁 9g，沙参 12g，川贝母 6g，麦冬 12g，甘草 6g，百合 12g，桔梗 9g，梨皮 15g。4 剂，水煎服，日 1 剂。

二诊：2011 年 10 月 13 日。

咳嗽诸症减轻，继服上方 6 剂。

三诊：2011 年 10 月 19 日。

咳嗽基本痊愈，服上方 3 剂。后用川贝母 6g，梨 1 个，水煎服，日 1 剂，服 1 周，咳嗽诸症告愈。

按：患者素体阴虚，肺阴不足，孕后血聚养胎，则营阴愈亏，虚火内生，灼肺伤津，肺失濡润，遂咳嗽不已；肺阴不足，虚火灼肺伤津，故干咳少痰，口干咽燥；阴虚不能敛阳，故手足心热。舌红少苔，脉细滑数乃为阴虚内热之象。

方中沙参、麦冬、百合滋阴润肺止咳；炒杏仁、川贝母润肺化痰止嗽；炙桑叶、桔梗、甘草清肺利咽；梨生津润燥，清热化痰。全方共奏养阴清热、润肺止嗽之功。俾阴津充足，虚火自平，则咳嗽自愈，胎儿自安。

2. 姜某，女，36 岁，2012 年 9 月 1 日初诊。

患者妊娠 7 个月余，咳嗽近 1 个月。咳嗽痰黄稠，咯痰不爽，胸闷烦热，面红口干。舌质红，苔黄腻，脉滑数。

诊断：子嗽。

辨证：痰火犯肺证。

治法：清肺化痰，止嗽安胎。

方药：清金化痰汤加减。

黄芩 12g，栀子 10g，桔梗 10g，麦冬 12g，桑白皮 12g，川贝母 6g，橘红 10g，沙参 12g，茯苓 15g，甘草 6g，前胡 12g，桑叶 12g，炙枇杷叶 12g。4 剂，水煎服，日 1 剂。

二诊：2012 年 9 月 5 日。

咳嗽减轻，上方继服 6 剂。

三诊：2012 年 9 月 11 日。

咳嗽止，余症亦平。上方减栀子，继服 4 剂，以巩固疗效。

按：患者素体火盛，妊娠胎气亦盛，两因相感，火邪刑金，炼液成痰，肺失肃降，故咳嗽痰黄而稠，咯痰不爽；痰热壅肺，气机不利，故胸闷烦热；痰热内扰，津液不能上承，则见面红口干。舌红苔黄腻，脉滑数均为痰热内盛之征。

方中黄芩、栀子清热泻火；桑白皮泻肺清热；沙参、麦冬养阴清热；橘红、前胡理气化痰；川贝母、桑叶、炙枇杷叶、桔梗清热化痰，宣肺止咳；茯苓、甘草健脾和中。全方共奏清金化痰、止嗽安胎之功。俾金清痰化，嗽止胎安。

九、子悬

杨某，女，37 岁，1997 年 5 月 6 日初诊。

患者妊娠 8 个月余，胸腹胀满 10 余日。胸闷胁痛，烦躁易怒，夜寐不宁。舌质红，苔黄，脉弦细数。

诊断：子悬。

辨证：阴虚肝郁证。

治法：疏肝理气，佐以滋阴清热。

方药：紫苏饮加味。

紫苏梗 10g，陈皮 12g，大腹皮 10g，白芍 15g，当归 15g，川芎 9g，人参 9g，甘草 6g，佛手 10g，麦冬 12g，茯神 15g，炒酸枣仁 15g，枳壳 12g，黄芩 12g，栀子 10g。3 剂，水煎服，日 1 剂。

二诊：1997 年 5 月 9 日。

服药后，诸症减轻。继服上方 6 剂。

三诊：1997 年 5 月 15 日。

胸腹胀满诸症悉平，服逍遥丸 1 周以善其后。

按：妊后阴血养胎，肝血不足，肝气偏旺，肝气上逆则胸胀闷，甚则呼吸迫促；肝气横逆则胁胀腹满；肝志为怒，肝郁化火则烦躁易怒；肝郁火旺，伤阴灼血，心失滋养，则心烦夜寐不宁。舌质红，苔黄，脉弦细数皆阴虚肝旺之象。

方中紫苏梗、陈皮、大腹皮、佛手、枳壳疏肝解郁，宽中下气，黄芩、栀子清肝泻火，以上共治其标；当归、白芍、川芎养血柔肝，人参、麦冬、甘草益气养阴，共治其本；炒酸枣仁、茯神养心安神。全方共奏疏肝解郁、宽中下气、清热泻火、滋阴养血、养心安神之功。标本兼治以使阴血充，肝气平，胸腹胀满诸症愈，胎自安。

十、子肿

1. 胡某，女，45 岁，2016 年 7 月 26 日初诊。

患者妊娠 7 个半月，浮肿 1 个月余。面目四肢浮肿，面色㿠白无华，胸闷腹胀，气短懒言，口淡而腻，食欲不振，纳少便溏。舌淡胖边有齿痕，苔白腻，脉缓滑无力。

诊断：子肿。

辨证：脾虚湿盛证。

治法：健脾利水，消肿安胎。

方药：白术散加味。

炒白术 12g，茯苓 15g，大腹皮 10g，生姜皮 6g，橘皮 12g，党参 15g，甘草 6g，桔梗 6g，砂仁 6g（后下），山药 15g，黄芪 15g，泽泻 15g，猪苓 12g。6 剂，水煎服，日 1 剂。

二诊：2016 年 8 月 1 日。

水肿明显减轻，余症亦好转。

上方继服 6 剂。

三诊：2016 年 8 月 7 日。

水肿已消，余症悉平。

上方继服 6 剂以巩固疗效。

按： 患者素体脾虚，妊娠气血养胎，脾虚益重，脾阳虚运化失职，不能敷布津液，反聚而为湿，水湿溢于四末，泛溢肌肤，遂发浮肿。脾虚中阳不振，水湿不运，气机不利，故胸闷腹胀，气短懒言；中焦运化失司，故口淡而腻，食欲不振，纳少便溏。舌淡胖边有齿痕，苔白腻，脉缓滑无力皆为脾虚中阳不振之候。

方中黄芪、茯苓健脾益气，渗湿利水；党参、炒白术、山药、甘草健脾益气，脾健转输有职，则土能制水；猪苓、泽泻利水消肿；橘皮、砂仁、大腹皮、生姜皮理气宽中，行水消肿；肺为水之上源，加桔梗开提肺气，有提壶揭盖之妙。全方共奏健脾行气、利水消肿之功。俾脾健水有所制，气行水利，肿消胎安。

2. 马某，女，45岁，2010年10月6日初诊。

患者妊娠8个月，浮肿1个月余，加重7日。面目浮肿，下肢尤甚，按之如泥，心悸气短，下肢逆冷，腰酸无力，小便不利。舌质淡，苔白润，脉沉细。

诊断：子肿。

辨证：肾虚水泛证。

治法：补肾温阳，化气利水。

方药：真武汤加减。

茯苓18g，炒白术12g，白芍15g，桂枝6g，黄芪18g，泽泻15g，车前子20g（包煎），党参15g，山药15g，炒白扁豆12g，盐杜仲15g，菟丝子30g，生姜3片，甘草6g。5剂，水煎服，日1剂。

二诊：2010年10月11日。

浮肿大消，唯腰酸痛，余症好转。

上方加盐续断15g，桑寄生15g。6剂，水煎服，日1剂。

三诊：2010年10月17日。

浮肿消退，余症基本痊愈。

上方继服6剂以巩固疗效。

按：患者素体肾虚，孕后精血养胎，阳气敷布受碍，上不能温煦脾阳，无法运化水湿，下不能温煦肾阳，无法化气利水，水道莫制，泛溢肌肤，故面浮肢肿；湿性重浊，故下肢肿甚，按之如泥；阳虚不能外达，故下肢逆冷；水气凌心，故心悸气短；腰为肾之府，肾虚，故腰酸无力。舌淡苔白润，脉沉细亦为肾阳不足之征。

方中桂枝助阳化气行水；黄芪、党参、炒白术、山药、炒白扁豆、茯苓、甘草、生姜健脾益气，燥湿利水；泽泻、车前子利水消肿；白芍开阴结，利小便，《神农本草经》云："主邪气腹痛……止痛，利小便，益气。"盐杜仲、菟丝子、盐续断、桑寄生固肾安胎。全方共奏补肾健脾、温阳化气、燥湿利水之功。俾肾气盛，水有所主，脾气旺，水有所制，气化水行，肿消胎安。

真武汤中附子虽为温阳化气利水之主药，但辛热有毒，孕妇禁忌，故用桂枝代之，非用不可者，少用先煎，亦属"有故无殒"也。

十一、子淋

1. 高某，女，41 岁，2008 年 3 月 11 日初诊。

患者妊娠 8 个月，小便热痛半个月。小便频数淋漓，灼热刺痛，尿少色黄，颧红潮热，手足心热，心烦不寐，大便干结。舌质红，少苔，脉细滑数。

诊断：子淋。

辨证：阴虚津亏证。

治法：滋阴清热，润燥通淋。

方药：知柏地黄丸加减。

知母 10g，黄柏 9g，生地黄 15g，山药 15g，茯苓 15g，泽泻 12g，竹叶 12g，麦冬 12g，生甘草 6g，玄参 12g，莲子心 3g，阿胶

12g（烊化）。6剂，水煎服，日1剂。

二诊：2008年3月17日。

尿淋诸症好转，上方继服6剂。

三诊：2008年3月23日。

上症基本痊愈，继服6剂。

后服知柏地黄丸1周以善其后。

按：患者素体阴虚，妊娠后血聚养胎，阴津内亏，虚热内生，热灼膀胱，遂致小便频数淋漓，灼热刺痛，尿少色黄；虚火上炎则颧红，心烦不寐；阴虚内热，故潮热，手足心热；津伤肠道失润，则大便干结。舌红少苔，脉滑细数均为阴虚内热之征。

方中生地黄、麦冬、玄参滋阴清热，阿胶育阴清热，知母、黄柏滋阴降火，山药、茯苓益肾健脾，莲子心清心降火，竹叶、泽泻、甘草清热利小便。全方共奏滋阴清热、润燥通淋之功。俾阴充燥润，热清火降，淋愈胎安。

2. 田某，女，26岁，2010年8月20日初诊。

患者妊娠5个月，尿痛7日。尿频急，艰涩刺痛，尿少而赤，面赤心烦，渴喜冷饮，舌尖糜烂。舌红少苔，脉细数。

诊断：子淋。

辨证：心火亢盛证。

治法：清心泻火，润燥通淋。

方药：导赤散加减。

生地黄15g，甘草梢6g，竹叶10g，麦冬12g，莲子心3g，茯苓15g，泽泻15g，黄连10g，栀子10g，黄芩12g。3剂，水煎服，日1剂。

二诊：2010年8月23日。

小便淋痛减轻。上方加玄参 12g，灯心草 2g。6 剂，水煎服，日 1 剂。

三诊：2010 年 8 月 29 日。

淋痛诸症痊愈。

麦冬 10g，甘草 3g，莲子心 1g。6 剂，水浸代茶饮，以善其后。

按：患者妊娠阴血养胎，心火偏旺，心与小肠相表里，心火移于小肠，传入膀胱，热灼津液，故尿频急而艰涩刺痛；舌为心之苗，心火上炎，灼伤苗窍而舌尖糜烂；心火上炎，灼津伤液而面赤心烦，渴喜冷饮。舌红少苔，脉细数均为心火偏旺之象。

方中生地黄、玄参、麦冬清热滋阴，生津降火；黄连、栀子、黄芩清热泻火；竹叶、莲子心、茯苓、灯心草、泽泻清心除烦，引热下行，使热由小便而出；甘草梢直达病所，清热止淋痛，并调和诸药。诸药合用，清心泻火，润燥通淋。俾心火清，津液充，小便利，淋证除，胎自安。

3. 曹某，女，26 岁，2000 年 7 月 3 日初诊。

患者妊娠 6 个月，尿频、尿急、尿痛 1 周。小便短赤，艰涩不利，灼热刺痛，小腹坠胀，口干不欲饮，胸闷纳少，带下黄稠量多，有异味。舌质红，苔黄腻，脉滑数。

诊断：子淋。

辨证：湿热下注证。

治法：清热泻火，利湿通淋。

方药：茵陈四苓散加减。

茵陈 12g，赤茯苓 15g，泽泻 15g，猪苓 12g，炒白术 12g，栀子 10g，黄芩 12g，白芍 15g，甘草梢 6g，车前子 15g（包煎），黄柏 9g，竹叶 10g，石韦 12g，萹蓄 12g。6 剂，水煎服，日 1 剂。

二诊：2000 年 7 月 9 日。

服药后，小便通利，热痛止，但纳差，胃脘不适。上方加砂仁6g（后下），6剂，水煎服，日1剂。

三诊：2000年7月15日。

热淋诸症基本痊愈。继服上方4剂以善其后。

按：患者感染湿热之邪，入侵膀胱，湿热蕴结，气化不利，故小便短赤，艰涩不利，灼热刺痛；湿热搏结于下焦，气机不利，故小腹坠胀；湿热之气熏蒸于上，则口干不欲饮；湿困脾胃则胸闷纳少；湿热下注，伤及任带，故带下黄稠量多，有异味。舌红苔黄腻，脉滑数均为湿热内盛之征。

方中赤茯苓、泽泻、猪苓、车前子、竹叶、萹蓄、茵陈、石韦清热利湿通淋；栀子、黄芩、黄柏清热泻火利湿；白芍、甘草梢养阴清热，缓急止痛；炒白术合茯苓健脾利湿。全方共奏清热泻火、利湿通淋之功。热清湿除，淋通胎安。

十二、妊娠小便不通

侯某，女，42岁，1999年9月16日初诊。

患者妊娠8个月余，小便频数量少，时而不通2日，小腹胀急疼痛，坐卧不安。伴有面色㿠白，神疲倦怠，头重眩晕。舌质淡，苔薄白，脉虚缓滑。

诊断：妊娠小便不通。

辨证：气虚证。

治法：补中益气，升陷举胎。

方药：补中益气汤加减。

黄芪30g，白术12g，陈皮10g，党参15g，炙甘草6g，炒升麻6g，柴胡 6g，茯苓 15g，桔梗 6g，桂枝 3g，通草 3g。3 剂，水煎服，日 1 剂。

二诊：1999 年 9 月 19 日。

患者尿量增多，小腹胀急疼痛减轻。上方继服 6 剂，而愈。

按：患者素体脾虚气弱，气虚无力举胎，胎重下坠，压迫膀胱，水道不通，溺不得出，故小便不利；溺停膀胱，膀胱胀满，故小腹胀急疼痛，坐卧不安；气虚下陷，清阳不升，中气不足，故面色㿠白，头重眩晕，神疲倦怠。舌淡，苔薄白，脉虚缓滑皆气虚不足之象。

方中四君子汤加黄芪、陈皮健脾益气，以治其本。炒升麻、柴胡协助上药升提举胎；桂枝助阳化气行水；通草通利水道；肺为水之上源，桔梗开提肺气，通调水道，有提壶揭盖之妙；炒升麻、柴胡、桂枝、通草、桔梗以治其标。俾健脾补气，升提举陷，标本兼治，气盛胎举，小便即通。

十三、子晕

1. 宋某，女，43 岁，2016 年 5 月 11 日初诊。

患者妊娠 7 个月余，头晕 10 余日。头晕目眩，动则眼前发黑，心悸健忘，少寐多梦，神疲乏力，气短懒言，口唇苍白，面色萎黄。舌质淡，苔薄白，脉细滑而弱。

诊断：子晕。

辨证：气血两虚证。

治法：补气养血安胎。

方药：圣愈汤加减。

人参 9g，黄芪 15g，当归身 12g，白芍 15g，熟地黄 15g，阿胶 12g（烊化），龙眼肉 12g，炒白术 12g，炙甘草 6g，制何首乌 12g，枸杞子 12g，砂仁 6g（后下），大枣 6 枚。6 剂，水煎服，日 1 剂。

二诊：2016 年 5 月 17 日。

服药后，诸症悉减。上方继服 12 剂。

三诊：2016 年 5 月 29 日。

眩晕诸症悉愈。

黄芪 15g，当归 10g，阿胶 9g。免煎剂，12 剂，水浸服，日 1 剂，以善其后。

按： 孕妇素体气血虚弱，妊娠后血气养胎，气血重虚。气血虚，脑失所养，则头晕目眩，眼前发黑，即"无虚不作眩"之谓。血虚心失所养，则心悸健忘，少寐多梦；气虚失养则神疲乏力，气短懒言；唇苍白，面萎黄，舌淡苔薄白，脉细滑而弱皆气血不足之象。

方中黄芪、当归身补气生血；人参、炒白术、大枣、炙甘草健脾益气，滋生气血生化之源；熟地黄、白芍、枸杞子、阿胶、制何首乌、龙眼肉补血养血；砂仁理脾和胃。全方共奏气血双补之功。俾气血旺盛，无虚岂有作眩之虞。

2. 吴某，女，41 岁，2017 年 9 月 13 日初诊。

患者妊娠 7 个月余，近 20 日头晕目眩，耳鸣眼花，心悸怔忡，寐少梦多，腰膝酸软，颜面潮红，口干咽燥，手足心热。舌质红，少苔，脉弦细滑数。

诊断：子晕。

辨证：肾阴虚，肝阳旺。

治法：育阴潜阳。

方药：杞菊地黄丸加味。

熟地黄 15g，山药 15g，山萸肉 12g，茯苓 15g，泽泻 15g，牡丹皮 15g，枸杞子 12g，菊花 12g，白芍 15g，天麻 12g，石决明 15g（先煎）。6 剂，水煎服，日 1 剂。

二诊：2017 年 9 月 19 日。

服药后，眩晕诸症悉减。上方加炒酸枣仁 15g，钩藤 15g，桑叶 12g。6 剂，水煎服，日 1 剂。

三诊：2017 年 9 月 25 日。

患者诸症悉平，继服上方 6 剂，后服杞菊地黄丸 2 周以善其后。

按：患者素体肝肾阴虚，孕后阴血下聚养胎，阴虚肝旺，水不涵木，肝阳上扰，故头晕目眩眼花，即"诸风掉眩，皆属于肝"之谓；阴精不足，脑失所养，故脑转耳鸣，所谓"髓海不足，则脑转耳鸣"是也；"肾主骨"，"腰为肾之外府"，肾阴精不足，腰膝失养，则腰膝酸软；精血不足，心失所养，则心悸怔忡，寐少梦多；阴虚内热，虚火上炎，则颜面潮红，口干咽燥。舌红少苔，脉弦细滑数皆阴虚火旺之征。

方中六味地黄丸滋肾壮水；枸杞子、菊花、桑叶滋肾阴，清肝明目；天麻、钩藤、石决明、白芍平肝潜阳；炒酸枣仁养心安神。全方共奏滋肾育阴、平肝潜阳之功。俾阴充阳平，子晕诸症痊愈，亦即"壮水之主，以制阳光"之谓。

3. 李某，女，40 岁，2017 年 3 月 12 日初诊。

患者妊娠 8 个月余，头晕 10 余日。头晕目眩，头重如冒状，胸胁胀满，呕逆泛恶，四肢倦怠，纳呆便溏。舌淡红，苔白腻，脉弦滑。

诊断：子晕。

辨证：脾虚肝旺，痰浊上扰。

治法：健脾平肝，利湿化痰。

方药：半夏白术天麻汤加减。

姜半夏 10g，炒白术 12g，天麻 12g，茯苓 15g，橘红 10g，生姜 3 片，泽泻 15g，甘草 6g，桑叶 12g，钩藤 15g（后下），白芍 15g，菊花 12g。6 剂，水煎服，日 1 剂。

二诊：2017 年 3 月 18 日。

患者头晕、呕恶顿减，余症亦好转。

继服上方 6 剂。

三诊：2017 年 3 月 24 日。

眩晕诸症悉愈。继服上方 4 剂，以巩固疗效。

按：患者平时脾虚，一者，脾主运化，脾虚运化失职，湿聚生痰；二者，孕后精血养胎，精血益虚，肝失濡养致肝阳偏亢，肝气夹痰上逆，蒙蔽清阳，故头晕目眩，头重如冒状，呕逆泛恶；脾虚肝郁则胸胁胀满；脾虚失运，中阳不振，则四肢倦怠，纳呆便溏。舌淡红，苔白腻，脉弦滑皆脾虚肝旺痰阻之象。

方中姜半夏燥湿化痰，降逆止呕；炒白术、茯苓、橘红、生姜、甘草健脾燥湿，理气化痰，降逆止呕；泽泻祛湿浊；天麻、钩藤、白芍平肝潜阳；桑叶、菊花化痰平肝，清利头目。全方共奏燥湿化痰、平肝潜阳、清利头目之功。俾湿去痰化，肝平阳潜，眩晕诸症自愈。

十四、妊娠贫血

1. 任某，女，39 岁，2002 年 11 月 9 日初诊。

患者妊娠 8 个月，面色萎黄，面目微浮，心悸怔忡，四肢倦怠、乏力，口淡纳呆，腹胀便溏，小腹绵绵作痛。舌淡苔白，脉缓无力。查血常规：血红蛋白 105g/L。

诊断：妊娠贫血。

辨证：气血两虚证。

治法：补气养血。

方药：八珍汤加减。

党参 18g，炒白术 12g，茯苓 15g，炙甘草 6g，熟地黄 15g，当归 12g，白芍 15g，黄芪 15g，龙眼肉 12g，阿胶珠 12g（烊化），砂仁 6g（后下），大枣 6 枚。6 剂，水煎服，日 1 剂。

二诊：2002 年 11 月 15 日。

服上药后，体力渐增，但大便仍溏。上方加炒白扁豆 12g，山药 15g，6 剂，水煎服，日 1 剂。

三诊：2002 年 11 月 21 日。

患者诸症明显减轻。上方继服 6 剂。

四诊：2002 年 11 月 28 日。

诸症悉平。血红蛋白：125g/L。

按：患者脾胃素弱，化源不足，复加妊娠聚血养胎，气血益虚。血虚则面色萎黄；气虚则四肢乏力，面目微浮；气血不足，胎失荣养，不荣则小腹绵绵作痛；心血不足则心悸怔忡；脾虚运化无力则口淡纳呆，腹胀便溏。舌淡苔白，脉缓无力均为脾胃虚弱、气血不足之征。

方中四君子汤加山药、炒白扁豆健脾益气，以资化源；黄芪、当归益气生血；四物汤减川芎，加阿胶养血补血；白芍、甘草缓急止痛；龙眼肉、大枣补血益气，以养心脾；砂仁理脾和胃。全方共奏健脾益气、养血补血之功。俾气血两旺，贫血愈，胎自安。

2. 田某，女，42 岁，1999 年 12 月 6 日初诊。

患者妊娠 7 个半月，查体血红蛋白 96g/L，因贫血来诊。面色㿠白无华，心悸怔忡，失眠多梦，头晕眼花，体倦纳少，唇甲色淡。舌淡苔少，脉细弱。

诊断：妊娠贫血。

辨证：心脾两虚证。

治法：益气补血，健脾养心。

方药：归脾汤加味。

人参 9g，炒白术 12g，茯神 15g，炙甘草 6g，黄芪 18g，当归 12g，炒酸枣仁 15g，远志 6g，龙眼肉 12g，木香 6g，阿胶珠 15g（烊化），砂仁 6g（后下），生姜 3 片，大枣 6 枚。6 剂，水煎服，日 1 剂。

二诊：1999 年 12 月 12 日。

患者诸症均有好转。上方继服 12 剂。

三诊：1999 年 12 月 24 日。

血红蛋白升至 115g/L，诸症悉平。上方继服 6 剂，后服归脾丸 2 周以善其后。

按：患者素体脾虚血少，孕后血聚养胎，气血益虚。血虚心神失养，故心悸怔忡，失眠多梦；血虚不荣，故面色㿠白无华，唇甲色淡；血虚不能上荣则头晕眼花；脾虚不运则体倦纳少。舌淡苔少，脉细弱皆心脾气血不足之征。

方中四君子汤加姜枣甘温健脾益气，黄芪、当归补气生血，炒酸枣仁、茯神、龙眼肉、远志养心安神，木香、砂仁理气醒脾。全方共奏益气补血、健脾养心之功。气血充盈，心脾健旺，诸症悉愈，贫血自复。

3. 鲍某，女，43 岁，1999 年 3 月 21 日初诊。

患者妊娠 7 个月余，查血常规：血红蛋白 109g/L。头晕目眩，腰膝酸软，肢麻乏力。胎体小于正常妊娠月份。舌暗红，少苔，脉弦细滑。

诊断：妊娠贫血。

辨证：肝肾不足证。

治法：滋补肝肾。

方药：归肾丸加味。

熟地黄 15g，山药 15g，山茱萸 12g，茯苓 15g，当归 12g，枸杞子 12g，盐杜仲 15g，菟丝子 30g，制何首乌 12g，阿胶 15g（烊化），党参 15g，盐续断 15g，桑寄生 15g，炙甘草 6g，砂仁 6g（后下）。6剂，水煎服，日 1 剂。

二诊：1999 年 3 月 27 日。

服上药后，诸症减轻。继服上方 10 剂。

三诊：1999 年 4 月 8 日。

查血常规：血红蛋白升至 125g/L。诸症悉愈。

按：患者素体肝肾虚，精血不足，孕后阴血养胎，精血益虚。肝木失养，肾精失藏，肝肾精血不足，故头晕目眩，胎体少于正常孕月；肾精不足，外府失养，则腰膝酸软；肝血不足，筋脉失养，则肢麻乏力。舌暗红，少苔，脉弦细滑均为肝肾精血不足之征。

方中当归、熟地黄、制何首乌、阿胶补肝血，益肾精；山茱萸、枸杞子、盐杜仲、菟丝子、桑寄生、盐续断补肾益精血；党参、山药、茯苓、炙甘草健脾益肾，以滋气血生化之源；砂仁理脾和胃。全方共奏滋补肝肾、填补精血之功。俾精血充盛，贫血乃愈，胎自长育。

十五、孕痈

丁某，女，26 岁，1990 年 3 月 10 日初诊。

患者妊娠 4 个月余，右下腹痛 1 日半。初痛绕脐，后转至右下腹痛，按之痛甚。伴有发热恶寒，恶心欲吐，口渴，便秘。舌质红，苔黄，脉滑数。

诊断：孕痈。

辨证：热壅血瘀证。

治法：泄热祛瘀。

方药：五味消毒饮加减。

金银花 18g，连翘 12g，蒲公英 15g，紫花地丁 12g，牡丹皮 15g，甘草 6g，赤芍 15g，瓜蒌仁 12g，白芷 18g，黄柏 10g，败酱草 15g，白花蛇舌草 15g。3 剂，水煎服，日 1 剂。

二诊：1990 年 3 月 13 日。

发热退，腹痛减轻。继服上方 3 剂。

三诊：1990 年 3 月 16 日。

腹痛止，余症悉平。继服 3 剂以巩固疗效。

按：患者肠痈初起，气血蕴结，瘀阻不行，不通则痛，故右下腹痛，按之益甚；热壅血瘀，气血不通，营卫不和，则发热恶寒；胃肠积滞，胃失和降，则恶心欲吐；热盛津伤，故口渴便秘。舌红苔黄，脉滑数皆气血阻遏，蕴而化热之象。

方中金银花、连翘、蒲公英、紫花地丁、甘草清热解毒；败酱草、白花蛇舌草、黄柏、白芷、瓜蒌仁清热解毒，散结消痈；赤芍、牡丹皮清热凉血，活血化瘀。全方共奏清热解毒、散瘀消痈之功。瘀去热除，痛止痈消。

十六、子喑

张某，女，29 岁，1992 年 3 月 1 日初诊。

患者妊娠 8 个月余，声音嘶哑 1 周。口干咽燥，干咳无痰，潮热盗汗，午后颧红。舌红少津，脉细数。

诊断：子喑。

辨证：肺阴亏虚证。

治法：滋阴润肺。

方药：养阴清肺汤加减。

生地黄 15g，麦冬 12g，生甘草 6g，玄参 12g，川贝母 6g，薄荷 6g（后下），沙参 12g，桔梗 9g，胖大海 3g。3 剂，水煎服，日 1 剂。

二诊：1992 年 3 月 4 日。

服药后，音哑减轻，余症好转。上方继服 6 剂。

三诊：1992 年 3 月 10 日。

音哑诸症告愈。以麦冬 6g，胖大海 2 枚，桔梗 3g，甘草 3g。6 剂，水浸代茶饮，以善其后。

按：声出于肺，发于舌本。患者素肺阴不足，复因孕后阴血养胎，阴虚益甚，津液益亏，肺失濡养，咽喉失润，以致声道燥涩，发音不利，渐成音哑；阴津亏虚，不能上承，则口干咽燥；燥热灼肺则干咳无痰；阴虚内热，故潮热盗汗，午后颧红。舌红少津，脉细数亦属阴虚内热之象。

方中生地黄、玄参清肺养阴；沙参、麦冬养阴生津润肺；桔梗、薄荷、甘草清热利咽喉；川贝母清热润肺止咳；胖大海养阴清热以治音哑。全方共奏滋阴清热、生津润肺、利咽喉以治音哑之功效。俾热清阴复，津足肺润，咽喉利，音哑愈。

十七、妊娠身痒

1. 安某，女，44 岁，1998 年 10 月 3 日初诊。

患者妊娠 8 个月余，皮肤瘙痒 1 个月余。全身皮肤干燥瘙痒，无皮疹，昼轻夜重。面色㿠白无华，心悸怔忡。舌淡苔白，脉细滑。

诊断：妊娠身痒。

辨证：血虚生风，皮肤失养。

治法：滋养肝肾，养血祛风。

方药：当归饮子加味。

当归 12g，川芎 9g，白芍 15g，生地黄 15g，黄芪 15g，甘草 6g，制何首乌 12g，白蒺藜 10g，荆芥 9g，防风 9g，炒酸枣仁 15g。6 剂，水煎服，日 1 剂。

二诊：1998 年 10 月 9 日。

服上药后，皮肤瘙痒明显减轻。上方减荆芥、防风，加百合 15g，桑椹子 12g。6 剂，水煎服，日 1 剂。

三诊：1998 年 10 月 15 日。

患者皮肤瘙痒止，余亦无不适。上方继进 6 剂以巩固疗效。

按：患者素体阴血不足，孕后阴血养胎，阴血益虚，肌肤失于濡养，故皮肤干燥；血虚化燥生风，风盛则皮肤瘙痒，昼轻夜重；血虚不得上荣，则面色㿠白无华；心失血养，则心悸怔忡。舌淡苔白，脉细滑均为血虚之征。

方中四物汤加制何首乌、桑椹子养血补血，"治风先治血"，黄芪配当归益气养血，以上益气养血以治其本；荆芥、防风、白蒺藜祛风止痒以治其标；炒酸枣仁、百合养心润肺安神，以助止痒，"肺主皮毛"，"诸痛痒疮，皆属于心"；甘草调和诸药。全方养血为主，祛风为辅，养血祛风止痒，标本兼治，以"治风先治血，血行风自灭"。

2. 吕某，女，25 岁，1995 年 5 月 12 日初诊。

患者妊娠 7 个月，身痒 1 周。全身皮肤瘙痒，出现大小不等之风疹块，上半身尤甚，疹块色红有灼热感，痒甚，遇风热加剧，伴头痛，咽喉肿痛。舌红苔黄，脉浮滑数。

诊断：妊娠身痒。

辨证：风热束表，营卫不和。

治法：疏风清热，养血安胎。

方药：银翘散加味。

金银花 15g，连翘 12g，淡竹叶 10g，荆芥穗 10g，牛蒡子 12g，薄荷 10g（后下），桔梗 10g，淡豆豉 10g，芦根 12g，生甘草 6g，菊花 12g，蝉蜕 10g。3 剂，水煎服，日 1 剂。

二诊：1995 年 5 月 15 日。

服上药，疹消大半，瘙痒减轻。上方继服 3 剂。

三诊：1995 年 5 月 18 日。

疹消痒止。上方继服 3 剂，以防复发。并嘱其忌食鱼蟹及辛辣之品。

按：患者素体阴虚阳盛，孕后阴血养胎，阴分必亏，风热之邪乘虚袭（肌）表，阻于皮肤，营卫不和，故发为身痒及红色风疹块；热为阳邪，其性上炎，故红疹瘙痒，上身为甚；热为阳邪，故红疹灼热，遇风热加剧。咽喉肿痛，头痛，舌红苔黄，脉浮滑数均为风热之征。

方中金银花、连翘、菊花、薄荷疏风清热解表；牛蒡子、蝉蜕、荆芥穗疏风清热，助上药消疹止痒；淡豆豉、竹叶疏风清热除烦；桔梗、芦根、生甘草滋阴清热利咽喉。全方共奏疏风清热、调和营卫、消疹止痒之功。风疏热清，营卫调和，疹块自消，瘙痒自止。

3. 沈某，女，41 岁，1998 年 4 月 6 日初诊。

患者妊娠近 8 个月，身痒半月余。身痒以腹壁及大腿内侧瘙痒为甚，抓破后有血溢皮肤痕迹，皮肤干燥，夜间痒剧，腰酸，眼眶黑。

舌质淡暗，苔白，脉细滑尺弱。

诊断：妊娠身痒。

辨证：营卫不和证。

治法：补养冲任，调和营卫。

方药：四物汤合桂枝汤加味。

当归 15g，川芎 9g，白芍 15g，生地黄 15g，桂枝 6g，甘草 6g，生姜 3 片，大枣 6 枚，制何首乌 12g，白蒺藜 12g。3 剂，水煎服，日 1 剂。

二诊：1998 年 4 月 9 日。

身痒减轻，但夜寐不宁。上方加百合 15g，炒酸枣仁 15g。6 剂，水煎服，日 1 剂。

三诊：1998 年 4 月 15 日。

身痒止，尚腰酸。上方加桑寄生 15g，盐杜仲 15g。6 剂，水煎服，日 1 剂。

四诊：1998 年 4 月 21 日。

身痒诸症悉愈。

按：患者素体肝肾不足，冲任亏虚，孕后冲任养胎，因孕重虚，"冲为血海，任主胞胎"，冲任不调，营卫不和，肌肤失养，发为身痒，皮肤干燥；肝肾不足，阴分必亏，故身痒夜间加剧；腰酸，眼眶黑，舌淡暗苔白，脉细滑尺弱均为肝肾不足、营卫不和之征。

方中四物汤养血祛风；桂枝配芍药益阴敛营，调和营卫，以治营弱卫强；生姜、大枣合甘草，既调和营卫，又生发脾胃之气；制何首乌、桑寄生、盐杜仲滋补肝肾益冲任；白蒺藜祛风止痒。全方共奏养血补血、调和营卫、祛风止痒之功。俾气血充裕，冲任得养，营卫调和，其风自灭，其痒自止。

十八、妊娠感冒

曹某，女，25 岁，1991 年 3 月 18 日初诊。

患者妊娠 3 个月余，发热头痛 3 日，微恶风寒，汗少，鼻塞流浊涕，咳嗽痰黄，口干欲饮，咽喉焮红疼痛。舌质红，苔薄黄，脉浮滑数。

诊断：妊娠感冒。

辨证：风热束表，肺失清肃。

治法：疏风解表，清热宣肺。

方药：银翘散合桑菊饮加减。

金银花 12g，连翘 12g，薄荷 10g（后下），荆芥 9g，牛蒡子 12g，桑叶 12g，菊花 12g，黄芩 12g，桔梗 9g，甘草 6g，炒杏仁 9g。3 剂，水煎服，日 1 剂。

二诊：1991 年 3 月 21 日。

服药后，热退身凉和，头痛、咽喉痛止。但咳嗽痰黄稠，口干。上方减荆芥，加前胡 12g，川贝母 6g，瓜蒌皮 12g。继进 3 剂，水煎服，日 1 剂。

三诊：1991 年 3 月 24 日。

咳嗽止，余症悉除，告愈。

按：患者属风热感冒。风热束表，卫气不宣，故发热恶寒少汗，用金银花、连翘配荆芥、薄荷疏风清热解表；风热上犯清阳，故头痛，用桑叶、菊花、薄荷疏风清热止痛；风热上灼鼻、咽故涕浊，口干、咽喉红疼，用金银花、连翘、薄荷、牛蒡子、黄芩、菊花、甘草疏风清热利咽以治之；风热之邪束肺，肺失宣降，故咳嗽痰黄，用炒杏仁、桔梗、桑叶、前胡、川贝母、瓜蒌皮以宣肺清热，化痰止咳。

全方共奏疏风解表、宣肺清热之功。

十九、妊娠不寐

郝某，女，32 岁，2000 年 4 月 5 日初诊。

患者妊娠 17 周，失眠 1 个月，加重 7 日。每夜仅睡三四个小时，甚则彻夜不眠。伴有头痛头晕，心烦心悸，精神倦怠，口干而苦，舌尖生疮，小便黄，大便干。舌质红少苔，脉细滑数。

诊断：妊娠不寐。

辨证：阴虚火旺，心肾不交。

治法：滋阴降火，交通心肾。

方药：黄连阿胶汤加味。

黄连 9g，黄芩 12g，阿胶 12g（烊化），白芍 12g，炒酸枣仁 15g，茯神 15g，生地黄 15g，生甘草 6g，鸡子黄 1 枚（冲，搅令相得）。3 剂，水煎服，日 1 剂。

二诊：2000 年 4 月 8 日。

药已中鹄，夜能熟睡五六个小时，大便仍干，余症均已减轻。上方加麦冬 12g，3 剂，水煎服，日 1 剂。

三诊：2000 年 4 月 11 日。

患者能终夜入眠，余症基本消失。

上方继服 3 剂，以巩固疗效。

按： 患者素体阴虚，今妊娠血聚养胎，阴血益虚，火自内生。"心主神志"，热扰心神，则心烦不寐；"舌为心之苗"，虚火上炎，则舌尖生疮，口干而苦；阴血不足，心神失养，则头晕心悸，精神倦怠；阴虚火旺，故小便黄，大便干。舌质红少苔，脉细滑数乃妊娠阴虚火旺之征。

方中黄连、黄芩直折心火，阿胶、生地黄、麦冬滋补肾阴，白芍佐阿胶补血敛阴，炒酸枣仁、阿胶配鸡子黄补血养心，茯神养心安神，生甘草泻心火并调和诸药。全方共奏滋肾阴、泻心火、养血安神、交通心肾、安神除烦之功。

对于黄连阿胶汤，柯琴在《医宗金鉴·订正伤寒论注》中曰："斯则心肾交合，水升火降，是以扶阴泻阳之方，而变为滋阴和阳之剂也……是则少阴之火，各归其部，心中之烦不得眠可除矣。经曰：阴平阳秘，精神乃治。斯方之谓欤。"

清代《静香楼医案·内伤杂病门》云："阴不足者，阳必亢而上燔，欲阳之降，必滋其阴，徒恃清凉无益也。"

第四章　产后病

一、产后腹痛

妇人产后多虚多瘀，产后腹痛亦不外气血两虚"不荣则痛"和瘀滞子宫"不通则痛"虚实两端。

1. 王某，女，46 岁，2018 年 11 月 12 日初诊。

顺产后半月，小腹隐隐作痛，喜按，恶露量少无块，色淡质稀，迄今未净。伴头晕眼花，心悸怔忡，乳汁不足，大便干结。舌质淡，苔薄白，脉细弱。

诊断：产后腹痛。

辨证：气血两虚证。

治法：补血益气，缓急止痛。

方药：圣愈汤加味。

熟地黄 15g，白芍 15g，当归 15g，川芎 10g，黄芪 15g，人参 9g，阿胶 12g（烊化），炙甘草 6g，生姜 3 片，大枣 6 枚。3 剂，水煎服，日 1 剂。

二诊：2018 年 11 月 15 日。

服药后，腹痛减轻，恶露已净。

上方继服 6 剂。

三诊：2018 年 11 月 21 日。

患者腹痛止，唯乳汁尚少，余症悉愈。

上方加麦冬 12g，6 剂，水煎服，日 1 剂。

按：患者气血素虚，复因产后失血较多，气血益虚。"气主煦之，血主濡之"，气血虚，胞脉失养，"不荣则痛"，故小腹绵绵作痛，喜按；血虚冲任不足则恶露色淡、质稀、量少；血虚不能上荣心脑，故头晕眼花，心悸怔忡；乳汁乃气血所化，气血虚，故乳汁不足；血虚津少，肠道失濡则大便干结。舌淡苔薄白，脉细弱皆气血不足之征。

方中四物汤加阿胶养血补血；黄芪、人参、炙甘草、生姜、大枣健脾益气，以资化源；白芍合甘草缓急止痛；麦冬滋阴养液。全方共奏养血益气、滋阴生津、缓急止痛之功。俾气血旺，津液充，胞宫得以荣养，故腹痛诸症悉愈。

2. 胡某，女，29 岁，1991 年 10 月 18 日初诊。

患者产后 9 日，小腹疼痛拒按，得热则痛缓，恶露量少，涩滞不畅，色紫暗有块，块下痛减。伴有胸胁胀痛，面色青白，四肢不温。舌质暗，苔白，脉弦涩。

诊断：产后腹痛。

辨证：瘀滞胞宫证。

治法：活血化瘀，温经止痛。

方药：生化汤合失笑散加味。

当归 15g，川芎 10g，桃仁 10g，炙甘草 6g，炮姜 6g，炒五灵脂 10g（包煎），炒蒲黄 15g（包煎），益母草 18g，香附 15g。3 剂，水煎服，日 1 剂。

二诊：1991 年 10 月 21 日。

服上药，下血块较多，腹痛明显减轻。上方继服 6 剂。

三诊：1991 年 10 月 27 日。

腹痛止，余症悉平，但感乏力。上方减失笑散、益母草、桃仁，加黄芪 15g，党参 15g，酒白芍 12g。3 剂，水煎服，日 1 剂，以善其后。

按：产后百脉空虚，血室正开，起居不慎，感受寒邪，复加情志不畅。致寒凝血瘀，血行不畅，滞而不通，"不通则痛"，故小腹疼痛拒按，恶露量少，色暗有块，块下痛减；血得热则行，凝滞稍通，故得热则痛缓；肝郁气滞则胸胁胀痛；寒凝血瘀，阳气不宣，故面色青白，四肢不温。舌质暗，苔白，脉弦涩均为血瘀内停之征。

方中当归、川芎补血活血；桃仁化瘀止痛；炮姜温经止痛；失笑散合益母草活血化瘀止痛；香附、白芍疏肝解郁；黄芪、党参、炙甘草合当归补气生血。全方活血化瘀为主，佐以益气补血，俾攻不伤正。瘀血去，血流畅，"通则不痛"，腹痛诸症自除。

二、产后恶露不绝

1. 徐某，女，40 岁，2017 年 5 月 9 日初诊。

患者产后 1 个月，恶露不止，量较多，色淡质稀，无臭，伴有面色㿠白，神疲懒言，四肢无力，小腹空坠。舌质淡，苔薄白，脉缓弱。

诊断：产后恶露不绝。

辨证：气虚证。

治法：补气摄血固冲。

方药：补中益气汤加味。

黄芪 18g，炒白术 12g，陈皮 10g，党参 15g，炙甘草 6g，当归 12g，炒升麻 6g，柴胡 6g，艾叶炭 6g，鹿角胶 6g（烊化），益母草 15g，生姜 3 片，大枣 6 枚。6 剂，水煎服，日 1 剂。

二诊：2017 年 5 月 15 日。

服上药后，恶露基本干净，余症亦减轻。上方继服 6 剂。

三诊：2017 年 5 月 21 日。

恶露已净，余症悉平。上方继服 4 剂，后服补中益气丸以善其后。

按：患者素体虚弱，因产耗损气血，正气益虚，胞脉失摄，故恶露过期不止且量较多；气虚阳衰，血失温煦，故恶露色淡、质稀、无臭；气虚下陷，故小腹空坠；面色㿠白，神疲懒言，四肢无力，舌淡苔薄白，脉缓弱均为气虚之征。

方中黄芪、党参、炒白术、炙甘草补中益气；鹿角胶、当归、艾叶炭温经固冲止血；陈皮、生姜、大枣和中；炒升麻、柴胡升提阳气；益母草祛瘀止血。全方共奏补中益气、摄血固冲之功。俾气旺血摄，冲固恶露自止，余症自除。

2. 李某，女，27 岁，2016 年 5 月 13 日初诊。

患者产后 22 日，恶露不止，量较多，色紫红，质黏稠，有臭味，伴有面色潮红，口燥咽干。舌质红，少苔，脉细数。

诊断：产后恶露不绝。

辨证：血热证。

治法：养阴清热止血。

方药：保阴煎加减。

生地黄 15g，熟地黄 15g，白芍 15g，山药 15g，川续断 15g，牡丹皮 15g，甘草 6g，茜草 15g，旱莲草 15g，阿胶 12g（烊化），益母草 18g。5 剂，水煎服，日 1 剂。

二诊：2016 年 5 月 18 日。

服药后恶露止，余症亦减，但乏力，大便不成形。上方减生地黄、茜草、益母草，加炒白术 12g，党参 15g。6 剂，水煎服，日 1 剂。

三诊：2016 年 5 月 24 日。

诸症悉愈。

按：患者素体阴虚，因产失血伤津，营阴愈亏，虚热内生，迫血妄行，故致恶露过期不绝，量较多，色紫红，质黏稠，有臭味；虚热上扰则面色潮红；热伤津液则口燥咽干。舌红少苔，脉细数均为阴虚血热之征。

方中熟地黄、白芍、阿胶补血敛阴止血；生地黄清热凉血，养阴生津；山药、炒白术、党参、甘草益脾肾，滋化源；川续断固肾止血；牡丹皮、旱莲草、茜草凉血散瘀止血；益母草祛瘀止血。全方共奏养阴清热、凉血止血之功。俟阴充热清血安，恶露止而诸症平。

3. 谭某，女，27 岁，2015 年 12 月 10 日初诊。

患者产后 25 日，恶露不绝，恶露淋漓，涩滞不爽，量时多时少，色紫暗有块，小腹疼痛拒按。舌质紫暗，边有瘀点，脉沉涩。

诊断：产后恶露不绝。

辨证：瘀血阻滞证。

治法：活血化瘀止血。

方药：生化汤合失笑散加味。

当归 18g，川芎 10g，桃仁 10g，炮姜 6g，炙甘草 6g，炒五灵脂 10g（包煎），炒蒲黄 15g（包煎），益母草 30g，香附 15g，三七 6g，延胡索 12g。4 剂，水煎服，日 1 剂。

二诊：2015 年 12 月 14 日。

服药后，血块下，疼痛止，恶露减少，但腰酸痛。

上方减炒五灵脂、炒蒲黄、益母草、延胡索，加茜草 15g，川续断 15g，杜仲炭 15g，桑寄生 15g。4 剂，水煎服，日 1 剂。

三诊：2015 年 12 月 18 日。

患者恶露已净，但感乏力，心悸不寐。

上方减桃仁、三七，炮姜减至 3g，加黄芪 15g，党参 15g，酒白芍 15g，炒酸枣仁 15g，茯神 15g。4 剂，水煎服，日 1 剂。

四诊：2015 年 12 月 22 日。

恶露不绝及其诸症悉愈。

按：产后胞脉空虚，患者不慎受寒，寒邪乘虚入胞，与血相搏，血为寒凝，阻滞冲任以致恶血不去，新血难安，故恶露涩滞不爽，时多时少，淋漓不止；寒凝瘀血，故色紫暗有块；瘀血内停，故小腹疼痛拒按。舌紫暗，边有瘀点，脉沉涩均为瘀血阻滞之征。

方中当归、川芎活血化瘀，桃仁化瘀止痛，炮姜温经散寒止血，失笑散化瘀止痛止血，益母草祛瘀止血，三七、茜草化瘀止血，香附、延胡索理气化瘀止痛，川续断、杜仲炭、桑寄生补肾固冲止血，黄芪、党参、炙甘草益气健脾以滋化源，酒白芍、甘草养血缓急止痛，炒酸枣仁、茯神养心安神。全方共奏活血化瘀、止血止痛、健脾益肾、养血益气、养心安神之功。俾瘀血去，新血安，恶露净，腹痛止。

对于生化汤，《胎产新书》曰："行中有补，化中有生。"于失笑散，《医宗金鉴》曰："有推陈致新之功……不觉诸症悉除，直可以一笑而置之矣。"

4. 崔某，女，25 岁，1987 年 2 月 4 日初诊。

患者顺产一女婴，今产后 21 日，恶露不净，量时多时少，色暗有块，小腹痛拒按，两胁胀痛，嗳气不舒。舌红，边有瘀点，脉弦涩。

诊断：产后恶露不绝。

辨证：气滞血瘀证。

治法：疏肝理气，活血化瘀止血。

方药：芎归山楂汤加味。

当归 15g，川芎 10g，山楂 20g，炒桃仁 10g，柴胡 10g，香附 15g，益母草 18g。3 剂，水煎服，日 1 剂。

二诊：1987 年 2 月 7 日。

服药后，下紫暗血块较多，小腹痛大减，恶露减少。继服上方 3 剂。

三诊：1987 年 2 月 10 日。

恶露净，唯两胁胀痛，小腹绵绵作痛。上方减桃仁、益母草，改山楂为 12g，加酒白芍 15g，甘草 6g 疏肝养血，缓急止痛。3 剂，水煎服，日 1 剂。

四诊：1987 年 2 月 13 日。

诸症悉愈。

按：患者肝郁不舒，气滞血瘀，瘀阻冲任，气血运行不畅，故恶露涩滞不畅，淋漓不断，量时多时少，色暗有块，小腹痛拒按。肝郁气滞，故两胁胀痛，嗳气不舒。舌红，边有瘀点，脉弦涩均为气滞血瘀之征。

方中当归、川芎、山楂、炒桃仁、益母草理气活血，化瘀止血；柴胡、香附疏肝理气止痛，配当归、白芍柔肝理气止痛；白芍、甘草相配缓急止痛。全方共奏活血化瘀、理气止痛、止血之功。

芎归山楂汤为刘洪祥先生自拟方，见于《妇科医案》，其按语云："自拟芎归山楂汤，以活血化瘀（有促进宫缩之功）为长，今用于痛经，是取其瘀尽血行，则腹痛自消之意。"

陈老用芎归山楂汤治疗瘀血恶露不净，取其活血化瘀、瘀去血自归经之功，属异病同治耳。对于山楂，《本草衍义补遗》云："健胃，行结气，治妇人儿枕痛，浓煎此药汁，入砂糖调服，立效。"

5. 邱某，女，40 岁，1989 年 11 月 21 日初诊。

患者顺产后 27 日，恶露不断，量不多，色淡或暗，时而有血块，小腹痛。面色㿠白，神疲肢倦，舌质淡红，略暗，脉弱略涩。

诊断：产后恶露不绝。

辨证：气虚血瘀证。

治法：补气养血，化瘀止血。

方药：生化汤加味。

当归 15g，川芎 10g，桃仁 10g，炮姜 6g，甘草 6g，黄芪 30g，人参 10g，肉桂 3g，红花 3g，益母草 15g。3 剂，水煎服，日 1 剂。

二诊：1989 年 11 月 24 日。

服药后，下紫黑血块数枚，腹痛止，恶露净。上方减桃仁、肉桂、红花、益母草，炮姜减至 1.5g，加炒白术 12g，茯苓 15g 健脾益气。6 剂，水煎服，日 1 剂。

三诊：1989 年 11 月 30 日。

患者诸症基本痊愈，予归脾丸服 1 周，以善其后。

　　按：患者曾 3 次人工流产，素体气虚，胞宫失摄，故恶露量少色淡，过期不止；气虚失荣，则面色㿠白，神疲肢倦；产后受寒，血为寒凝，阻滞冲任，气血运行不畅，故血暗有块，小腹痛；舌淡略暗，脉弱略涩均为气虚兼血瘀之征。

　　方中黄芪、人参补中益气，当归、川芎养血活血，桃仁、红花、益母草化瘀止痛，炮姜、肉桂温经散寒止血，甘草和中缓痛。全方共奏补中益气、养血和血、化瘀止痛之功。元气旺，血得统摄，瘀血去，血自归经。

　　《女科要旨》引《产宝新书》曰："产后血气暴虚，理当大补，但恶露未尽，用补恐致滞血，唯生化汤行中有补，能生又能化，此方因药性功用而立名也。"

　　《女科要旨》曰："产后血块当消，而又必随生其新血。若专用消，则新血受削；专用生，则旧血反留。考诸药性：芎、归、桃仁三味善攻旧血，骤生新血，佐以黑姜、炙草引三味于肝肺，生血利气。五味共方，行中有补，实产后圣药也……如血块痛，加肉桂三分，红花三分，益母草五钱；如产后劳甚血崩，形色虚脱加人参三四钱；如汗出气促，人参倍加。"

　　此例患者之恶露不绝，属虚瘀并存。生化汤加活血化瘀药，祛瘀生新以治其标；参、术、草健脾补气以治其本。标本同治，效若桴鼓。

三、产后身痛

1. 苏某，女，43 岁，2016 年 9 月 19 日初诊。

患者产后弥月，全身关节疼痛，肢体酸楚麻木，面色㿠白，头晕心悸，畏寒，气短乏力。舌质淡，苔白，脉细弱。

诊断：产后身痛。

辨证：血虚证。

治法：养血益气，温经通络。

方药：黄芪桂枝五物汤加味。

黄芪 18g，桂枝 9g，白芍 15g，当归 15g，鸡血藤 18g，制何首乌 12g，桑枝 15g，川芎 9g，独活 12g，秦艽 12g，防风 10g，桑寄生 15g，生姜 3 片，大枣 6 枚，炙甘草 6g。6 剂，水煎服，日 1 剂。

二诊：2016 年 9 月 25 日。

服上药后，身痛减轻，但腰酸痛，仍乏力。上方加川续断 15g，盐杜仲 15g，党参 15g。6 剂，水煎服，日 1 剂。

三诊：2016 年 10 月 1 日。

身痛肢麻基本痊愈，余无不适。上方继服 6 剂，以巩固疗效。

按：产妇素体气血虚弱，复因产时失血较多致血虚益甚。产后百骸空虚，血虚经脉失养，故全身关节疼痛，肢体酸楚麻木；气血虚不能温煦，故畏寒；血虚不能荣于上，故面色㿠白，头晕；血虚心失所养，故心悸。舌淡苔白，脉细弱均为血虚之征。

方中当归、白芍、川芎、制何首乌养血补血，活血通络；黄芪、党参、炙甘草益气助血运行，且资气血生化之源；秦艽、防风、独活、桑枝、鸡血藤祛风除湿，养血通络止痛；桂枝温经散寒通络；桑寄生、川续断、盐杜仲祛风除湿，强壮筋骨；生姜、大枣散寒和胃，补血益气，调和营卫。全方共奏养血益气、温经通络、祛风止痛之功。俾血充气盛，经脉得养，寒去血活，经络通畅，故身痛止，余症愈。

2. 和某，女，37 岁，2015 年 11 月 19 日初诊。

患者产后不慎感受风寒而致周身关节疼痛，屈伸不利，恶寒怕风，面色㿠白，面目虚浮。舌质淡，苔白，脉细缓。

诊断：产后身痛。

辨证：风寒痹阻经络。

治法：养血祛风，散寒止痛。

方药：独活寄生汤加减。

独活 12g，桑寄生 15g，秦艽 12g，防风 10g，细辛 3g，当归 15g，川芎 10g，酒白芍 15g，熟地黄 15g，桂枝 6g，杜仲 15g，川续断 15g，人参 9g，甘草 6g，茯苓 15g，威灵仙 12g，桑枝 15g。6 剂，水煎服，日 1 剂。

二诊：2015 年 11 月 25 日。

服上药后，周身关节疼痛大减，但胃纳欠佳。上方减熟地黄，加砂仁 6g（后下），生姜 3 片。6 剂，水煎服，日 1 剂。

三诊：2015 年 12 月 1 日。

身痛诸症基本痊愈，继服上方 6 剂以巩固之。

按：产后气血骤虚，百脉空虚，"邪之所凑，其气必虚"，风寒之邪乘虚而入，留滞经络关节，气血受阻，痹阻不通，故周身关节疼痛，屈伸不利；气血虚弱，腠理疏松，卫表不固，故恶寒怕风；气血不足则面色㿠白，面目虚浮。舌淡苔白，脉细缓亦为风寒之征。

方中四物汤养血和血；人参、茯苓、甘草益气扶脾，谓"正气存内，邪不可干"；独活、桑寄生、秦艽、防风、威灵仙、桂枝、细辛、桑枝祛风散寒，通络止痛；杜仲、川续断补肝肾，强筋骨；熟地黄腻膈碍胃，故二诊去之，加生姜、砂仁散寒和中。全方共奏养血益气、祛风散寒、通络止痛、扶正祛邪之功。俾气盛血旺，风散寒去，络通脉畅，身痛自止，余症除。

3. 刘某，女，43岁，2017年3月13日初诊。

患者自产后腰痛5周。腰膝、足跟疼痛，难于俯仰，伴有头晕耳鸣，夜尿多。舌质暗淡，苔薄白，脉沉细。

诊断：产后身痛。

辨证：肾虚证。

治法：补肾养血，强腰壮骨。

方药：养荣壮肾汤加减。

当归15g，川芎10g，熟地黄15g，肉桂6g，川续断15g，盐杜仲15g，桑寄生15g，防风10g，独活12g，巴戟天12g，狗脊12g，枸杞子12g，秦艽12g，甘草6g。6剂，水煎服，日1剂。

二诊：2017年3月19日。

腰痛减轻，夜尿尚多。上方加盐补骨脂10g，菟丝子30g。6剂，水煎服，日1剂。

三诊：2017年3月25日。

服药后，腰痛诸症悉愈。服肾气丸1周以善其后。

按：患者素体肾虚，因产伤精耗血。腰为肾之府，肾之精血不足，失于濡养，则腰膝疼痛，难于俯仰；足跟乃肾经所过之处，肾虚则足跟失养而疼痛；肾主骨生髓，开窍于耳，脑为髓海，髓海不足，肾窍失养，故头晕耳鸣；肾主二便，与膀胱相表里，肾虚膀胱失约，故夜尿多。舌质暗淡，苔薄白，脉沉细均为肾虚之征。

方中川续断、杜仲、桑寄生、巴戟天补肾强腰膝，壮筋骨；当归、川芎养血活血；肉桂温肾散寒；熟地黄、枸杞子补血填精；盐补骨脂、菟丝子补肾缩尿；狗脊、独活、秦艽、防风补肝肾，强腰膝，祛风通络止痛；甘草调和诸药。全方共奏补肾养血、强腰壮骨、祛风通络之功。俾肾气盛，精血充，筋骨强，风去络通，腰膝疼痛诸症悉平。

4. 陈某，女，25 岁，2007 年 8 月 12 日初诊。

患者自产后迄今 1 个月余，左下肢肿胀发硬疼痛，重着麻木，屈伸不利，伴有神疲乏力。舌质暗淡，苔薄白，脉弦细涩。西医诊为髂股静脉血栓形成。

诊断：产后身痛。

辨证：气虚血瘀，阻滞经脉。

治法：益气活血，化瘀通络。

方药：补阳还五汤加味。

黄芪 30g，当归尾 15g，赤芍 15g，川芎 10g，地龙 10g，丹参 15g，桃仁 10g，红花 9g，牛膝 15g，甘草 6g。6 剂，水煎服，日 1 剂。

二诊：2007 年 8 月 18 日。

服药后，左下肢肿胀减轻。上方加泽兰 10g，刘寄奴 9g。继服 6 剂，水煎服，日 1 剂。

三诊：2007 年 8 月 24 日。

患者肿消疼止，余症基本平复。按初诊方继服 6 剂。

四诊：2007 年 8 月 30 日。

患者左下肢恢复正常。

按：患者素体气虚，复加产后多虚多瘀，气虚血瘀，瘀阻经脉，故左下肢肿胀发硬疼痛，重着麻木，屈伸不利；气虚则神疲乏力。舌暗淡，苔薄白，脉弦细涩亦气虚血瘀之象。

患者"因虚致瘀"，方中黄芪补益元气，气旺则血行；当归尾、丹参活血通络而不伤血；赤芍、川芎、桃仁、红花、泽兰、刘寄奴活血化瘀，消肿止痛；牛膝活血化瘀，引血下行；地龙通经活络；甘草和中并调和诸药。上药合而用之，气旺，瘀消，络通，诸症向愈。

四、产后头痛

1. 翟某，女，43 岁，2018 年 4 月 1 日初诊。

患者产后 42 日，头痛头晕 20 余日，伴有心悸少寐，肢体乏力。舌质淡，苔薄白，脉虚细。

诊断：产后头痛。

辨证：气血两虚证。

治法：补气养血。

方药：八珍汤加味。

党参 15g，白术 12g，茯苓 15g，炙甘草 6g，当归 15g，川芎 10g，白芍 15g，熟地黄 15g，蔓荆子 12g，制何首乌 12g，枸杞子 12g。4 剂，水煎服，日 1 剂。

二诊：2018 年 4 月 5 日。

头痛诸症减轻。上方继服 6 剂。

三诊：2018 年 4 月 11 日。

头痛头晕止，余症悉平。上方继服 6 剂以巩固疗效。

按：患者素体气血不足，因产耗气伤血，气血益虚，髓海失荣，则头痛头晕；血虚心神失养，则心悸少寐；气虚肢体失煦，则肢体倦怠乏力。舌淡苔薄白，脉虚细皆为气血两虚之征。

方中四君子汤健脾益气，以滋气血生化之源，四物汤加枸杞子、制何首乌养血补血，两方补气养血，以治其本；佐以蔓荆子清利头目，以治其标。俾气血旺盛，脑髓得养，头目清利，头痛头晕诸症自愈。

2. 郝某，女，29 岁，1999 年 8 月 23 日初诊。

患者自产后迄今 25 日，头痛如刺，恶露不尽，色暗有块，小腹疼痛拒按，伴有胸腹胀痛。舌质紫暗，边有瘀点，脉弦涩。

诊断：产后头痛。

辨证：瘀血阻滞证。

治法：活血化瘀，通络止痛。

方药：佛手散合失笑散加味。

当归 15g，川芎 10g，五灵脂 10g（包煎），蒲黄 12g（包煎），桃仁 10g，红花 10g，赤芍 15g，牡丹皮 15g，丹参 15g，白蒺藜 12g，白芷 12g，甘草 6g。4 剂，水煎服，日 1 剂。

二诊：1999 年 8 月 27 日。

服药后，头痛减轻，恶露块多，块下腹痛止。上方加天麻 12g，6 剂，水煎服，日 1 剂。

三诊：1999 年 9 月 2 日。

患者头痛止，恶露已绝，余无不适。

当归 15g，川芎 10g，白芍 15g，牡丹皮 15g，丹参 15g，白蒺藜 12g，甘草 6g，茯苓 15g，柴胡 10g。3 剂，水煎服，日 1 剂，以善其后。

按：产后情志不畅，瘀血阻滞经络于上，则头痛如刺；瘀血阻滞经脉于下，则恶露有块，行而不畅则小腹疼痛拒按；气滞血瘀则胸腹胀痛。舌紫暗，边有瘀点，脉弦涩皆瘀血阻滞之征。

方中佛手散活血养血，化瘀于上止头痛；失笑散活血祛瘀于下，治恶露不行，小腹痛；桃仁、红花、牡丹皮、丹参、赤芍活血化瘀；白蒺藜、白芷祛风止痛；白芍、天麻、柴胡、茯苓、甘草调和肝脾。全方共奏活血祛瘀、通经络止痛之功。瘀血去，经络通，头痛止，恶露绝，诸症痊。

《医宗金鉴》曰："产后头疼面黄白，无表无里血虚疼，恶露不行兼腹痛，必因瘀血上攻冲。逐瘀芎归汤最妙，虚用八珍加蔓荆。"

五、产后抑郁症

1. 王某，女 43 岁，2018 年 10 月 11 日初诊。

患者产后 29 日，近 20 日出现焦虑忧郁，心神不宁，情绪低落，常悲伤欲哭，失眠多梦，精神萎靡，神疲乏力，纳少便溏。舌质淡，苔薄白，脉虚弱。

诊断：产后抑郁症。

辨证：心脾两虚证。

治法：健脾益气，养心安神。

方药：归脾汤合甘麦大枣汤加减。

党参 15g，炒白术 12g，茯苓 15g，炙甘草 6g，当归 15g，炒酸枣仁 15g，远志 6g，龙眼肉 12g，小麦 30g，合欢花 12g，菖蒲 10g，大枣 6 枚。6 剂，水煎服，日 1 剂。

二诊：2018 年 10 月 17 日。

情绪转佳，夜能安寐，诸症消失大半。上方继服 6 剂。

三诊：2018 年 10 月 23 日。

患者抑郁诸症消失，一如常人。炒酸枣仁 12g，菖蒲 6g，甘草 6g，小麦 30g，大枣 6 枚。6 剂，水煎服，日 1 剂，以善其后。

按： 患者产后失血较多，思虑太过，盼子生女，所愿不遂，心血暗耗，心失所养，神不内守，故焦虑忧郁，心神不宁；血虚心神失养，故喜悲伤欲哭，情绪低落，精神萎靡，失眠多梦；脾虚气血不足，故神疲乏力；脾虚失运，故纳少便溏。舌淡，苔薄白，脉虚弱皆心脾两虚之征。

方中四君子汤健脾益气；当归、龙眼肉补血养血，补益心脾；炒酸枣仁、远志、菖蒲养心安神；甘麦大枣汤养心安神，和中缓急；合欢花安神解郁。全方共奏健脾益气、养心安神、解郁和中之功。俾气血旺盛，心神得养，郁解神安，心情愉悦，抑郁自愈。

2. 侯某，女，33 岁，2015 年 5 月 9 日初诊。

患者产后 42 日，自产后即抑郁不舒，心烦不安，失眠梦多，惊悸胆怯，胸闷胁胀，嗳气呕恶纳呆。舌质红，苔薄黄，脉弦细。

诊断：产后抑郁症。

辨证：肝郁兼心虚胆怯。

治法：疏肝解郁，安神定志。

方药：逍遥散合温胆汤加减。

当归 15g，白芍 15g，柴胡 10g，茯神 15g，炒白术 12g，甘草 6g，制半夏 9g，竹茹 12g，枳实 15g，橘皮 12g，炒酸枣仁 15g，合欢皮 12g，菖蒲 10g，琥珀 2g（冲服）。3 剂，水煎服，日 1 剂。

二诊：2015 年 5 月 12 日。

郁闷、心烦明显减轻，睡眠较安。继服上方 6 剂。

三诊：2015 年 5 月 18 日。

抑郁诸症基本痊愈。继服 6 剂。

四诊：2015 年 5 月 24 日。

抑郁诸症告愈。

按：患者素性忧郁，复因产后情志所伤，肝郁胆怯，神魂不藏，故惊悸胆怯，失眠多梦；郁而化热，故心烦不安；肝郁气滞，气机不畅，故胸闷胁胀；肝气犯胃，故嗳气呕恶。舌红，苔薄黄，脉弦细为肝郁之象。

方中逍遥散疏肝解郁，健脾养血；温胆汤清胆除烦，和胃止呕；炒酸枣仁、菖蒲、琥珀养心安神定惊；合欢皮解郁宁心。全方共奏疏肝解郁、养心安神、除烦定惊之功。俾郁解情舒，心安神定，抑郁诸症咸得平安。

六、产后大便难

邵某，女，36 岁，初诊：1998 年 8 月 26 日。

产后 1 个月余，大便干燥，3~5 日解 1 次，解时艰涩难下，或肛裂带血。面色萎黄，皮肤干燥，头发脱落，舌质淡红，苔白，脉虚而涩。

诊断：产后大便难。

辨证：血少津亏，肠道失润。

治法：滋阴补血，润肠通便。

方药：麻子仁丸合四物汤加减。

火麻仁 18g，炒杏仁 10g，白芍 15g，枳壳 15g，当归 15g，熟地黄 15g，麦冬 12g，黑芝麻 15g，郁李仁 10g，甘草 6g，阿胶 15g（烊化）。3 剂，水煎服，日 1 剂。

二诊：1998 年 8 月 29 日。

服药后，大便每日 1 次，略干燥，未见带血。上方加黄芪 30g，党参 15g，5 剂，水煎服，日 1 剂。

三诊：1998 年 9 月 3 日。

大便已不干燥，通畅易解，余症已明显好转。上方继进 6 剂，大便正常，余症悉愈。

按：《金匮要略·妇人产后病脉证并治》曰"新产妇人……大便难，何谓也……亡津液，胃燥，故大便难"。新产后，失血伤津，液少津亏，则肠道失于濡润，故大便干涩难解；面色萎黄，皮肤干涩，头发脱落，亦津血亏虚，失于荣养所致。舌质淡红，苔白，脉虚而涩均为血少津亏之征。

方中当归、熟地黄、白芍、阿胶、黑芝麻、麦冬补血养血，滋阴润肠；加黄芪、党参助当归补血荣血之用，且有增强肠蠕动之功；火麻仁、郁李仁、炒杏仁润肠通便；枳壳宽中理气；甘草调和诸药。共奏补血养血、润肠通便之功。药证相合，功著效彰，大便之难，岂不愈哉。

七、产后汗证

1. 安某，女，45 岁，2018 年 5 月 13 日初诊。

患者产后 1 个月，自产后全身汗出过多，不能自止，动则益甚。时时恶风，面色㿠白，气短懒言，语声低怯，倦怠乏力，乳汁不足。舌质淡，苔薄白，脉虚弱。

诊断：产后气虚自汗。

辨证：气虚不固证。

治法：益气固表，和营养阴止汗。

方药：玉屏风散合生脉散加味。

黄芪15g，白术12g，防风10g，人参9g，麦冬12g，五味子6g，浮小麦30g，大枣6枚，炙甘草6g，白芍15g。6剂，水煎服，日1剂。

二诊：2018年5月19日。

服药后，自汗诸症明显减轻。上方继服6剂。

三诊：2018年5月25日。

自汗止，余症悉愈，继服玉屏风散1周以善其后。

按：患者素体虚弱，腠理不密，复加产后耗气伤血，气虚益甚，卫阳不固，腠理疏松以致阳不敛阴，阴津妄泄而自汗出。《校注妇人良方》曰："产后汗出不止，皆由阳气顿虚，腠理不密，而津液妄泄也。"动则伤气，故自汗益甚；气血虚弱，汗出不止，内伤津液，乳汁生化不足，故兼见缺乳；卫阳不固，腠理疏松，故时时恶风；气虚阳衰，故面色㿠白，语声低怯，气短懒言，倦怠乏力。舌淡苔薄白，脉虚弱亦为气虚之象。

方中玉屏风散益气固表止汗；产后失血伤津，自汗，故加生脉散益气生津敛阴；白芍养血敛阴和营；浮小麦、大枣、炙甘草益气健脾，以资气血生化之源。全方共奏益气固表、和营养阴止汗之功。俾阳气盛，阴血盈，表固营和，自汗诸症悉愈。

2. 朱某，女，29岁，2011年11月12日初诊。

患者产后21日，睡中出汗，甚至湿透衣衫，醒后即止。伴有面色潮红，头晕耳鸣，五心烦热，腰膝酸软。舌质红，苔少，脉细数。

诊断：产后盗汗证。

辨证：阴虚内热，迫汗外出。

治法：滋阴清热，生津敛汗。

方药：麦味地黄丸加减。

麦冬 12g，五味子 6g，生地黄 15g，地骨皮 12g，山萸肉 12g，山药 15g，浮小麦 30g，西洋参 10g，龟甲 12g（先煎），甘草 6g。6 剂，水煎服，日 1 剂。

二诊：2011 年 11 月 18 日。

患者盗汗止，诸症减轻，但腰膝酸软。

上方加枸杞子 12g，6 剂，水煎服，日 1 剂。

三诊：2011 年 11 月 24 日。

盗汗止，余症悉平。予六味地黄丸复 2 周以善其后。

按：患者营阴素亏，复因生产失血伤津，阴血益虚，阴虚内热，寐时阳乘阴分，迫津外泄，故令盗汗，醒后阳气卫外，阴津内守，故汗自止。阴虚阳浮于上，故面色潮红，头晕耳鸣；虚热灼阴，津不上承，故口燥咽干；五心烦热，腰膝酸软为阴虚内热、肝肾不足所致。舌红苔少，脉细数均为阴虚内热之征。

方中西洋参益气养阴，清热生津；麦冬、五味子、山萸肉滋阴敛汗；生地黄、龟甲、地骨皮滋阴潜阳退虚热；枸杞子补肝肾，养血益阴；浮小麦益气除热止汗；山药、甘草补脾肾，益气养阴，资化源。全方共奏滋阴清热、生津敛汗之功效。俾阴充热清，阴津内守则盗汗自止，余症悉平。

八、产后痢疾

张某，女，29 岁，1998 年 6 月 11 日初诊。

患者产后 27 日，自昨日下午即腹痛，便脓血，赤白相兼，里急后重，频频登厕，肛门灼热，小便短黄，伴有发热。舌质红，苔黄腻，脉滑数。

诊断：产后痢疾。

辨证：湿热壅滞证。

治法：清热燥湿，调气和血。

方药：芍药汤加减。

芍药 15g，当归 15g，黄连 10g，黄芩 12g，槟榔 12g，木香 12g，焦山楂 15g，炒金银花 15g，甘草 6g。3 剂，水煎服，日 1 剂。

二诊：1998 年 6 月 14 日。

腹痛止，身热退，大便仍稍带脓血，但纳差，胃脘胀满不适。上方加白豆蔻 6g（后下），陈皮 10g。3 剂，水煎服，日 1 剂。

三诊：1998 年 6 月 17 日。

患者大便正常，余无不适。继服香连丸 3 日以善其后。

按：患者产后脾胃虚弱，复因饮食不洁，以致酿成湿热，壅滞肠中，气血失调。湿热下注大肠，搏结气血，酿为脓血而为下痢赤白；肠道气机阻滞则腹痛，里急后重；湿热蕴蒸，正邪相搏则发热。肛门灼热，小便短黄，舌红，苔黄腻，脉滑数皆为湿热内蕴之象。

方中白芍养血和营，与甘草同用，缓急止痛，"止下痢腹痛后重"（《本草纲目》）；黄芩、黄连、炒金银花清热燥湿解毒；当归养血活血，"行血则便脓自愈"（《医学六书》）；木香、槟榔、焦山楂行气导滞，"调气则后重自除"；后加白豆蔻、陈皮理气化湿和胃。全方共奏清热解毒、理气燥湿、养血和营之功。俾湿去热清，气血调和，故下痢可愈。

九、产后不寐

袁某，女，46 岁，2016 年 9 月 15 日初诊。

患者产后 29 日，恶露量少色淡，淋漓不净，气短自汗，体倦乏力，失眠梦多，头晕心悸，面色萎黄，乳汁稀少，纳呆便溏。舌质淡，苔薄白，脉虚弱。

诊断：产后不寐。

辨证：心脾两虚证。

治法：益气补血，健脾养心。

方药：归脾汤加味。

人参 9g，炒白术 12g，茯神 15g，炙甘草 6g，当归身 12g，黄芪 15g，炒酸枣仁 18g，远志 6g，龙眼肉 12g，木香 9g，菖蒲 10g，生姜 3 片，大枣 6 枚。6 剂，水煎服，日 1 剂。

二诊：2016 年 9 月 21 日。

服药后，夜间能睡 4~5 个小时，余症减轻。上方加合欢皮 12g，6 剂，水煎服，日 1 剂。

三诊：2016 年 9 月 27 日。

夜间能安睡 8 小时，余症亦愈。服归脾丸 2 周以善其后。

按：患者属高龄产妇，心脾素虚，生产后气血益虚。心血虚，心神失养，则失眠梦多，头晕心悸；脾气虚则气短自汗，体倦乏力；气血虚，面失荣养，则面色萎黄；脾虚则化源不足，乳汁稀少；脾虚血少，血失统摄，则恶露量少色淡，淋漓不净；脾虚失运则纳呆便溏。舌淡，苔薄白，脉虚弱皆脾虚气血不足之征。

方以归脾汤加味益气补血，健脾养心，俾脾健化源旺盛，气血充足，肌肉得补，心神得养，诸症痊愈，夜寐自安。

十、产后心悸

田某，女，36 岁，2015 年 9 月 11 日初诊。

患者产后 2 个月，心悸气短，头晕目眩，面色无华，失眠自汗，神疲乏力。舌质淡红，苔薄白，脉结代。

诊断：产后心悸。

辨证：气血两虚证。

治法：补气养血，养心安神。

方药：炙甘草汤加减。

炙甘草 10g，人参 10g，桂枝 6g，生地黄 15g，麦冬 12g，阿胶 12g（烊化），炒酸枣仁 15g，生姜 10g，大枣 6 枚。3 剂，水加酒 1 盅煎服，日 1 剂。

二诊：2015 年 9 月 14 日。

服药后，心悸诸症减轻，继服上方 6 剂。

三诊：2015 年 9 月 20 日。

心悸诸症基本痊愈，脉稍细弱，无结代，但纳呆。上方加砂仁 6g（后下）行气和胃，继服 3 剂，水煎服，日 1 剂。

四诊：2015 年 9 月 23 日。

诸症悉愈，服归脾丸 2 周，以善后调理。

按：心主血脉，脾为气血生化之源。患者心脾两虚，气血生化不足，复因产后失血耗气，气血益虚。血虚不能养心，致心悸气短；气血不足，不能上荣于面，故头晕目眩，面色无华；心主神志，气血不足，心神失养，故失眠；营卫不和，气虚不固，故自汗；心脾两虚，气血俱亏，故神疲乏力。舌质淡红，脉结代均为气血不足之征。

方中炙甘草、人参、大枣益气健脾；生地黄、阿胶、麦冬滋阴养血；炒酸枣仁养心安神；桂枝、生姜行阳气，调营卫；加酒煎以通利血脉，增强养血复脉之作用；加砂仁醒脾和胃。全方共奏健脾益气、滋养阴血、通脉养心之功。俾气血充足，血脉调畅，心神得养，心动悸，脉结代诸症痊愈。

《金镜内台方议》许宏曰："心中悸动，因脉结代，故知为真阴气虚少，阳气衰败，故与炙甘草为君，人参、大枣为臣，以补元气之不足者。以桂枝、生姜之辛，而益正气为佐，以麦冬、阿胶、麻子仁、地黄之甘，润经益血，而补其阴为使。以清酒为引，而能通以复脉者也。"

上方以炒酸枣仁易麻子仁，以增强养血安神、敛汗宁心之功。

十一、产后惊悸怔忡

冯某，女，46 岁，2017 年 7 月 6 日初诊。

产后弥月，恶露已净，怔忡气短，惊悸失眠；头晕目眩，面色无华，神疲乏力，纳呆，乳汁稀少。舌质淡红，脉细弱。

诊断：产后惊悸怔忡。

辨证：心脾两虚证。

治法：健脾养心，补益气血。

方药：加减养荣汤加味。

当归 15g，川芎 6g，茯神 15g，人参 10g，炒酸枣仁 15g，麦冬 12g，远志 6g，炒白术 12g，炙黄芪 15g，龙眼肉 12g，陈皮 10g，炙甘草 6g，生姜 3 片，大枣 6 枚。6 剂，水煎服，日 1 剂。

二诊：2017 年 7 月 12 日。

服药后，惊悸怔忡基本痊愈。上方继服 6 剂。后服归脾丸 2 周，以善其后。

按：心主血脉，脾胃为气血生化之源。产妇高龄，素体心脾两虚。今产后心脾益虚，气血益不足。心主神志，气血虚不能养心，则怔忡气短，惊悸失眠；气血不能上荣头面，故头晕目眩，面色无华；气血俱虚，故神疲乏力；脾虚失于健运，故纳呆；乳汁为气血所化生，气血不足，故乳汁稀少；舌为心之苗，心主血脉，心血不足，故舌质淡红，脉细弱。

方中人参、炙黄芪、炒白术、炙甘草、大枣健脾益气，以资气血生化之源；当归、龙眼肉补养心血；炒酸枣仁、麦冬、茯神、远志养心安神；陈皮、生姜理气醒脾；川芎活血行气，使补而不滞。全方共奏健脾养心、补气养血之功。

《傅青主女科》云："由产后忧惊劳倦，去血过多，则心中跳动不安，谓之怔忡。若惕然震惊，心中怯怯，如人将捕之状，为之惊悸。治此二症，惟调和脾胃，志定神清，而病愈矣……宜服加减养荣汤。"

十二、产后伤食呕吐

苏某，女，35 岁，2012 年 3 月 18 日初诊。

患者产后 1 个月余，呕吐酸腐，脘腹胀满，嗳气恶食，腹痛，大便溏薄。舌质淡，苔厚腻，脉虚滑。

诊断：产后伤食呕吐。

辨证：饮食停积证。

治法：健脾和胃，消食化滞。

方药：香砂六君子汤合焦三仙加减。

党参 15g，炒白术 12g，茯苓 15g，甘草 6g，姜半夏 10g，陈皮 12g，木香 10g，砂仁 6g（后下），焦山楂 12g，神曲 12g，鸡内金 12g，香附 15g，生姜 3 片。3 剂，水煎服，日 1 剂。

二诊：2012 年 3 月 21 日。

服药后，呕吐诸症减轻。继服上方 3 剂。

三诊：2012 年 3 月 24 日。

呕吐诸症悉愈，饮食如故。嘱其饮食有节，吃易消化食物。

按：产后脾胃虚弱，过食煎炒肉面，伤于饮食。食滞停积，脾胃运化失常，中焦气机受阻，胃气上逆，食随逆上，故呕吐酸腐；食伤胃脘，积滞内阻，故脘腹胀满作痛；脾虚失运，故大便溏薄。舌淡，苔厚腻，脉虚滑均为脾虚不运，饮食停滞之征。

方中香砂六君子汤健脾和胃，以治其本。焦山楂、神曲、鸡内金消食化滞；香附、生姜理气和胃，降逆止呕，以治其标。全方共奏健脾和胃、消食化滞、降逆止呕之功。俾脾健，食滞消，胃和降，呕吐诸症悉愈。

《医宗金鉴》曰："用六君汤加山楂、神曲、香附、缩砂，以补而消之。"

十三、产后痞满

公某，女，29 岁，2011 年 6 月 2 日初诊。

患者产后弥月，因饮食不节致心下痞满 1 周。心下痞满，嗳气频作，呕吐酸苦水液，有食臭味，肠鸣辘辘。大便色黄溏薄，不欲饮食，精神疲惫。舌质淡红，苔薄黄，脉滑无力。

诊断：产后痞满。

辨证：脾胃虚弱，寒热错杂，升降失常。

治法：健脾和胃，寒热平调，消痞除满。

方药：生姜泻心汤。

生姜12g，甘草6g，人参9g，干姜3g，黄芩10g，制半夏9g，黄连6g，大枣6枚（擘）。3剂，水煎服，日1剂。

二诊：2011年6月5日。

服药后，心下痞满基本消失，余症亦减轻。继服上方3剂。

三诊：2011年6月8日。

心下痞满及诸症悉愈。

按：脾胃居中焦，为阴阳升降之枢纽。今产后脾胃虚弱，复因饮食不节，伤及脾胃，致寒热错杂，遂成痞满症。脾为阴脏，其气主升；胃为腑，其气主降，中气既伤，升降失常，故上见呕吐，下见肠鸣下利；胃气不升，则嗳气频作；脾虚不运，则不欲饮食，精神疲惫。舌质淡红，苔薄黄，脉滑无力，亦为中焦寒热错杂，虚实相间之征。

方中生姜、制半夏散结除痞，降逆止呕；干姜温中散寒；黄芩、黄连泄热开痞。以上五味具有寒热并用、辛开苦降之功。人参、大枣健脾益气；甘草补脾和中，调和诸药。全方寒热互用，和其阴阳；辛苦并用，调其升降；补泻兼施，顾其虚实。俾寒去热清，升降复常，则痞满可除，呕利诸症自愈。

"生姜泻心汤"为《伤寒杂病论》（简称《伤寒论》）治疗"伤寒汗出，解之后，胃中不和，心下痞硬，干噫食臭，胁下有水气，腹中雷鸣，下利者"之名方。该方化裁治疗脾胃虚实相兼，寒热错杂之恶阻、胃脘痛、呕吐、腹泻亦有殊效。

十四、产后呃逆

刘某，女，39 岁，2016 年 9 月 29 日初诊。

患者产后 36 日，呃逆，呕吐痰涎，脘胁胀满，嗳气不舒，头目昏眩，脘满食少。舌质淡红，苔薄腻，脉弦细而滑。

诊断：产后呃逆。

辨证：脾虚肝郁，气滞痰阻。

治法：健脾和胃，理气化痰，降逆止呃。

方药：旋覆代赭汤加减。

旋覆花 12g（包煎），代赭石 15g，人参 10g，姜半夏 10g，炙甘草 6g，陈皮 12g，柴胡 10g，枳壳 15g，茯苓 15g，公丁香 6g，生姜 3 片。3 剂，水煎服，日 1 剂。

二诊：2016 年 10 月 2 日。

服上药后，呃逆止，余症亦减轻。继服上方 3 剂。

三诊：2016 年 10 月 5 日。

呃逆诸症悉愈。

按：产后脾胃虚弱，健运失职，聚湿生痰，复加情志不畅，肝气郁结，失其条达，以致肝气逆而乘肺胃，肺胃之气上逆而呃逆，呕吐痰涎；胁为肝之分野，肝郁气滞，故脘胁胀满不舒；痰浊中阻，清气不升，浊气不降，气痰互阻，故恶心嗳气，头目昏眩，脘满食少。舌淡红，苔薄腻，脉弦细滑皆脾虚肝郁、气滞痰阻之征。

方中旋覆花下气消痰；代赭石重镇降逆；姜半夏、生姜化痰和胃；公丁香温中降逆止呕；人参、炙甘草扶正健脾益胃；柴胡、枳壳疏肝解郁，理气消痞；二陈汤化痰理气，和胃降逆。全方共奏健脾和胃、疏肝理气、化痰降逆、止呃逆之功。俾脾健肝疏，气畅痰消，胃和逆降，扶正祛邪，呃逆诸症悉平。

十五、产后感冒

李某，女，42 岁，2016 年 9 月 21 日初诊。

患者产后 29 日，近 2 日恶寒发热，自汗，头痛鼻塞，咳嗽痰白，气短，倦怠乏力。舌质淡，苔薄白，脉浮无力。

诊断：产后感冒。

辨证：气虚外感风寒。

治法：益气解表，调和营卫。

方药：参苏饮加减。

人参 9g，紫苏叶 10g，葛根 15g，前胡 12g，制半夏 9g，茯苓 15g，橘红 12g，甘草 6g，桔梗 10g，枳壳 15g，生姜 3 片，大枣 3 枚。3 剂，水煎服，日 1 剂。

二诊：2016 年 9 月 24 日。

服药后，恶寒发热解，头痛止，仍咳嗽。上方减紫苏叶，加川贝母 6g，炒杏仁 10g。3 剂，水煎服，日 1 级。

三诊：2016 年 9 月 27 日。

咳嗽减轻，余无不适。继服上方 3 剂。

四诊：2016 年 9 月 30 日。

感冒诸症痊愈。服玉屏风散 1 周以善其后。

按： "邪之所凑，其气必虚"，患者产后气血虚弱，卫表不固，腠理疏松，辄感风寒之邪，正邪交争，故恶寒发热；肺主皮毛，肺气虚，卫表不固，故自汗；风寒之邪上犯清空，故头痛；肺窍不利，故鼻塞；风寒束肺，气失宣降，故咳嗽痰白；肺气虚弱，故气短，倦怠乏力。舌淡，苔薄白，脉浮无力均为气虚风寒感冒之象。

方中人参、茯苓、甘草益气扶正；紫苏叶、葛根疏风散寒，解表祛邪；前胡、桔梗、制半夏、橘红、炒杏仁、川贝母宣肺化痰；枳壳宽胸理气；生姜、大枣调和营卫。全方共奏益气解表、止咳化痰、调和营卫之功。俾正气旺，风寒之邪去，营卫调和，感冒乃愈，余症悉除。

十六、产后泄泻

安某，女，32 岁，1997 年 6 月 21 日初诊。

患者产后弥月，腹泻 2 日，大便每日 3～4 次，大便腐臭，脘腹胀痛，嗳腐吞酸，恶心厌食。舌淡，苔厚腻，脉滑而弱。

诊断：产后伤食泄泻。

辨证：脾胃虚弱，食积不化。

治法：健脾和胃，消食化积。

方药：四君子汤合保和丸加减。

党参 15g，炒白术 12g，茯苓 15g，甘草 6g，焦山楂 15g，炒神曲 15g，炒谷芽 15g，炒鸡内金 12g，陈皮 12g，砂仁 6g（后下），木香 10g，生姜 3 片。3 剂，水煎服，日 1 剂。

二诊：1997 年 6 月 24 日。服上药后，泄泻止，余症减轻。继服上方 3 剂。病愈。

按："饮食自倍，肠胃乃伤"，患者产后脾胃虚弱，复因饮食不节，过食肉面之品，食积不化，伤及肠胃，脾胃升降失职。浊阴不降则嗳腐吞酸，恶心厌食；清气不升则大便泄泻腐臭；食积不化，气机不畅则脘腹胀痛。舌淡，苔厚腻，脉滑弱皆脾虚食积之征。

方中四君子汤健脾和胃止泻；焦山楂、炒神曲、炒谷芽、炒鸡内金消食化积；陈皮、砂仁、木香、甘草理气和胃，消胀止痛，降逆止呕。全方共奏健脾和胃、消食化积止呕、降逆止泻之功。俾脾胃健旺，食积消化，升降复职，呕泻自止。

十七、缺乳

1. 朱某，女，35 岁，初诊：1996 年 10 月 9 日。

患者 1996 年 9 月 6 日顺产一男婴，乳汁清稀，量甚少，乳房虚软，不胀不痛；恶露迄今未净，量少，色淡红；面色萎黄，头昏乏力，纳谷不馨，大便略溏，小便清长。舌质淡红，苔薄白，脉细弱。

诊断：缺乳，产后恶露不绝。

辨证：脾胃气虚，冲任不足。

治法：健脾益气，滋补冲任。

方药：补中益气汤加减。

人参 10g，炒白术 12g，黄芪 20g，炙甘草 6g，当归身 15g，炮山甲 3g，通草 3g，桔梗 6g，砂仁 6g，大枣 3 枚。6 剂，猪蹄汤煎服，日 1 剂。

二诊：1996 年 10 月 15 日。

服药后，乳房已有充盈感，乳汁渐多，但仍较稀，恶露已净，大便尚不成形。上方加怀山药 15g，继服 6 剂。猪蹄汤煎服，日 1 剂。

服药后，乳汁充足，余症悉除。

按： 妇人以血用事，"上为乳汁，下为月水"，气虚则血无以生，血虚则乳汁无以化，脾胃为气血生化之源。肖慎斋按云："产后脾胃之气旺，则血旺而乳多。脾胃之气衰，则血减而乳少。此立斋治乳汁，以壮脾胃、滋化源为要也。若不顾脾胃以补气血，徒从事于通乳之剂，是犹求千金于乞丐不可得矣。"

该患者缺乳为脾胃气虚所致，故治以健脾益气为主。然因乳汁不行，故佐以通经下乳。方中主用人参、炒白术、黄芪、炙甘草、山药、大枣、砂仁健脾益气以治其本；佐以炮山甲、通草通经下乳而治其标。猪蹄为血肉有情之品，补血而下乳汁；桔梗载药上行，直达病所；当归身养血活血，以治恶露不绝。全方健脾益气以资化源，佐以通经下乳之品，寓行于补养之中，使补而不腻，通而不散。正谓："药有个性之特长，方有合群之妙用。"气血旺盛，冲任充盈，故乳汁源源势如泉涌矣。

2. 李某，女，22 岁，1998 年 3 月 26 日初诊。

患者于 1998 年 2 月 24 日顺产一女婴，乳汁少，质稠，呒而不畅，乳房胀硬而痛；恶露未净，质暗有小血块；情志抑郁，胸胁胀痛，食欲不振。舌质红，苔薄黄，脉弦。

诊断：缺乳，产后恶露不绝。

辨证：肝气郁结，胃气壅滞。

治法：疏肝解郁，理气和胃，通络下乳。

方药：下乳涌泉散加减。

当归 15g，川芎 10g，白芍 15g，柴胡 10g，瓜蒌 15g，漏芦 12g，炮山甲 10g，王不留行 12g，通草 6g，桃仁 10g，丝瓜络 12g，橘核 6g，香附 15g，青皮 12g，陈皮 12g，甘草 6g。6 剂，水煎服，日 1 剂。

二诊：1998 年 4 月 1 日。

服上药后，乳房胀痛明显减轻，乳汁流畅且增多，精神颇佳，纳食渐增，恶露已净。上方减瓜蒌，加天花粉 12g。继进 9 剂，水煎服，日 1 剂。

乳汁畅行，乳质、量均正常，余症痊愈。继服逍遥丸以巩固之。

按：乳头属肝，乳房属胃，乳房胀硬而痛、胸胁胀痛、食欲不振等症，属肝气郁结、胃气壅滞之实证。"实则疏之"，故主以柴胡、白芍、香附、青皮、陈皮、疏肝理气和胃；炮山甲、通草、王不留行、漏芦、橘核、丝瓜络、瓜蒌通络下乳。产后多瘀亦多虚，故除用以上通行药外，加当归、白芍、甘草、天花粉养血滋阴，顾护正气。桃仁、川芎活血化瘀，使瘀血去而新血归经，故恶露方净。全方共奏疏肝理气和胃、补血养血、通络下乳之功。

《女科经纶》引陈无择曰："产妇有二种乳汁不行，有气血盛而壅闭不行；有血气少弱，涩而不行。虚当补之，盛当疏之。"以上两例缺乳，虚实明辨，补虚疏实，验之不爽。

十八、乳汁自出

1. 宋某，女，36 岁，1989 年 8 月 16 日初诊。

产后弥月，乳汁清稀自然溢出，沾濡上衣，乳房柔软，不胀不痛，面色无华，神疲乏力，心慌气短，胃纳欠佳。恶露 2 周净，大便不成形，小便清长。舌质淡，苔薄白，脉细弱。

诊断：乳汁自出。

辨证：脾虚不固证。

治法：健脾益气，养血固摄。

方药：补中益气汤加减。

黄芪 30g，炒白术 12g，党参 18g，炙甘草 6g，山药 15g，芡实 12g，五味子 6g，莲子肉 12g，当归身 12g，白芍 15g，砂仁 6g（后下）。6 剂，水煎服，日 1 剂。

二诊：1989 年 8 月 22 日。

乳汁自溢明显减轻，唯心慌口干，余症亦好转。上方加龙眼肉 12g，麦冬 12g。9 剂，水煎服，日 1 剂。

三诊：1989 年 8 月 31 日。

药后，乳房充盈，乳汁增多，未再自溢，余无不适。服归脾丸 2 周以善其后。

按："产后乳自出，乃阳明胃气之不固……无火而泄不止，由气虚也。"(《景岳全书·妇人规》）乳汁为气血所化生，脾胃为气血生化之源，脾主统血。若脾气虚，统摄无权，则乳汁自溢。

患者乳汁自溢诸症为气血虚弱之征，故君以黄芪、党参、炒白术、炙甘草健脾补气，脾气旺盛则统摄有权；臣以山药、芡实、莲子肉健脾固涩以固乳；佐以当归身、白芍、龙眼肉、五味子、麦冬补血养血，益气敛阴以生乳；使以砂仁理气醒脾，且防补药壅滞而碍脾。全方共奏健脾益气、养血滋阴、固冲任之功。正如《经效产宝》曰："产后乳汁自出，盖是身虚所致，宜服补药以止之。"《类证治裁》亦曰："产后乳自出，属胃气虚，宜固补以摄之。"

此类溢乳，药证妙合，恰中病机，均可收效。

2. 张某，女，27 岁，2002 年 4 月 12 日初诊。

产后 27 日，乳汁自然流出，质较稠，两乳胀痛。因夫妻口角致情志抑郁，烦躁易怒，头痛胁胀，口干口苦。大便不畅，小便微黄。舌质暗红，苔薄黄，脉弦细数。

诊断：乳汁自出。

辨证：肝郁化热，冲任不固。

治法：疏肝解郁，清热固冲。

方药：丹栀逍遥散加减。

柴胡 12g，当归 12g，白芍 15g，茯苓 15g，白术 12g，甘草 6g，薄荷 10g（后下），牡丹皮 15g，栀子 10g，龙胆草 10g，生地黄 15g，桑叶 12g，菊花 12g。5 剂，水煎服，日 1 剂。

二诊：2002 年 4 月 17 日。

服药后，乳汁自溢基本停止，余症悉减，但胃不适。上方加砂仁 3g（后下），陈皮 10g 理气和胃。继服 6 剂，水煎服，日 1 剂。

三诊：2002 年 4 月 25 日。

近 5 日乳汁未见自溢，余症悉愈。服加味逍遥丸 2 周以巩固之。

按：肝藏血，主冲任，司疏泄。患者肝气不疏，郁而化热，疏泄太过，热迫冲任，冲任不固，故乳汁不吮自出。

方中逍遥散去生姜，疏肝理脾解郁；牡丹皮、栀子、龙胆草清肝泻火；桑叶、菊花疏风清热；生地黄滋阴凉血清热；砂仁、陈皮理气和胃。诸药配合，使肝气得舒，郁热得清，冲任自固，则无乳汁自出之虞。

十九、产后脱发

范某，女，35 岁。初诊：1988 年 3 月 16 日。

1987 年 2 月 8 日顺产一男婴（第二胎），其后患者头发脱落，日趋加重。毛发枯萎无光泽，自觉头皮干燥无油且瘙痒。患者产后乳汁不足，10 个月断奶，迄今月经未来潮。其面色无华，自觉头晕眼花，两目干涩，耳鸣多梦，饮食二便尚可。舌质淡，苔薄，脉细尺弱。

诊断：产后脱发。

辨证：肝肾不足，精血两亏。

治法：滋养肝肾，养血补血。

方药：归肾丸合二至丸加减。

熟地黄 18g，山药 15g，枸杞子 12g，当归 12g，菟丝子 30g，山茱萸 12g，白芍 15g，女贞子 12g，旱莲草 15g，制何首乌 12g，桑椹子 12g，黑芝麻 12g，桑叶 12g，菊花 12g，甘草 6g。水煎服，日 1 剂，15 剂。

二诊：1988 年 4 月 9 日。

服上药头晕眼花诸症减轻。月经 4 月 3 日来潮，血量少，色淡，2 日半即净，大便不成形。上方加党参 15g，炒白术 12g。15 剂，水煎服，日 1 剂。

三诊：1988 年 5 月 8 日。

诸症减轻，头发未再脱落。5 月 4 日经至，色红，量可，3 日净。上方继服 15 剂。

四诊：1988 年 5 月 26 日。

患者头发黑润，未再脱落，且有新发长出，余症基本痊愈。服杞菊地黄丸 3 周以善其后。

按："发为血之余""肾其华在发"，人身毛发全赖精血之滋润荣养。产后精血大伤，精亏血虚，毛发失于荣养，则脱落且枯槁不荣。精血不足，头发则干燥无油性；血虚生风则头皮瘙痒。精血亏虚，头目失养，则面色无华，头晕眼花，两目干涩，耳鸣梦多。乳汁为血所化，血虚则乳汁不足。精血不足，冲任亏虚，则月经不行，或行而量少色淡。舌淡，脉细尺弱皆精血不足之象。

方中熟地黄、枸杞子、山茱萸、菟丝子、制何首乌、桑椹子、黑芝麻、当归、白芍滋补肝肾，补益精血。熟地黄，《本草纲目》曰"生精血……利耳目，黑须发"。何首乌，《本草纲目》曰"能养血益肝，固精益肾，健筋骨，乌髭发，为滋补良药"。桑椹子，《滇南本草》曰"益肾脏而固精，久服黑发明目"。黑芝麻，《本草备要》曰"补肝肾，润五脏……明耳目……乌髭发"。女贞子、旱莲草（二至丸），《医方集解》曰"……强阴肾，乌髭发"。桑叶、菊花生发明目兼疏风止痒。桑叶，《本草纲目》曰"明目长发"。党参、炒白术、山药、甘草健脾益肾以滋化源。全方共奏滋养肝肾、补血健脾、生发润发之功。

第五章 妇科杂病

一、不孕症

1. 安某，女，28岁，1992年5月9日初诊。

患者结婚3年余同居未孕。月经16岁初潮，3/40～50日，末次月经5月2日，经血量少。患者面色㿠白，形体肥胖，头晕心悸，胸闷呕恶，带下量多，色白质稠。舌淡胖，边有齿痕，苔白腻，脉滑。

诊断：不孕症，月经后期，月经过少。

辨证：痰湿阻滞证。

治法：燥湿化痰，调理冲任。

方药：苍附导痰汤加减。

茯苓15g，制半夏10g，陈皮12g，甘草6g，苍术12g，香附15g，枳壳15g，神曲15g，当归15g，川芎10g，白术12g，巴戟天12g，菟丝子30g，生姜3片。6剂，水煎服，日1剂。

二诊：1992年5月15日。

服药后，头晕心悸，胸闷呕恶均减轻，但腰酸。上方加盐杜仲15g，桑寄生15g，牛膝15g。12剂，水煎服，日1剂。

三诊：1992年5月27日。

患者已无不适。上方继服6剂。

四诊：1992 年 6 月 2 日。

今值经来第 2 日，血色红，量可，有小血块，小腹胀痛。

当归 15g，川芎 10g，赤芍 15g，桃仁 9g，红花 9g，牡丹皮 15g，丹参 15g，牛膝 15g，乌药 10g，香附 15g，陈皮 12g，制半夏 10g，茯苓 15g，益母草 15g，柴胡 10g。4 剂，水煎服，日 1 剂。

五诊：1992 年 6 月 6 日。

月经 4 日净。

当归 15g，川芎 10g，白芍 15g，菟丝子 30g，川续断 15g，桑寄生 15g，巴戟天 12g，盐杜仲 15g，牛膝 15g，白术 12g，党参 15g，茯苓 15g，陈皮 12g，苍术 12g，香附 15g，砂仁 6g（后下），甘草 6g。8 剂，水煎服，日 1 剂。

六诊：1992 年 6 月 14 日。

彩超示卵泡 1.9cm×1.8cm，子宫内膜 0.7cm。

七诊：1992 年 7 月 6 日。

尿 HCG（+），诊为早孕。

次年 4 月，其丈夫来告，足月顺产 1 男婴。

按：《景岳全书》云"痰之化无不在脾，而痰之本无不在肾"。患者脾肾素虚，水湿难化，聚湿成痰。痰阻冲任，故经行后期，量少；痰湿下注则带多质稠；痰湿壅盛则形体肥胖，面色㿠白；痰湿中阻则胸闷呕恶；上蒙清阳则头晕心悸；痰湿阻滞冲任胞宫，故婚久不孕。舌淡胖，边有齿痕，苔白腻，脉滑均为痰湿阻滞之征。正如《医宗金鉴》云："不子之故伤冲任……痰饮脂膜病子宫。"

方中经前以苍术导痰丸加减、燥湿化痰，佐以健脾补肾；经期以养血补血、化瘀调经为主，佐以燥湿化痰；经后以补肾健脾、调养冲任、促卵促孕为主，佐以燥湿化痰。俾痰湿去，脾肾健，冲任通，阴阳和合，妊子成孕，在所必然。

2. 陈某，女，25 岁，2005 年 3 月 9 日初诊。

患者结婚同居 3 年不孕。月经 3～4/36～40 日，末次月经 3 月 8 日，今经来，血量不多，色紫暗有块，小腹痛拒按。舌质暗，苔薄白，脉弦涩。

诊断：不孕症，痛经，月经后期。

辨证：瘀血内阻证。

治法：活血化瘀，调理冲任。

方药：少腹逐瘀汤加减。

当归 15g，川芎 10g，赤芍 15g，炒小茴香 6g，肉桂 6g，延胡索 12g，五灵脂 10g（包煎），红花 10g，牡丹皮 15g，丹参 15g，茯苓 15g，香附 15g，牛膝 15g，砂仁 6g（后下），甘草 6g。4 剂，水煎服，日 1 剂。

二诊：2005 年 3 月 13 日。

服药后，月经量可，下紫黑血块较多，腹痛止，月经 4 日净，但腰酸痛。

当归 15g，白芍 15g，川芎 10g，牡丹皮 15g，丹参 15g，肉桂 3g，桑寄生 15g，盐杜仲 15g，巴戟天 12g，菟丝子 30g，川续断 15g，牛膝 15g，香附 15g，茯苓 15g，砂仁 6g（后下），甘草 6g。6 剂，水煎服，日 1 剂。

三诊：2005 年 3 月 19 日。

乳房微胀，余无不适。上方加柴胡 10g，4 剂，水煎服，日 1 剂。

四诊：2005 年 3 月 23 日。

彩超示卵泡 1.8cm×1.6cm，子宫内膜厚 0.6cm。

五诊：2005 年 4 月 20 日。

头晕，恶心呕吐 3 日，HCG（＋），诊为妊娠恶阻。

党参 15g，白术 12g，茯苓 15g，甘草 6g，竹茹 12g，紫苏梗 10g，陈皮 10g，制半夏 6g，黄芩 12g，砂仁 6g（后下）。3 剂，水煎服，日 1 剂。

六诊：2005 年 4 月 23 日。

患者已无不适。

随访：足月剖宫产 1 健康女婴。

按：患者瘀血内停，阻滞胞宫，故月经后期；瘀血阻滞，冲任不畅，"不通则痛"，故经来小腹痛拒按，血量不多，色紫暗有块；瘀血阻滞胞宫冲任，不能摄精成孕。舌暗，苔薄白，脉弦涩皆瘀血内阻之征。

经期以少腹逐瘀汤加减活血化瘀，以祛瘀止痛；经后以少腹逐瘀汤加补肝肾、养冲任之药，使瘀血去，冲任畅，阴阳合，孕乃成。诚如王清任所云："种子如神。"

3. 梁某，女，35 岁，2017 年 4 月 14 日初诊。

患者要二胎 2 年余同居不孕。月经 3～4/21～37 日，末次月经 3 月 16 日，血色暗红，量不多，有小血块，少腹胀痛。经前情志不畅，精神抑郁，烦躁易怒，胸胁乳房胀痛。舌质暗红，苔薄黄，脉弦细。

诊断：不孕症，月经先后无定期，月经过少。

辨证：肝郁气滞证。

治法：疏肝理脾，养血调冲。

方药：开郁种玉汤加味。

当归 15g，白芍 15g，白术 12g，茯苓 15g，牡丹皮 15g，香附 15g，天花粉 12g，柴胡 10g，佛手 10g，青皮 12g，枸杞子 12g，甘草

6g，砂仁6g（后下）。4剂，水煎服，日1剂。

二诊：2017年4月18日。

今值经来第2日，经血如前，少腹胀痛。上方减白芍、天花粉、枸杞子，加桃仁10g，红花10g，赤芍15g，丹参15g，延胡索12g，乌药10g，牛膝15g。4剂，水煎服，日1剂。

三诊：2017年4月22日。

月经量可，4日净，少腹疼止，余症减轻。初诊方加盐杜仲15g，菟丝子30g。8剂，水煎服，日1剂。

四诊：2017年4月30日。

彩超示卵泡大小2.0cm×2.1cm，子宫内膜厚0.7cm。

五诊：2017年5月22日。

尿HCG（＋），诊为早孕。

按：患者肝气郁结，气机不畅，血海蓄溢失常，故月经先后不定期；气滞血瘀，故月经量少，色暗红有块，少腹胀痛；肝气郁结，故情志不畅，精神抑郁，胸胁乳房胀痛；肝郁化火，故烦躁易怒。舌暗红，苔薄黄，脉弦细均为肝郁之征。

经前先以开郁种玉汤加味疏肝解郁，理脾清热；经期以开郁种玉汤减天花粉、白芍等寒敛之品，加桃仁、红花、延胡索等活血化瘀之药，疏肝解郁，化瘀止痛；经后用开郁种玉汤加盐杜仲、菟丝子等药补益肝肾，填补精血，滋养冲任。肝疏郁解，脾健血充，冲任调和，阴阳交合，种玉则成。

4. 冀某，女，29岁，1986年3月18日初诊。

患者结婚8年，同居未孕。月经16岁初潮，3~4/45~90日，今值经行第1日，小腹胀痛，血暗量少，有小血块，乳胀。面色黧黑，头晕耳鸣，腰酸膝软，精神疲倦，畏寒，小便清长，大便略溏，舌质淡，苔薄白，脉沉细尺弱。

子宫偏小如核桃大，配偶精子正常。

诊断：不孕症，月经后期，月经过少。

辨证：肾气虚，冲任不足。

治法：补肾益气，温养冲任。

方药：先用桃红四物汤合逍遥散加减养血活血，疏肝解郁。

（1）当归 15g，川芎 10g，酒白芍 15g，熟地黄 15g，桃仁 10g，红花 9g，柴胡 10g，茯苓 15g，甘草 6g，香附 15g，青皮 12g，肉桂 6g，砂仁 6g（后下），益母草 18g，生姜 3 片。3 剂，水煎服，日 1 剂。

继服毓麟珠补肾益气，温养冲任。

（2）当归 15g，川芎 10g，白芍 15g，熟地黄 15g，党参 15g，炒白术 12g，茯苓 15g，炙甘草 6g，菟丝子 30g，鹿角霜 12g，盐杜仲 15g，川椒 6g。22 剂，水煎服，日 1 剂。

二诊：1986 年 4 月 24 日。

4 月 20 日经至，4 日经净，血量、色、质正常，余症明显减轻。

上（2）方加紫河车 15g。继服 20 剂，水煎服，日 1 剂。

三诊：1986 年 5 月 26 日。

5 月 19 日经至，唯腰膝酸软，余无不适。

二诊方加川续断 15g，巴戟天 12g，枸杞子 12g，肉苁蓉 12g。继服 18 剂，水煎服，日 1 剂。

四诊：1986 年 7 月 5 日。

今停经 46 日，晨起恶心欲吐，嗜睡，腰酸，余无不适。脉滑尺弱。查尿 HCG（+），诊断为早孕，以寿胎丸合四君子汤加味补肾益气安胎。

菟丝子 30g，盐续断 15g，桑寄生 15g，阿胶 12g（烊化），党参 15g，炒白术 12g，茯苓 15g，甘草 6g，砂仁 6g（后下），陈皮 10g。6 剂，水煎服，日 1 剂。

随访，1987 年 2 月 26 日顺产一健康男婴。

按：肾主生殖，冲为血海，任主胞胎。肾气盛，精血充沛，任通冲盛，月经如期，两精相搏，方能受孕。今患者肾气不足，冲任虚衰，不能摄精成孕。故先少用桃红四物汤合逍遥散加减养血祛瘀，疏肝解郁，使任脉通畅以治其标。患者以肾气虚衰为主，俗语云"寒水之地不生草木，重阴之渊不长鱼龙"，故重用毓麟珠加味补肾益气，温养冲任以治其本。俾肾气旺盛，任通冲盛，精血充沛，月事以时下，有如春风化雨，万物资生，即所谓"天地氤氲，万物化醇"，故毓麟可期矣。

二、脏躁

刘某，女，49 岁，1998 年 3 月 26 日初诊。

患者绝经 1 年半，近半年来郁闷焦虑，沉默不语，悲伤欲哭，哈欠连连，不欲见人；伴有颜面潮红，心悸烦躁，坐卧不安，失眠，头晕耳鸣，四肢乏力，自汗，纳谷不香，口干不欲饮，大便干，小便黄。舌质淡红，苔薄微黄，脉细。

诊断：脏躁。

辨证：心脾两虚，心神失养。

治法：养心安神，甘润滋补。

方药：甘麦大枣汤加味。

甘草 9g，小麦 30g，大枣 6 枚，百合 15g，五味子 6g，麦冬 12g，炒酸枣仁 18g，合欢花 12g，竹茹 12g，生地黄 15g。6 剂，水煎服，日 1 剂。

二诊：1998 年 4 月 1 日。

服药后，情志略畅，烦躁减，睡眠可，未再悲伤欲哭。药已中鹄，继服 6 剂。

三诊：1998 年 4 月 7 日。

颜面尚潮红，手足心热，余症悉平。上方加牡丹皮 15g，知母 10g。6 剂，水煎服，日 1 剂。

随访 3 个月，诸症悉愈，如常人。

按：情志异常，多责之于心肝肾。心主神明，肝主情志，肾志为恐。患者郁闷焦虑，沉默不语，悲伤欲哭，不欲见人，哈欠频作为其特征。"心气虚则悲，肝气虚则恐""肾主欠""肾主骨生髓""脑为髓海，髓海不足，则脑转耳鸣"，可见以脏虚为主。此外，颜面潮红、坐卧不安、心烦不寐等均为虚火妄动之象。

甘麦大枣汤为心脾并养之剂，"肝苦急，急食甘以缓之"，"损其肝者，调其中"，此方可润燥缓急；加百合、五味子、麦冬酸甘化阴，以增强其滋阴润燥之作用；炒酸枣仁、合欢花、竹茹以养心安神，清热除烦；生地黄、牡丹皮滋阴清热；知母清热除烦。全方甘润滋补，共奏养心安神、清热除烦之功效。俾阴阳和，神气安。

《金匮要略》曰："妇人脏躁，喜悲伤欲哭，象如神灵所作，数欠伸，甘麦大枣汤主之。"

三、梅核气

徐某，女，36 岁，2008 年 3 月 12 日初诊。

近半年来，因家事不和致情志抑郁，常觉有异物如炙脔梗阻于咽中，吐之不出，吞之不下，不碍饮食，亦无疼痛，生气时益重，并伴有胸胁胀闷，乳房胀痛，嗳气，咳吐痰涎。舌质偏红，苔薄白，脉弦细。

诊断：梅核气。

辨证：痰气郁结证。

治法：行气散结，降逆化痰。

方药：半夏厚朴汤加减。

姜半夏 10g，厚朴 12g，茯苓 15g，紫苏梗 12g，瓜蒌 15g，枇杷叶 12g，浙贝母 10g，陈皮 12g，枳壳 15g，合欢花 12g，佛手 10g，桔梗 10g，甘草 6g，生姜 3 片。7 剂，水煎服，日 1 剂。

二诊：2008 年 3 月 20 日。

服药后，咽中异物感明显减轻，情志渐畅。上方继服 7 剂。

三诊：2008 年 3 月 30 日。

咽异物感若失，唯口苦咽干。上方减陈皮、生姜、厚朴，姜半夏减至 6g，加柴胡 10g，黄芩 12g，麦冬 12g。服 7 剂，水煎服，日 1 剂。告愈。

按：《医宗金鉴·杂证门》引《千金方》云"咽中帖帖如有炙肉，吐之不出，吞之不下，即所谓咽中如有炙脔也，俗名梅核气"。此乃情志抑郁，肝气郁结，气滞则痰凝，有形之痰与无形之气结于咽喉所致。方中姜半夏、陈皮、生姜化痰散结，降逆止呕；瓜蒌、浙贝母、枇杷叶、麦冬清热化痰，降逆利气；厚朴下气除满；茯苓健脾化湿，助半夏化痰；紫苏梗、枳壳、佛手疏肝理气；桔梗、甘草升提肺气，化痰利咽；麦冬、姜半夏、甘草降逆下气，治咽喉不利；柴胡、黄芩疏肝清热，和解少阳。诸药配合，共奏行气散结、化痰降逆之功。气郁得疏，痰涎得化，咽喉清利，梅核气自除。正所谓"结者散之"。

四、乳痈

赵某，女，27 岁，1996 年 4 月 18 日初诊。

患者产后两个半月，左侧乳房右上象限焮痛 3 日，乳汁蓄积，吸吮不畅，乳房胀大，皮色微红焮热，扪之有结块，疼痛拒按，伴有头痛，恶寒发热，口渴烦躁，溺黄便结。舌质红，苔黄，脉弦数。

诊断：乳痈初起。

辨证：肝郁胃热证。

治法：疏肝清胃，通乳散结。

方药：瓜蒌牛蒡汤加减。

全瓜蒌 15g，牛蒡子 12g，天花粉 12g，黄芩 12g，栀子 10g，连翘 15g，皂角刺 10g，金银花 15g，甘草 6g，陈皮 12g，青皮 12g，柴胡 10g，蒲公英 15g，漏芦 12g，丝瓜络 12g。3 剂，水煎服，日 1 剂。

二诊：1996 年 4 月 21 日。

服药后热退，头痛止，乳房焮痛亦减，但乳汁仍不畅，结块尚在。上方加炮山甲 3g，赤芍 15g。6 剂，水煎服，日 1 剂。

三诊：1996 年 4 月 27 日。

患者乳汁通畅，焮痛止，结块基本消散，余症消失。上方减栀子，加当归 12g，3 剂，水煎服，日 1 剂。

四诊：1996 年 4 月 30 日。

乳痈全消，余症悉平。嘱其心情舒畅，忌食辛辣之品。

按：乳头属肝，乳房属胃，肝郁气滞，乳络不畅，乳汁郁积，与胃热相搏，故乳房胀痛，结硬焮热；正邪相争，故恶寒发热，头痛；胃热炽盛，灼津伤液，则烦躁口渴，尿黄便结。舌红，苔黄，脉弦数均为肝郁胃热之征。

方中柴胡、青皮、陈皮疏肝理气；黄芩、栀子、金银花、连翘、蒲公英清热泻火，解毒散结；牛蒡子疏风清热；全瓜蒌宽胸化痰散结；天花粉增液散结；当归、赤芍养血活血散瘀；皂角刺、炮山甲、漏芦、丝瓜络活血散结，通络下乳；甘草解毒和药。全方共奏疏肝理气、清胃泻火、活血祛瘀、通络散结、消痈退热之功。俾肝气疏，胃热清，瘀血去，乳络通，热退痛消，此乃"痈疮以消为贵"之谓。

五、乳癖

王某，女，26 岁，2001 年 5 月 21 日初诊。

患者发现左乳房外上方一肿块，如核桃大，扁平，扪之不硬，经前增大，经后渐小。月经 4～5/35 日，末次月经 4 月 29 日，经量不多，行而不畅，有紫暗血块，少腹胀痛，伴有精神郁闷，心烦易怒，乳房及胸胁胀痛。舌质暗红，苔薄黄，脉弦细涩。

诊断：乳癖。

辨证：肝郁气滞，痰瘀互结。

治法：疏肝理气，化痰散瘀。

方药：逍遥散加减。

当归 15g，白芍 15g，柴胡 12g，茯苓 15g，甘草 6g，川芎 10g，桃仁 10g，香附 15g，炮山甲 6g，制半夏 9g，枳壳 15g，牡丹皮 15g，青皮 12g，陈皮 12g，王不留行 12g，猫爪草 10g。7 剂，水煎服，日1 剂。

二诊：2001 年 5 月 28 日。

乳房结块缩小，余症减轻。上方继服 7 剂。

三诊：2001 年 6 月 4 日。

5 月 30 日经至，经血色、质、量可，乳块消其大半，余症明显减轻。服逍遥丸合乳癖消 2 周。

如上法调治 3 个月经周期，乳癖消，诸症愈。

按：乳头属肝，乳房属胃。患者平素精神抑郁，肝郁气滞，胃浊生痰，气滞则血瘀，瘀痰互结，故乳房结块；经前冲任气盛，肝郁益甚，故肿块随之增大；肝郁气滞，乳络不畅，故经前乳房胀痛；气滞则血瘀，故月经量少不畅，有血块，少腹胀痛；精神郁闷，胸胁胀痛，心烦易怒及舌暗，苔薄黄，脉弦细涩皆气滞血瘀之征。

方中当归、白芍、川芎养血活血；桃仁、牡丹皮活血化瘀；柴胡、香附、青皮、枳壳疏肝理气；二陈汤合猫爪草疏肝理气，化痰散结；炮山甲、王不留行疏肝通络，活血化瘀，软坚散结。全方共奏疏肝理气、活血化瘀、消痰散结之功。俾肝疏气畅，瘀化痰消，乳癖自消，余症悉平。

六、热入血室

李某，女，29 岁，1991 年 4 月 5 日初诊。

患者月经第 3 日，自经来即寒热往来如疟，伴有胸胁胀满，月经量多，色深红，有块，少腹胀痛。舌质红，苔薄黄，脉弦数。

诊断：热入血室。

辨证：少阳邪热证。

治法：和解少阳，清热凉血，化瘀止痛。

方药：小柴胡汤加味。

柴胡10g，黄芩12g，人参9g，制半夏10g，生姜3片，大枣4枚，甘草6g，生地黄15g，牡丹皮15g，当归15g，丹参15g，桃仁10g，香附15g，益母草18g。3剂，水煎服，日1剂。

二诊：1991年4月8日。

患者寒热退，经亦净，腹痛止。上方减桃仁、益母草，继服3剂，病愈。

按：经行之际，邪热侵入血室，与血相搏，热迫血行，故经量多；热壅气滞血瘀，故有血块，少腹胀痛；血室为肝所主，肝胆相表里，肝经受邪传于胆，邪正交争，故寒热往来如疟状；肝胆经气不利，故胸胁胀满。舌红，苔薄黄，脉弦数皆为少阳邪热之征。

方中柴胡透达少阳之邪，梳理气机；黄芩清少阳郁热；人参、制半夏、甘草、生姜、大枣益气和胃，扶正祛邪；生地黄清热凉血；牡丹皮、丹参凉血散瘀；香附、当归、桃仁、益母草理气养血，祛瘀止痛。全方共奏和解少阳、清热凉血、化瘀止痛之功。俾少阳和解，邪热清，血凉和，郁解瘀去，往来寒热自解，余症自平。

七、阴痒

1. 范某，女，33岁，2011年9月10日初诊。

患者阴部瘙痒2个月余，带下量多色黄，呈泡沫状，其气腥臭，伴有心烦少寐，口苦而腻，胸满不适，纳谷不馨，小便黄赤。舌质红，苔黄腻，脉弦数。

诊断：阴痒。

辨证：湿热下注证。

治法：清热利湿，杀虫止痒。

方药：萆薢渗湿汤加减。

萆薢 12g，薏苡仁 30g，黄柏 10g，赤茯苓 15g，栀子 10g，泽泻 15g，苦参 10g，车前子 30g（包煎），柴胡 10g，龙胆草 10g，土茯苓 15g，白鲜皮 12g，甘草 6g。6 剂，水煎服，日 1 剂。

苦参洗剂加减：苦参 30g，蛇床子 30g，白鲜皮 20g，百部 15g，黄柏 15g，冰片 2g（后冲）。6 剂，水煎外洗阴部，日 1 剂。

二诊：2011 年 9 月 16 日。

用上药后，阴痒基本消失，余症亦减。以上内服药继服 6 剂，水煎服，日 1 剂。外洗药 3 剂，水煎外洗阴部，隔日 1 次。

三诊：2011 年 9 月 22 日。

阴痒诸症痊愈。服龙胆泻肝丸 1 周以善其后。

按：脾虚生湿，肝经郁热，湿热下注，外阴不洁，感染滴虫，虫蚀阴中，两因相感，则阴部瘙痒难忍；湿热下注则带下量多，有腥臭气；热扰心经则心烦少寐；湿阻中焦则胸满不适，纳谷不馨。口苦而腻，小便黄赤，舌红，苔黄腻，脉弦数皆肝经湿热之象。

内服方中柴胡、栀子、龙胆草疏肝清热利湿；赤茯苓、薏苡仁、甘草健脾利湿；萆薢、白鲜皮、泽泻、车前子、土茯苓清热解毒，除湿止痒；苦参、黄柏清热燥湿，杀虫止痒。全方共奏清热利湿、杀虫止痒之功。苦参洗剂清热除湿，杀虫止痒。清热利湿，杀虫止痒，内服外洗，结合而治，效若桴鼓。

2. 董某，女，47 岁，2012 年 3 月 14 日初诊。

患者阴部瘙痒半年余，绝经已 3 年。阴部灼热干涩，瘙痒难忍，带下甚少，伴有头晕目眩，五心烦热，烘热汗出，腰膝酸软。舌质红，苔少，脉细数。

诊断：阴痒。

辨证：肝肾阴虚证。

治法：滋阴清热，润燥止痒。

方药：杞菊地黄丸加味。

熟地黄 15g，山药 15g，山萸肉 12g，茯苓 15g，泽泻 15g，牡丹皮 15g，枸杞子 12g，菊花 12g，知母 10g，制何首乌 12g，当归 15g，白芍 15g，白蒺藜 12g，甘草 6g。6 剂，水煎服，日 1 剂。

百合洗方：百合 30g，制何首乌 30g，生地黄 30g，当归 18g。6 剂，水煎外洗阴部，日 1 剂。

二诊：2012 年 3 月 20 日。

用上药后，阴痒减轻，余症亦好转。继用上药 6 日。

三诊：2012 年 3 月 26 日。

阴痒止，余症亦愈。以上口服药继服 6 日，日 1 剂；洗剂 3 剂，隔日 1 剂。

后服杞菊地黄丸 2 周以善其后。

按： 患者肝肾阴虚，精血亏损，血虚生风化燥，故阴部灼热干涩，瘙痒难忍；精血两亏，冲任不足，则月经早绝，带下极少；阴虚内热，虚热上扰，则头晕目眩；阴虚内热，则五心烦热，烘热汗出；腰为肾之府，肾虚则腰膝酸软。舌红少苔，脉细数均为肝肾阴虚之象。

内服药六味地黄丸滋补肝肾之阴；枸杞子、当归、白芍、制何首乌、菊花、白蒺藜滋补肝肾，养血祛风；知母、甘草滋阴清热。上药共奏滋阴清热、养血润燥、祛风止痒之功。外洗药滋阴清热，养血祛风。内外合治，阴盈热清，津生燥润，血充风灭，阴痒止，余症悉平。

八、阴疮

田某，女，32 岁，2012 年 6 月 9 日初诊。

患者外阴部左侧皮肤起一疖肿，焮红肿痛，伴有身热心烦，口干纳少，尿黄便秘。舌质红，苔黄腻，脉弦滑数。

诊断：阴疮。

辨证：热毒证。

治法：清热解毒，凉血活血化瘀，通络消散疮疖。

方药：五味消毒饮加减。

金银花 30g，蒲公英 15g，野菊花 15g，紫花地丁 15g，连翘 15g，败酱草 15g，赤芍 15g，牡丹皮 15g，乳香 6g，没药 6g，生甘草 6g。6 剂，水煎服，日 1 剂。

二诊：2012 年 6 月 15 日。

服上药后，阴疮基本消退，余症亦减。上方继服 6 剂。

三诊：2012 年 6 月 21 日。

患者阴疮消，诸症愈。嘱其保持外阴清洁，忌食辛辣炙煿食品。

按：患者热毒入侵，与局部气血相搏结，脉络壅阻，故局部焮红肿痛，形成阴疮。热毒与正气相争，故身热；扰心则烦；伤津则口干，尿黄便秘。舌红，苔黄腻，脉弦滑而数皆热毒炽盛之征。

方中金银花、蒲公英、野菊花、紫花地丁、败酱草、连翘清热解毒，消肿散疮；赤芍、牡丹皮凉血活血，清热解毒，消散疮肿；乳香、没药化瘀通络，消肿止痛；生甘草清热解毒，调和诸药。全方共奏清热解毒、凉血活血、通络止痛、消散疮疖之功。俾热毒解，气血和，络脉通，阴疮消，诸症悉平。

九、急性盆腔炎

宋某，女，28岁，2013年6月5日初诊。

患者近2日下腹疼痛拒按，高热恶寒，带下量多，赤白兼杂如脓血，味臭秽，口苦咽干，尿赤便结。舌质红，苔黄，脉滑数。

诊断：急性盆腔炎。

辨证：热毒炽盛证。

治法：清热解毒，利湿排脓。

方药：五味消毒饮合大黄牡丹汤加减。

金银花30g，菊花12g，蒲公英15g，紫花地丁15g，连翘15g，败酱草15g，大黄10g（后下），牡丹皮15g，桃仁10g，冬瓜仁30g，甘草6g，柴胡10g，黄芩12g。4剂，水煎服，日1剂。

二诊：2013年6月9日。

患者腹痛诸症悉减。上方加红藤18g，6剂，水煎服，日1剂。

三诊：2013年6月15日。

患者热退，腹痛止，余无不适。上方减柴胡、黄芩、大黄、桃仁，加天花粉12g。6剂，水煎服，日1剂。

四诊：2013年6月21日。

患者腹痛诸症悉愈。服妇科千金胶囊1周以善其后。

按：患者月经未净，同房不洁，感染邪毒。热毒内侵，与冲任胞宫气血相搏结，邪正交争，营卫不和，故高热、腹痛拒按；任脉、带脉伤则带下量多如脓，有秽臭气；热灼津伤则口苦咽干，尿赤便结。舌红，苔黄，脉滑数皆热毒炽盛，湿热瘀阻之象。

方中五味消毒饮，连翘易紫背天葵，清热解毒；败酱草、红藤、冬瓜仁、桃仁、牡丹皮清热解毒，利湿排脓，祛瘀止痛；柴胡、黄芩解毒退热；大黄通泻胃肠，使热毒从大便而出；天花粉清热生津，消肿排脓；甘草清热解毒，调和诸药。全方共奏清热解毒、利湿化瘀、排脓止痛之功。俾热清毒解，湿去瘀化，脓消痛止，盆腔炎症自消，余症随之而愈。

十、慢性盆腔炎

徐某，女，37 岁，2015 年 8 月 3 日初诊。

患者小腹痛 1 个月余，痛连腰骶，低热起伏，带下量多，色黄质黏稠，时而带血，胸闷纳呆，大便不爽，小便色黄。舌质红，苔黄腻，脉弦数。彩超示盆腔积液。

诊断：慢性盆腔炎。

辨证：湿热瘀结证。

治法：清热利湿，化瘀止痛。

方药：当归芍药散合五味消毒饮加减。

当归 15g，白芍 15g，川芎 10g，茯苓 15g，白术 12g，泽泻 15g，金银花 15g，连翘 15g，蒲公英 15g，紫花地丁 15g，薏苡仁 30g，牡丹皮 15g，红藤 15g，败酱草 15g，甘草 6g。6 剂，水煎服，日 1 剂。

二诊：2015 年 8 月 9 日。

服药后，带下减少，今经来第 2 日，血量一般，色紫暗有块，小腹胀痛。

桃红四物汤加减：当归 15g，川芎 10g，赤芍 15g，桃仁 10g 红花 10g，牡丹皮 15g，丹参 15g，香附 15g，柴胡 12g，牛膝 15g，白豆蔻 9g（后下），益母草 18g，延胡索 12g，茯苓 15g，薏苡仁 30g，甘草 6g。4 剂，水煎服，日 1 剂。

三诊：2015 年 8 月 13 日。

今日经净，腹痛止。初诊方继服 12 剂。

四诊：2015 年 8 月 25 日。

患者已无不适，彩超示盆腔无积液。病愈。

服妇炎康复胶囊 2 周以巩固疗效。

按：湿热之邪与气血搏结于冲任胞宫，则小腹部疼痛；邪正交争，病势进退则低热起伏；湿热下注则带下量多，色黄质黏稠，时而带血；湿热蕴结，气机不畅则胸闷纳呆；经来气滞血瘀，则小腹胀痛，血紫暗有块。舌红，苔黄腻，脉弦数均为湿热瘀结之征。

方中金银花、连翘、蒲公英、紫花地丁、败酱草清热解毒；红藤、牡丹皮凉血散瘀；茯苓、白术、薏苡仁、泽泻健脾利湿；当归、川芎、白芍、甘草养血活血，缓急止痛；经期桃红四物汤加减，取其活血化瘀、行气利湿止痛之用。诸药配伍，共奏清热解毒、利湿化瘀之功。瘀化湿去，热清毒解，炎症自消。

十一、盆腔疼痛证

1. 杨某，女，36 岁，1989 年 9 月 8 日初诊。

患者小腹痛 1 年余。月经 5～6/33 日，末次月经 8 月 23 日，血色暗红，量较多，有小血块，小腹痛，经前乳房胀痛。带下色黄，量多，有异味。小腹痛时轻时重无休止。同居 2 年不孕。舌质红，苔黄微腻，脉濡数。B 超示盆腔积液。

诊断：盆腔疼痛证。

辨证：肝郁脾虚，湿热下注。

治法：调和肝脾，清热利湿。

方药：当归芍药散加味。

当归 15g，白芍 18g，川芎 10g，茯苓 15g，白术 12g，泽泻 15g，甘草 6g，薏苡仁 30g，红藤 20g，败酱草 18g，连翘 15g。6 剂，水煎服，日 1 剂。

二诊：1989 年 9 月 14 日。

带下减少，小腹痛略减轻。上方继服 6 剂。

三诊：1989 年 9 月 20 日。

乳房胀痛，小腹坠胀作痛，腰痛。上方加柴胡 10g，香附 15g，乌药 10g，桃仁 10g，牡丹皮 15g，牛膝 15g，疏肝理气，化瘀止痛。6 剂，水煎服，日 1 剂。

四诊：1989 年 9 月 27 日。

9 月 21 日经至，血色红，量一般，有小血块，小腹痛明显减轻。按初诊方药继服 18 剂，腹痛诸症悉愈。B 超示无异常。

随访 1 年，小腹未再疼痛，月经正常。现已妊娠 3 个月。

按：患者盆腔积液、小腹疼痛乃肝脾不调，湿热留滞冲任胞宫；湿热下注，故带下色黄，量多有异味。舌红，苔黄腻，脉濡数皆湿热之象。

《金匮要略》云："妇人腹中诸疾痛，当归芍药散主之。"方中白芍、甘草疏肝健脾，缓急止痛；当归、川芎调肝和血止痛；茯苓、白术、泽泻、薏苡仁健脾利湿；红藤、败酱草、连翘清热解毒，活血散瘀；更加柴胡、香附、桃仁、牡丹皮、牛膝加强疏肝理气。全方共奏活血化瘀、清热止痛之功。

2. 高某，女，38 岁，2002 年 2 月 5 日初诊。

患者小腹痛近 2 年。小腹冷痛，时轻时重。月经 4～5/37 日，末次月经 1 月 18 日，经行不畅，血紫黑有块，小腹痛甚，经前乳房胀痛。舌质暗，苔薄白，脉弦涩。B 超示盆腔静脉曲张。

诊断：盆腔疼痛证。

辨证：血瘀气滞证。

治法：活血化瘀，疏肝止痛。

方药：桂枝茯苓丸方加味。

桂枝 6g，茯苓 15g，牡丹皮 15g，白芍 15g，桃仁 10g，甘草 6g，丹参 15g，牛膝 15g，当归 15g，川芎 10g，香附 15g。7 剂，水煎服，日 1 剂.

二诊：2002 年 2 月 12 日

服药后，小腹痛稍减。上方继服 7 剂。

三诊：2002 年 2 月 19 日。

经来第 2 日，量可，血色暗，有块，经来小腹痛明显减轻，经前乳房胀痛止。上方加红花 10g，益母草 30g，莪术 10g，赤芍 15g，白芍改为酒白芍。4 剂，水煎服，日 1 剂。经后服用桂枝茯苓丸 1 周。

如此服用 3 个月经周期，腹痛诸症痊愈。B 超示盆腔无异常。

按： 瘀血阻滞，冲任胞脉瘀阻不通，故小腹疼痛，盆腔静脉曲张；经行不畅，血紫黑有块，经行小腹痛甚，经前乳房胀痛，舌暗，脉弦涩亦血瘀气滞之征。

方中桂枝、白芍通调血脉，芍药配甘草疏肝理脾，缓急止痛；牡丹皮、桃仁、丹参、川芎、牛膝活血化瘀，疏通经脉；当归、香附、茯苓疏肝理脾，养血活血。经行时加红花、益母草、莪术、赤芍加强活血通络之功。全方共奏活血化瘀、疏肝理气止痛之功。

桂枝茯苓丸为《金匮要略》活血化瘀、缓消癥块之剂，临床用于盆腔静脉曲张、子宫内膜异位症及子宫腺肌病均有良效。

十二、癥瘕

单某，女，42 岁，2010 年 6 月 28 日初诊。

患者左下腹痛，扪及一包块 2 个月余。彩超显示左附件区见一 5.2cm×4.8cm 囊实性包块。月经 3～4/32 日，末次月经 6 月 5 日，经血量不多，紫暗有块，小腹胀痛，经前胸闷不舒，乳房胀痛。舌质紫暗，脉弦涩。

诊断：癥瘕。

辨证：气滞血瘀证。

治法：行气活血，化瘀消癥。

方药：桃红四物汤合桂枝茯苓丸加减。

当归 15g，川芎 10g，赤芍 15g，桃仁 10g，红花 9g，牡丹皮 15g，丹参 15g，香附 15g，柴胡 10g，牛膝 15g，莪术 10g，炮山甲 3g，桂枝 6g，茯苓 15g，青皮 12g，陈皮 12g，甘草 6g。6 剂，水煎服，日 1 剂。

二诊：2010 年 7 月 4 日。

服药后，无不适。上方加延胡索 12g，继服 6 剂，水煎服，日 1 剂。

三诊：2010 年 7 月 10 日。

7 月 5 日经至，血色暗，量一般，有紫血块，块下痛止，余症明显减轻。服桂枝茯苓胶囊 2 周。

之后经前及经期服上方加减 12 剂，经后服桂枝茯苓胶囊 2 周。如此共治疗 3 个月经周期，包块消，余症悉平。

按：患者常情志不畅，肝气郁结，阻滞经脉，气滞血凝，积久成块；气滞血瘀则小腹胀痛；肝郁气滞则胸闷不舒，乳房胀痛；经血紫暗有块，舌紫暗，脉弦涩均为气滞血瘀之征。

方中当归、川芎、赤芍、桃仁、红花、牡丹皮、丹参、牛膝活血化瘀；桂枝、炮山甲、莪术活血化瘀，散结消癥；青皮、陈皮、柴胡、香附、茯苓、延胡索、甘草疏肝解郁，理气止痛。全方共奏行气活血、化瘀消癥之功。俾气行血活，瘀化结散，癥瘕消，诸症平。

十三、乳衄

1. 肖某，女，27 岁，2017 年 4 月 1 日初诊。

患者乳头溢血半年余，血色鲜红，量较多。月经先期，色深红，量多；伴有精神抑郁，心烦易怒，乳房胀痛。舌质红，苔薄黄，脉弦数。

诊断：乳衄，月经先期，月经过多。

辨证：肝郁化火，迫血妄行。

治法：疏肝清热，凉血止衄。

方药：丹栀逍遥散加减。

当归 12g，白芍 15g，柴胡 10g，茯苓 15g，生白术 12g，甘草 6g，牡丹皮 15g，栀子 10g，龙胆草 10g，炒槐米 10g，小蓟 15g，仙鹤草 15g，生麦芽 15g，牛膝 15g。7 剂，水煎服，日 1 剂。

二诊：2017 年 4 月 8 日。

服药后，乳头溢血明显减少，余症亦减轻。上方加黄芩 12g，生地黄炭 15g 以加强清热凉血之功。7 剂，水煎服，日 1 剂。

三诊：2017 年 4 月 15 日。

乳头溢血止，余症基本痊愈。继服上方 7 剂。

药后乳头未再溢血，余症亦愈。后予加味逍遥丸服 2 周，以善后调理。

随访 1 年，乳头未再溢血。

按： 乳头属肝，肝藏血，主疏泄，肝郁化火，火灼乳络，则肝不藏血而外溢，化热迫血从乳窍流出，故乳头流血，量多，色鲜红；肝郁化火，热伤冲任，迫血妄行，故月经先期，色深红，量多；肝郁化火，热扰神明，故心烦易怒；肝气郁结不舒，则精神抑郁，乳房胀痛。舌质红，苔薄黄，脉弦数均为肝郁化火之征。

方中丹栀逍遥散疏肝解郁，清热泻火。龙胆草、黄芩清肝泻火；炒槐米、小蓟、生地黄炭、仙鹤草清热泻火，凉血止血；生麦芽疏肝解郁；牛膝引血下行。全方共奏疏肝解郁、清热泻火、凉血止血之功。俾肝气舒，火热清，血凉和，则血归经，循常道，乳头溢血自止。

2. 贾某，女，49 岁，2018 年 9 月 18 日初诊。

患者两乳头溢血 1 年余，血色淡红，质稀，量少。今绝经 8 个月，伴有面色㿠白，神疲乏力，心悸少寐，纳呆便溏。舌质淡，苔薄白，脉缓弱。

诊断：乳衄。

辨证：脾胃气虚，血失统摄。

治法：健脾补气，摄血止衄。

方药：归脾汤加味。

人参 9g，炒白术 12g，茯神 15g，炙甘草 6g，黄芪 18g，当归 12g，炒酸枣仁 15g，远志 6g，龙眼肉 12g，木香 10g，生姜 10g，大枣 6 枚（擘），阿胶珠 12g（烊化），乌贼骨 15g，仙鹤草 15g，茜草根 15g。6 剂，水煎服，日 1 剂。

二诊：2018 年 9 月 24 日。

服药后，乳头溢血减少，大便仍溏。上方加山药 15g，芡实 12g，莲子肉 12g 健脾益气。12 剂，水煎服，日 1 剂。

三诊：2018 年 10 月 18 日。

乳头溢血止，余症悉愈。予归脾丸服 2 周，以善其后。

随访 1 年，乳衄未发。

按：脾胃为后天之本，气血生化之源，脾主中气。患者年届七七，脾胃素虚，复因忧思劳累，伤及脾气，脾主统血，脾虚则统摄失权，血不循常道而外溢。脾胃互为表里，乳房属胃，脾虚则胃气不固，离经之血从乳窍外溢，发为乳衄；脾胃之气血不足，故血色淡红，量少，质稀；脾胃气弱，中阳不振，故神疲乏力；脾虚生化不足，心神失养，故心悸少寐；脾虚，运化失职，则纳呆便溏。舌质淡，苔薄白，脉缓弱皆为脾胃气虚之象。

方中归脾汤加山药、芡实、莲子肉健脾益气，补血摄血；阿胶珠补血止血；乌贼骨、仙鹤草、茜草根敛血止衄。全方共奏健脾益气、摄血止衄之功。俾脾胃健，中气足，统摄有权，血循常道，何衄之有。

《顾伯华治疗乳头溢液的经验》一文中提道："肝藏血，脾统血。盖乳头属肝，肝为刚脏，性喜条达，一有抑郁，则肝气不舒，郁久生火，火扰于中，肝脏受损，藏血无权，血热妄行，旁走横溢而成乳衄；亦可因肝脾不调，忧思伤脾，脾失统摄之权，血亦妄行……以疏肝扶脾，凉血清热为基本原则。"

罗元恺则认为"乳衄一症……是为肝气郁结，脾肾虚弱，以致肝脾不和，血失统摄所致"。

十四、老年皮肤瘙痒症

1. **安某，女，58 岁，2007 年 3 月 1 日初诊。**

患者皮肤瘙痒 1 年，加重 2 个月。绝经 10 余年，今皮肤干燥脱屑，瘙痒夜甚，隐隐作痒，遍布抓痕。伴有头昏心悸，神疲乏力，面色无华，头发脱落，纳少梦多。舌质淡，苔薄白，脉细无力。

诊断：老年皮肤瘙痒症。

辨证：血虚生风，皮肤失养。

治法：养血润肤，息风止痒。

方药：四物汤加味。

生地黄 15g，熟地黄 15g，当归 15g，川芎 9g，白芍 15g，制何首乌 12g，党参 15g，百合 15g，麦冬 12g，天麻 12g，胡麻仁 12g，白蒺藜 12g，炒酸枣仁 18g，桑叶 12g，炙甘草 6g。6 剂，水煎服，日 1 剂。

二诊：2007 年 3 月 7 日。

瘙痒明显减轻，夜能寐，但大便略稀。上方加山药 15g，炒白术 12g。12 剂，水煎服，日 1 剂。

三诊：2007 年 3 月 19 日。

患者皮肤瘙痒止，余症痊愈。上方继服 6 剂后，再服杞菊地黄丸以善其后。

按：脾主肌肉，脾为气血生化之源，今脾虚化源不足；肺主皮毛，今肺阴亏虚，津血两虚，肌肤失荣，故皮肤干燥、瘙痒、脱屑，面色无华，神疲乏力，纳少；血主濡之，血虚风自内生，肌肤失于濡养而隐隐作痒；心主血脉，心血不足，心神失养，故心悸不寐，梦多头昏；发为血之余，血虚毛发失养，故脱落。舌质淡，苔薄白，脉细无力皆为气血不足之象。

方中四物汤加制何首乌养血补血；党参、山药、炒白术、炙甘草健脾益气；百合、麦冬滋养肺阴，以上补气血，生津液，养肌肤以治其本。加天麻、胡麻仁、白蒺藜、桑叶祛风止痒以治其标。《素问·至真要大论》曰"诸痛痒疮，皆属于心"，故加炒酸枣仁养心安神并助其止痒。肾阴虚，天癸竭，精血不足，毛发易脱落（肾其华在发），肌肤干燥无泽而发为瘙痒，故用杞菊地黄丸滋养肝肾，以善其后。

2. 张某，女，54 岁，2010 年 4 月 11 日初诊。

患者肌肤瘙痒，日久不愈，面色晦暗，口干不欲饮，两胁胀痛。舌暗有瘀点，脉弦涩。

诊断：老年皮肤瘙痒症。

辨证：血瘀阻滞，肌肤失养。

治法：活血化瘀，祛风止痒。

方药：桃红四物汤加减。

当归 15g，川芎 10g，赤芍 15g，生地黄 15g，桃仁 10g，红花 10g，牡丹皮 15g，丹参 15g，荆芥 10g，防风 10g，白蒺藜 12g，蝉蜕 10g，柴胡 10g，枳壳 15g，甘草 6g。6 剂，水煎服，日 1 剂。

二诊：2010 年 4 月 17 日。

服药后肌肤瘙痒减轻，但睡眠差。上方加炒酸枣仁 15g，茯神 15g 养心安神。6 剂，水煎服，日 1 剂。

三诊：2010 年 4 月 23 日。

患者肌肤瘙痒止，夜寐安。继服上方 6 剂，以巩固疗效。

按：患者情志抑郁以致气血郁滞，故两胁胀痛；瘀血内阻，气血运行不畅，肌肤失于濡养则发为肌肤瘙痒；瘀血阻滞，则面色晦暗。口干不欲饮，舌暗有瘀点，脉弦涩均为瘀血之征。

方中桃红四物汤活血养血；生地黄、牡丹皮、丹参凉血散瘀；柴胡、枳壳、甘草疏肝理气，共治其本。荆芥、防风、白蒺藜、蝉蜕祛风止痒以治其标。全方共奏活血化瘀、疏肝理气、祛风止痒之功。

"治风先治血，血行风自灭"，俾风灭痒自止。

以上两例皮肤瘙痒症，前者虚，后者实，"虚则补之""实则泻之"，标本兼治，瘙痒之疾岂能不愈。

医案后语

医案是对于疾病辨证论治、处方用药全过程的真实记录。

医者，只有博学多识，才能识病真切；只有临证多诊，才能积累经验，从而学验俱丰，方为良医。

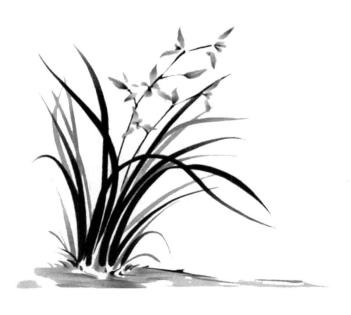

第六章 《红楼梦》医话

陈老业医 50 余载，业余无所他爱，在茶余饭后，喜欢练练书法，研读古典书籍。

在其读过的古典小说中，他认为《红楼梦》是经典中之经典，瑰宝中之瑰宝。

《红楼梦》中天文、地理、人事，经史子集，儒道释教，风土人情，方言俗语，成语典故，诗词歌赋，琴棋书画，医药占卜等，无所不有，堪称是一部百科全书。

尤其是医药，包括《内经》《伤寒论》诸书之论。对某些疾病辨证论治之精妙，膏丹丸散运用之神奇，乃是杏苑中不可多得的一朵奇葩。

陈老仅就书中与医药有关的人物、病例以及对某些疾病的辨证论治做浅要的赏析，名之曰"《红楼梦》医话"。

一、病好治，情难医

林黛玉天资聪明、但身体怯弱、幼年失恃，寄身荣府，与宝玉相爱，却恨无缘。多情善感，抑郁成疾。

只是病好治，情难医。且看王太医为黛玉医病的风采。

　　贾琏道："紫鹃姐姐,你先把姑娘的病势向王老爷说说。"王大夫道："且慢说。等我诊了脉,听我说了看是对不对,若有不合的地方,姑娘们再告诉我。"王大夫脉诊毕说道："六脉皆弦,因平日郁结所致。"那王大夫便向紫鹃道："这病时常应得头晕,减饮食、多梦,每到五更,必醒个几次。日间听见不干自己的事,也必要动气,且多疑多惧。不知者疑为性情乖诞,其实因肝阴亏损,心气衰耗,都是这个病在那里作怪。不知是否?"紫鹃点点头儿,向贾琏道："说的很是。"

　　王太医吃了茶,因提笔先写道:六脉弦迟,素由积郁。左寸无力,心气已衰。关脉独洪,肝邪偏旺。木气不能疏达,势必上侵脾土,饮食无味,甚至胜所不胜,肺金定受其殃。气不流精,凝而为痰;血随气涌,自然咳吐。理宜疏肝保肺,涵养心脾。虽有补剂,未可骤施。故拟黑逍遥以开其先,复用归脾固金以继其后。不揣固陋,俟高明裁服。又将七味药与引子写了。

　　贾琏拿来看时,问道："血势上冲,柴胡使得么?"王大夫笑道："二爷但知柴胡是升提之品,为吐衄所忌,岂知用鳖血拌炒,非柴胡不足宣少阳甲胆之气。鳖血制之,使其不致升提,且能培养肝阴,制遏邪火。所以《内经》说:通因通用,塞因塞用。柴胡用鳖血拌炒,正是'假周勃以安刘'的法子。"贾琏点头道："原来是这么着,这就是了。"

　　王太医以脉测症,凭脉定证,堪称医林高手。其辨证顺理成章,方药恰到好处。理法方药合情合理,可谓治疗心气不足、木乘脾土、木火刑金之肺痨咳吐瘀血病例的典范。

　　只可惜,在封建社会里,医术高明的王太医即使医得了黛玉的病,却也救不了黛玉的命。

　　与其说王太医医术精湛,倒不如说曹雪芹精通医理。

二、弱女子不禁"虎狼药"

晴雯从暖阁里出来，"只见月光如水，忽然一阵微风，只觉侵肌透骨，不禁毛骨悚然，心下自思道：怪道人说热身子不可被风吹，这一冷果然利害"。次日起来，果真鼻塞声重，懒怠动弹，只管咳嗽。

延胡庸医切脉后，诊为"外感内滞"，说近时时气不好，算是"小伤寒"，不过"气血原弱"，吃两剂药"疏散疏散"就好了。处方：紫苏、桔梗、防风、荆芥、枳实、麻黄等。可谓"荆防败毒散"加减。此理、法、方、药俱全，看似无可厚非，但胡先生却忽略了是"微风""气血原弱"。只是"小伤寒"的弱女子，竟用了治疗体壮之人患外感内滞重伤寒的麻黄、枳实，发汗导滞的"虎狼之药"，其后果不堪设想。正如宝玉所云："他拿着女孩儿们也像我们一样的治，如何使得！"

学验俱丰，阅历深邃的王太医，"诊了脉后，说的病证与前相仿，只是方上果没有枳实、麻黄等药，倒有当归、陈皮、白芍等，药之分量也减了些"。宝玉喜道："这才是女孩儿们的药，虽然疏散，也不可太过。"

同一患者，两医辨证论治基本相同，只是方中药味同中有异，剂量轻重有别，其疗效则有迥异。"药宜病下，药宜人下"，中医治病遣方用药的奥妙就在于兹。

三、治得病而治不得命

秦可卿是一个"打着灯笼也没地方找去"的年轻好媳妇。她"心细，心又重，不拘听见什么话儿，都要度量个三日五夜才罢"，是个

"心性高强，聪明不过"的人。她深谙"否极泰来，周而复始"的道理，在贾府"赫赫扬扬，已将百载"的盛世，她就预料到"三春去后诸芳尽，各自须寻各自门"的"无可奈何花落去"的没落结局。也正是因为这个心事太重的秉性，思虑太过，肝气郁滞，损伤心脾，她得了闭经之病。家里好几位太医为她看病，迎合主人，敷衍塞责。"有一位说是喜，有一位说是病，这位说不相干，那位说怕冬至，总没有准话儿"，以致迁延时日酿成"膏肓之病"。

延"张太医论病细穷源"，这位太医张友士，是一个"有事"之人，他切完秦可卿的脉说："看尊夫人这脉息：左寸沉数，左关沉伏；右寸细而无力，右关濡而无神。其左寸沉数者，乃心气虚而生火；左关沉伏者，乃肝家气滞血亏。右寸细而无力者，乃肺经气分太虚；右关濡而无神者，乃脾土被肝木克制。心气虚而生火者，应现经期不调，夜间不寐。肝家血亏气滞者，必然肋下疼痛，月信过期，心中发热。肺经气分太虚者，头目不时眩晕，寅卯间必然自汗，如坐舟中。脾土被肝木克制者，必然不思饮食，精神倦怠，四肢酸软。据我看这脉息，应当有这些证候才对。或以这个脉为喜脉，则小弟不敢从其教也。"

张先生医道高明，直言不讳，细说病源，实属难能可贵。只是两尺脉未明，陈老以为"穷必及肾"，左尺当沉细，右尺当沉弱。左尺沉细者，乃肾精亏虚；右尺沉弱者，乃肾气衰惫。肾精亏虚，冲经匮乏者，应现血枯经闭；肾气衰惫，肾不纳气者，当现动则气喘，呼多吸少。同时，脾主肌肉，脾虚者，身体消瘦也必在其中。此证正如《素问·阴阳别论》云："二阳之病发心脾，有不得隐曲，女子不月；其传为风消，其传为息贲者，死不治。"

张先生煞费心机，拟出一方，名曰"益气养荣补脾和肝汤"：人参二钱，白术二钱（土炒），茯苓三钱，熟地黄四钱，归身二钱（酒

洗），白芍二钱（炒），川芎一钱半，黄芪三钱，香附米二钱（制），
醋柴胡八分，怀山药二钱（炒），真阿胶二钱（蛤粉炒），延胡索一
钱半（酒炒），炙甘草八分，引用建莲子七粒（去心），红枣二枚。
此方可谓立法全面，用药周到，气血双补，五脏并调之妙剂。

然而，秦可卿对自己的病情心知肚明，即是灵丹妙药也是枉然。
秦氏笑道："但凭神仙也罢，治得病治不得命。"

四、好色之人先竭肾水

贾瑞是一个好色之徒，见色而起淫心，一心想占王熙凤的便宜。
岂知王熙凤是个"粉面含春威不露，丹唇未启笑先闻"的糖皮红辣
椒，有名的"泼皮破落户儿""凤辣子"。王熙凤勾引贾瑞上套后，略
施小计，一计尚引日，再计促命期，仅两计就断送了贾瑞的性命。

贾瑞"两回冻恼奔波，因此三五下里夹攻，不觉就得了一病，心
内发膨胀，口中无滋味，脚下如绵，眼中似醋，黑夜作烧，白昼常
倦，下溺连精，嗽痰带血。诸如此症，不上一年都添全了。于是不能
支持，一头睡倒，合上眼还只梦魂颠倒，满口乱说胡话，惊怖异常。
百般请医治疗。诸如肉桂、附子、鳖甲、麦冬、玉竹等药，吃了有几
十斤下去，也不见个动静"。

贾瑞并非是个不怕死的人，而是个"要命心甚切，无药不吃"的
人。然而他淫欲过度，不但不思悔改，反而更加痴迷王熙凤，乃至
"以欲竭其精，以耗散其真，不知持满，不时御神"。"倏又腊尽春
回"，阳气升发，精气耗散益甚，以致贾瑞"这病更有沉重"，即便
是"独参汤"大补，"菩萨"佑助，亦是枉然，皆无回天之力。终致
精竭气尽，命丧黄泉。正所谓"好色之人先竭肾水"。

悲哉！戒之，戒之！

五、治病必求于本

林黛玉禀赋羸弱，体不自胜，尤其脾胃虚弱，不思饮食，其饮食之少，简直像喂蝈蝈似的，可怜父母早殁，茕茕孑立，形影相吊。

投奔贾府，即是贾母疼爱，表姐妹相伴，毕竟不是父母关爱呵护、亲兄妹手足爱助之情。因此，内心空虚失落，益感孤苦伶仃，无依无靠，常曰"我是一无所有"，常作"司马牛之叹"。唯一的一线希望是与宝玉的"木石姻缘"，然而姻缘乖舛，终为"金玉姻缘"所泯灭。

黛玉在孤僻抑郁、隐曲不遂的一生中，以药相伴，与泪同伍，以致妙龄夭折，虽非红颜，亦是薄命。

通观黛玉之病，陈老以为始则食欲不振，脾胃虚弱，当以四君子汤益气补中，健脾胃以补后天之本；次则胁肋胀痛，抑郁不乐，头目眩晕，神疲食少，肝郁血虚，当以逍遥散疏肝解郁，健脾养血；三则潮热盗汗，怔忡不宁，头痛颊红，肝郁化火，当以丹栀逍遥散清肝解郁，养血泻火；四则咳嗽阵作，痰中带血，胁痛易怒，肝火犯肺，木火刑金，当以泻白散合黛蛤散清肝泻火，凉血止血；五则咳嗽颧红，反复咳血，潮热盗汗，虚火灼肺，当用百合固金汤滋阴润肺，宁络止血；六则形体虚羸，饮食不化，四肢无力，咳嗽少气，脾弱肺虚，当用参苓白术散培土生金，以善其后。以上正如《内经》所云"谨守病机，各司其属……令其调达，而致和平"，"治病必求于本"。

然而药物并非是万能的，古人早有明训："有胃气则生，无胃气则死。""得谷者昌，失谷者亡。""阴阳并脏气不定者不治。"黛玉之病，如此而已。

六、端阳佳节，簪艾系符

农历五月五日为端午节，又称端阳、端午、重五节。端午节的起源，其说不一，最普遍的说法是为了纪念战国时期的伟大爱国诗人屈原。

端午节各地风俗不同。贾府有"蒲艾簪门，虎符系臂"，以及"赏午"的风俗。

艾，又名艾蒿，亦名医草。以蕲州产者为胜，谓之蕲艾。王安石曰："艾可乂疾，久而弥善，故字从乂。"凡用艾叶治病须用陈久者良。故孟子云："七年之病，求三年之艾。"《本草纲目》言艾叶治"伤寒时气"。民间认为艾能使人身强体健，俗话说："插榕较勇龙，插艾较勇健。"

菖蒲，亦名水剑草。《本草纲目》云治"鬼气"，"治中恶卒死"，又曰"除一切恶，端午日切菖蒲渍酒饮之，或加雄黄少许"。菖蒲擅长治痰湿秽浊之邪蒙蔽清窍所致神志昏乱。

另外，还有水菖蒲，亦名臭蒲者，芳香化浊，祛湿止痒。民间用其编蒲团蹲坐。其根煎汤熏洗阴部，治疗妇人带下臭秽，阴痒灼痛。

雄黄，《本草纲目》曰"杀精物恶鬼邪气，百虫毒，胜五兵"。

虎为兽中之王，能威震百兽，震慑邪恶。

贾府过端午节，"赏午"，门插蒲草和艾蒿以防疫避害，臂系虎符以镇鬼驱邪，祈保康泰平安。

陈老家乡端午节亦有吃粽子，插艾蒿，佩戴艾叶香荷包，喝雄黄酒等，纪念屈原，驱瘴疬，避疫邪，预防疾病，确保健康的淳朴风俗和优良传统。

七、元妃薨逝属中风

元妃倏忽暴病，太医院奏明为"痰厥"，不能医治。

元春暴病而薨名曰"痰厥"，实属"中风"。

《素问·通评虚实论》曰："肥贵人，则膏粱之疾也。"

《景岳全书·杂证谟》认为"肥人多气虚"；《医门法律》认为"肥人湿多"。

且说元春自选了凤藻宫后，圣眷隆重，身体发福，未免举动费力，每日起居劳乏，时发痰疾。因前日侍宴回宫，偶沾寒气，勾起旧病。不料此回甚属利害，竟至痰气壅塞，四肢厥冷，一面奏明，即召太医调治，岂知汤药不进，连用通关之剂，并不见效……只见贾妃痰塞口涎，不能言语，只有悲泣之状，却少眼泪……目不能顾，渐渐脸色改变。贾妃享年四十三岁而薨。

元春自属"甘肥贵人"，气虚痰盛不言而喻。"邪之所凑，其气必虚"，起居劳乏，偶沾寒气，卒发"痰厥"，实属中风。

中风闭证分阴阳，元春痰气壅塞，四肢厥冷，目不能顾，不能言语，属中风闭证之痰浊瘀闭证。

偶拟拙词一首：

钗头凤　中风

风为首，病急陡。流涎失语肢厥有。痰风恶，证确凿。一派中风，曷为痰厥。错，错，错。

春如旧，人短寿。泪痕红浥鲛绡透。桃花落，空悲切。太医虽在，性命难托。殁，殁，殁！

八、叹无缘

"凤姐的妙计百发百中"，就在宝玉娶宝钗的这个时辰，林黛玉溘然长逝。

傻大姐道出了宝二爷要娶宝姑娘的秘密，黛玉闻之如同一个疾雷，顿时心里如油儿、酱儿、糖儿、醋儿倒在一处一般，甜苦酸咸竟说不出什么味儿。说道："我这就是回去的时候了。"

王熙凤口口声声说给宝玉娶林妹妹，故宝玉对王熙凤偷梁换柱、移花接木的掉包计全然不知，说道："我有一个心，前儿已交给林妹妹了。他要过来，横竖给我带来，还放在我肚子里头。"

黛玉绝粒，咳嗽，吐血，喘息，颜色如雪，瘦的只剩下一把骨头。大夫说："都是郁气伤肝，肝不藏血，神气不定。"其实黛玉已是病入膏肓，奄奄一息。就在黛玉病危的几天里，贾府上下数百人，"竟连一个人问的也没有"，正如善良的紫鹃说的"但这些人怎么竟这样狠毒冷淡"，真真可怜可叹！

黛玉临终前的最后一句话："宝玉，宝玉，你好……"耐人寻味。"宝玉你好狠心？宝玉你好自为之？……"

"呜呼！香魂一缕随风散，愁绪三更入梦遥。"

拙拟词一首：

钗头凤　叹无缘

身羸弱，病魔虐，父母双亡太失落。风雨寒，梦难圆。满腔心事，有口难言。瞒，瞒，瞒！

世情薄，人心恶，愁绪常似秋千索。金玉缘，木石残。怕人寻问，咽泪装欢。惨，惨，惨！

九、迷途知返

晚上，尤氏经过大观园，"觉得凄凉满目……心中怅然如有所失，因到家中，便有些身上发热，挣扎一两天，竟躺倒了。日间的发热犹可，夜里身热异常，便谵语绵绵。贾珍连忙请了大夫看视。说感冒起的，如今缠经入了足阳明胃经，所以谵语不清，如有所见，有了大秽即可身安。尤氏服了两剂，并不稍减，更加发起狂来"。该证诊为阳明腑实证，治用承气汤之属清热通便理应见效，但药后病情非但不减，反而更加发起狂来。因此，该病值得反思，诊断是否正确，用药是否有误。

陈老以为尤氏之病与"热入血室"酷似。《金匮要略》曰："妇人伤寒发热，经水适来，昼日明了，暮则谵语，如见鬼状者，此为热入血室，治之无犯胃气及上二焦，必自愈。"尤氏之病与此证类似。外邪侵入血室，邪热与经血互结。血室内属于肝，故影响肝脉不利，枢机不和，以致夜间身热异常；邪热侵扰阴血，影响心营，故昼日明了，至暮则谵语，甚而发狂如见鬼状。

拟用小柴胡汤清热和枢机以解邪热，加桃仁、赤芍、丹参清热行瘀，解血热互结，以治谵语狂乱，如此治之，尤氏之病或可豁然。

临床上中医治病，守方固属重要，但当一病用药枉效，或久治不愈者，应当覃思反省是否诊治有误。一旦发现诊治失误，要立即调整或重新厘定诊疗方案，古人云："乖僻自是，悔误必多。"切忌固执己见，执迷不悟，贻误病情，应当果断地改弦更张，迷途知返。

十、夕阳无限好，只是近黄昏

贾母是一个封建贵族阶级的典型女性，有严遵"三从四德"封建礼教的一面，也有恤贫怜穷、慈善可敬的一面。

贾母说："我到你们家已经六十多年了，从年轻的时候到老来，福也享尽了。""否极泰来"，贾母在贾家的 60 年，正是贾家由盛到衰的一个甲子，贾家的福气，倒不如说就是贾母的福气。

贾府上下数百号人，把贾母尊称为"老祖宗"，贾母是个"极爱寻快乐的人"，她性格豁达开朗，谈笑风生，是位和蔼可亲的老太太。

"天有不测风云，人有旦夕祸福"，贾府违法受弹劾，被抄家，"白玉为堂金作马"的贾家，瞬间"忽喇喇似大厦倾"。贾母精神深受打击，于是"日夜不宁，思前想后，眼泪不干"，"还是死了的好"。随着贾家败落，贾母身体健康状况每况愈下。贾母"胸膈闷饱"，"又添了腹泻"，大夫或曰"气恼所致"，或云"感冒伤食"，实乃气恼伤肝，肝气横逆，克伐脾土，以致洞泻不止，后天之本渐败，脾胃之气决绝，终至不起。

"无可奈何花落去"，一向思维敏捷、身体健朗的贾母，顷刻间病入膏肓，享年八十三岁而仙逝。

正谓"春寒秋热老来健"。

"夕阳无限好，只是近黄昏。"

十一、不是冤家不聚头

《内经》云"邪之所凑，其气必虚"，俚语说"黄鼠狼单咬赖鸭子"。正值暑天，羸弱的林黛玉中了暑溽之气，服下香薷饮解暑汤。

恰巧张道士给宝玉提亲，宝玉又揣起了金麒麟，一下子勾起了黛玉"金玉"之心事，两个人你一言我一语拌起嘴来。

宝玉脸都气黄了，眼眉都变了。黛玉脸红头胀，一行啼哭，一行气凑，一行是泪，一行是汗，不胜怯弱。方才吃的香薷解暑汤便承受不住，哇的一声都吐了出来，登时一口一口地把一块手帕子吐湿。黛玉的外感暑气不但未解，反而添了五内烦热。

宝黛自幼耳鬓厮磨，心情相对，彼此真心相爱，然而这种真挚的爱情藏在心里，只是不好说出来。俗话说："隔纸如隔山。"

宝玉内心想的是："别人不知道我的心，还有可恕，难道你就不想我的心里眼里只有你！"那黛玉心里想着："你心里自然有我，虽有'金玉'之说，你岂是重这邪说不重我的。"宝玉心中又想着："我不管怎么样都好，只是你随意，我便立刻因你死了也情愿……"那黛玉又想着："你只管你，你好我自好……殊不知你失我自失。"宝黛二人都将这般真心真意瞒起来，只用假意试探。如此两假相逢终有一真。其间琐琐碎碎，难免有口角之争。两个人原本是一个心的，但都多生了枝叶，反弄成了两个心了。如此看来，却都是求近之心，反弄成疏远之意了。真是"不是冤家不聚头"。

古人云"心有灵犀一点通"，然宝黛却心有灵犀而不通。其实"不通"正是黛玉抑郁不乐、病体难复的原因所在，也正是作者的妙笔所在。

十二、胆欲大而心欲小

尤二姐原是个"花为肠肚，雪作肌肤"的人，在王熙凤的折磨下，生不如死。便恹恹得了一病，四肢懒动，茶饭不进，渐渐黄瘦下去。近又"三月庚信不行，又常作呕酸"。

请胡太医诊了半日说："若论胎气，肝脉自应洪大。然木盛则生火，经水不调亦皆因由肝木所致。"又道："不是胎气，只是瘀血凝结。如今只以下瘀血通经脉要紧。"胡太医素以"大胆"自居，"擅用虎狼之剂"闻名。结果尤氏药下腹痛胎堕，流血不止，昏迷过去。

《素问·平人气象论》曰："手少阴脉动甚者，妊子也。"《素问·阴阳别论》曰："阴搏阳别，谓之有子。"《医宗金鉴·妇科心法要诀》云："少阴动甚知有子，阴搏阳别尺寸凭；但搏不滑胎三月，搏而滑实五月形。"

而胡太医却说："论胎气，肝脉自应洪大。"胡太医竟舍心肾胎脉而不顾，而从左关肝脉以求胎气，其不啻于"缘木求鱼"。

胡太医真是胡诌、胡闹又胡来。

另请医诊治，太医说尤二姐的病"本来气血生成亏弱，受胎以来，想是着了些气恼，郁结于中，这位先生擅用虎狼之剂，如今大人元气十分伤了八九，一时难保就愈"。可惜治病之良机已失，残局难收。

俗话说"治病容易，看病难"，"先看病，后议药"，强调了辨证的艰难和重要性。临床上只有正确的辨证，才能有正确的治疗，否则就会"差之毫厘，谬以千里"。

《旧唐书》云："胆欲大而心欲小，智欲圆而行欲方。"医者医术不精，一味"胆大"是谓"孟浪"。

十三、聪明反被聪明误

王熙凤是一个"模样又极标致，言谈又爽利，心机又极深细，竟是个男人万不及一的"，言行不让须眉的女强人。诸如"巡海夜叉""阎王""楚霸王""烈货"等绰号比比皆是。

王熙凤除对贾母、王夫人敬畏三分外，其他人皆不放在眼里。其主持荣府内务，兼理宁府家务，翻手为云，覆手为雨，任性所为，肆无忌惮。

王熙凤论才干之精明，从治办秦可卿的丧事指挥自若、井然有序、有条不紊就可窥一斑。论口齿是能把死人也说活了的，把贾母夸得常常笑得合不上嘴。论心计，设相思局，设奇谋掉包法，借暗剑诱杀尤二姐等，可谓诡计多端。王熙凤也是个贪得无厌的人，她生活在钟鸣鼎食之荣府，娘家钱把地缝扫一扫，就够贾家过一辈子的，然而她并不满足，竟放高利贷，收受贿赂，敛财不择手段。贾芸求王熙凤安排一个看园子的小工作，从泼皮赌徒倪二那里借来十五两三钱银子买的冰片、麝香送礼，王熙凤也收下，真是阎王不嫌鬼瘦。

总之，王熙凤是一颇为复杂的"太伶俐聪明"的人物。贾母叹道"我又怕他太伶俐也不是好事"。果然，病魔纷至沓来。"凤姐小月了……禀赋气血不足，兼幼年不知保养，平生争强斗智，心力更亏，故虽系小月，竟着实亏虚下来，一月之后，复添了下红之症。众人看他面目黄瘦，便知失于调养"，"只从上月行了经之后，这一个月竟沥沥淅淅的没有止住……这可不成了血山崩了"。"凤姐……又气又急又伤心，不觉吐了一口血，便昏过去，坐在地下。"

上述小产、崩漏、吐血三症皆与血有关。"心主血""脾统血""肝藏血""冲为血海，任主胞胎"，王熙凤禀赋不足，复因劳伤而冲任不固导致小产；思虑伤脾，失于调养，脾不统血而致崩漏；争强斗智，怒气伤肝，心肝火旺，肝不藏血故吐血。最终应了世人"太伶俐聪明活不长"的那句俚语。

正谓："机关算尽太聪明，反算了卿卿性命。"

十四、心病终须心药治

"木石姻缘"的成败，是林黛玉生死存亡的关键所在。宝玉和黛玉自幼丝鬟相磨，青梅竹马，久之爱情兹萌。但双方都将其真情实意秘而不宣，因此，相互猜疑、口角之争亦在所难免。这种真疼假憎、真爱假恨、扑朔迷离的"木石之盟"逐渐酿成了林黛玉的爱情心病。

黛玉父母早亡，又无兄弟，外婆门上，寄人篱下，孤凄无助。黛玉的心病，好心的紫鹃深知且同情，只是不敢说出。而贾母、王夫人、王熙凤、薛姨妈亦都心知肚明，但装聋作哑。

薛姨妈假惺惺地对黛玉说："好孩子别哭。你见我疼你姐姐你伤心了，你不知我心里更疼你呢。"因又向宝钗道："你宝兄弟，老太太那样疼他，他又生的那样，若要外头说去，老太太断不中意，不如竟把你林妹妹定与他，岂不四角俱全？"紫鹃问得好："姨太太既有这主意，为什么不和老太太说去。"薛氏如此虚伪地哄骗黛玉实在可恶。还有那个王熙凤，笑道："你既然吃了我们家的茶，怎么还不给我们家做媳妇？"又说："你别做梦，你给我们家做了媳妇，少什么？"这样故意戏弄一个依栖他家无依无靠、多灾多病的女孩子，不啻于往伤口上撒盐，更属可恨。

结果，遵从贾妃的指示，王夫人作主，经贾母批准，由王熙凤亲手操办，用偷梁换柱的掉包法成全了所谓的"金玉良缘"，扼杀了"木石姻缘"。林黛玉彻底失去了唯一的治疗心病的灵丹妙药。

可怜孤苦羸弱的林黛玉最终泯灭在"父母之命，媒妁之言"的茫茫大海之中。

太医虽有妙手回春术，人参也有治病回生功，医得了体病，岂能治得了心病！

正是："心病终须心药治，解铃还是系铃人。"

十五、贫贱之人亦长寿

刘姥姥并非是贵族眼里的"母蝗虫"，而是一个忠厚善良、勤俭豁达、可敬可爱的老太太。刘姥姥长贾母好几岁，而与贾母相比，富贵贫贱有霄壤之殊。贾母享年八十三而寿终正寝，当贾母殁后数年，刘姥姥的身体依然健朗。

刘姥姥的长寿秘诀，陈老以为大约有三。

其一，劳逸适度。刘姥姥身为农村妇女，种瓜点豆，拾柴捞火，一年四季，三百六十五天，日出而作，日入而息，劳而不累，逸而不惰，可谓劳逸有节，动静有度，故而长寿。

其二，饮食清淡。刘姥姥吃的农家饭，饮的山泉水，膏粱厚味不沾边，五谷杂粮为主食，瓜果蔬菜为副食，诚谓"清茶胜玉液，淡饭愈珍馐"，故而长寿。

其三，豁达常乐。刘姥姥既无权势之争，亦无财贝之累，不因居高欲堕而畏惧，也不为满盈易溢而担忧。虽饔飧不继自得至乐，即囊橐无余亦有余欢。安分守贫无奢望，知足常乐无贪欲，故可长寿。

其实，刘姥姥也并非是个自甘颓惰之人，她自给自足，在自力更生的基础上，毅然走出家门，争取贾府外资，老当益壮，带领全家以期小康。

天道至公，长寿不是富贵者的专利。富贵者未必长寿，贫贱者也不一定短命。

十六、"饿两顿"也能治病

史太君两宴大观园，大姐儿也跟着母亲王熙凤在园子里玩耍。"太太送了一块糕给他，谁知风地里吃了，就发热起来"。

王太医左手托着大姐儿的手，右手诊了一诊，又摸了摸头，叫伸出舌头来瞧瞧，笑道："我说姐儿又骂我了，只是要清清净净地饿两顿就好了。不必吃煎药，我送丸药来，临睡时用姜汤研开，吃下去就是了。"

小儿"脾常不足"，"脾为后天之本"，主运化，《素问·痹论》曰"饮食自倍，肠胃乃伤"，小儿又"肺常不足"，卫外不固，易感风寒。大姐儿乃"稚阴稚阳"之体，脏腑娇嫩，形体未充，在园内吃了糕，食积不化，微感风寒，故而发热诸症乃见。因此太医说"饿两顿"，食消胃复，复以丸药，姜汤和胃散寒，大姐儿的病自然痊愈。

刘姥姥说得好："富贵人家养的孩子，多太娇嫩，自然禁不得一些儿委屈；在他小人家，过于尊贵了，也禁不起。"

目前，随着生活水平的不断提高，肥甘香脆、色艳味浓、奇形怪状、炙煿煎炒的儿童食品琳琅满目、五彩纷呈、十分诱人。某些孩子饮食不节，嗜食、贪食，甚暴食之，以致胃腹胀痛，或吐，或泻，或嗳腐吞酸，甚或肥胖早熟等。这样的孩子"饿两顿"也未尝不可。

俗话说："要得小儿安，常带三分饥和寒。"

十七、呆哥哥急火攻心，痰迷心窍；痴妹妹抖肠搜肺，炽胃扇肝

俗话说：一石激起千层浪。谁料紫鹃对宝玉说了一句顽话"你妹

妹回苏州家去"，竟引起一场惊心动魄的疾病来。

宝玉听了黛玉"要回苏州去"，便如头顶上响了一个焦雷一般。宝玉呆呆的，一头热汗，满脸紫胀……两个眼珠子直直的，口角边津液流出，皆不知觉。李嬷嬷着力掐人中，竟也不觉疼痛。给他个枕头，他便睡下；扶他起来，他便坐着；倒了茶来，他便吃茶。李嬷嬷说："可了不得了，这可不中用了。"

王太医给宝玉诊了脉说道："世兄这症乃是急痛迷心。古人云：痰迷有别，有气血亏柔，饮食不能熔化痰迷者，有怒恼中痰裹而迷者，有急痛壅塞者。"此亦痰迷之症，系急痛所致。

陈老以为宝玉五志过急化火，灼液成痰，痰迷心窍，而致痰迷症作。除服祛邪守灵丹及开窍通神散外，《医宗金鉴》之清心涤痰汤"清心降火，涤痰开窍"，颇中肯綮。

袭人哭道："……那呆子眼也直了，手脚也冷了，话也不说了，连李妈妈掐着也不疼了，已死了大半个了，都说不中用了，那里放声大哭，只怕这会子都死了！"黛玉一听此言，哇的一声，将腹中之药一概呛出，抖肠搜肺，炽胃扇肝地痛声大咳嗽了几阵，一时面红发乱，目肿筋浮，喘得抬不起头来。紫鹃忙上来捶背，黛玉伏枕喘息半晌，推紫鹃道："你不用捶，你竟拿绳子来勒死我是正经！"

黛玉素为负薪之躯，而今无疑是病上加病，雪上加霜。宝玉说："活着，咱们一处活着；不活着，咱们一处化灰化烟。"俗语云："万两黄金容易得，知心一个也难求。"

"一个是枉自嗟呀，一个空劳牵挂。"宝黛二人一命相系，同病相怜。千般疢难只为一个"情"字。情不了，药岂能了？

十八、急火攻心，血不归经

贾宝玉自梦游"太虚幻境"以来，与袅娜纤巧、温柔和平的秦可卿关系暧昧，柔情缱绻，软语温存，难解难分。

今惊悉秦可卿芳龄猝死，"只觉心中似戳了一刀的不忍，哇的一声，直奔出一口血来"。宝玉自谓："急火攻心，血不归经。"

宝玉说"不用忙，不相干"，对自己的吐血不以为然。其实吐血一症非同小可，不容忽视。正如《景岳全书·血证论》说："血本阴精，不宜动也，而动则为病……盖动者多由于火，火盛则逼血妄行。"

宝玉吐血之"急火攻心"属五志化火。心属火主血，肝属木主藏血，心肝火盛迫血妄行，血不归经，致猝然吐血。

治宜：清热泻火，凉血止血。

方药：龙胆泻肝汤合犀角地黄汤加减。

龙胆草、柴胡、黄芩、栀子、白芍、茯苓、牡丹皮、生地黄、茜草、犀角（现以水牛角代）、甘草。

吐血亦称呕血，其病机并非一途。有胃火伤络者；有肝火横逆犯胃者；有心肝火旺，血不归经者；有气虚血失统摄者。宝玉属心肝火旺，血不归经之吐血。

十九、尘缘未断，走火入魔

妙玉是一个非常奇妙的人物，为金陵十二钗之一，在栊翠庵为尼。

妙玉修行之高洁，从村妪刘姥姥吃茶用了她的成窑五彩小盖钟，她嫌脏要把它砸碎就可窥一斑。

当妙玉在蓼风轩和惜春下棋时，宝玉笑问道："妙公轻易不出禅关，今日何缘下凡一走？"仅这一句话就触动了妙玉的神经，她心跳耳热，神不守舍，精神朦胧，意识模糊，一时如万马奔驰，一时如王孙公子要娶她，一会有如盗贼持刀执棍逼勒劫持她，一会儿把女尼当妈呼唤来救他……只见她两手撒开，口中流沫，眼睛直竖，两颧鲜红，哭泣骂詈，走火入魔。

大夫有说是思虑伤脾的，有说是热入血室的，也有说是邪祟触犯的，还有说是内外感冒的，终无定论。后请得一个大夫说："这是走火入魔的原故。"投降伏心火的药，虽稍有平复，但仍神思未复，终是恍惚。

其实真正的病原，惜春说得好："妙玉虽然洁净，毕竟尘缘未断。"正因尘缘未断，凡心未泯，"下凡"二字触犯心灵，于是心火内炽，耗伤脏阴，故而出现"走火入魔"的"脏躁"之证。

《金匮要略》曰："妇人脏躁，喜悲伤欲哭，象如神灵所作，数欠伸，甘麦大枣汤主之。"

妙玉这位洁净的妙龄少女，没被可爱的村野老妪所沾染，却被可恨的盗贼劫匪而玷污。

正是"可怜金玉质，终陷淖泥中"。

二十、冷香丸

薛宝钗素患咳喘病，此病似先天性热哮证。每次咳喘发作，吃一丸药下去也就好些了，这个神奇的药丸美名曰"冷香丸"。

冷香丸的药物采集、配伍、制作、贮藏是十分讲究的。

春天开的牡丹花蕊十二两，夏天开的白荷花蕊十二两，秋天开的白芙蓉花蕊十二两，冬天开的白梅花蕊十二两。于次年春分这一天晒干。专取白色入肺经。花乃草木之精华，而花蕊则是精华中的精华。

二十四节气中雨水这日的雨水十二钱，白露这日的露水十二钱，霜降这日的霜十二钱，小雪这日的雪十二钱。雨露乃清洁之品，霜雪为凉爽之物。

四样水调匀和了药，再加十二钱蜂蜜，十二钱白糖，丸了龙眼大的丸子，存在旧磁坛内，埋在花根底下。发了病时，拿出来吃一丸，用十二分黄柏煎汤送下。

该方以四种花蕊为君，四种自然之水为臣，蜜糖为佐，黄柏为使。全方共奏清热解毒、润肺止咳、养血活血、悦色养颜之功。冷香丸馨香甘冽可想而知。怪不得宝玉与宝钗在一起时，只闻得一阵阵凉森森、甜丝丝的幽香。

物以稀贵，物以人贵。黛玉对宝玉道："……你有玉，人家有金来配你；人家有'冷香'，你就没有'暖香'去配？"或许还有"暖香丸"。

二十一、渥汗

袭人服侍贾母时，心中眼中只有一个贾母；服侍宝玉，心中眼中又只有一个宝玉。袭人是一个"心地纯良，克尽职任"的女孩子。

袭人因劳累，复感风寒，致身体发重，头痛目胀，四肢发热，先时还挣扎得住，此后捱不住……传医诊视，说道："不过偶感风寒，吃一两剂药疏散疏散就好了。"令人取药来煎好。刚服下去，命她盖上被渥汗。至次日，袭人已是夜间发了汗，觉得轻省了些，只吃些米汤静养。

渥汗一法，自古有之。《伤寒论》桂枝汤方后注云："服已须臾，啜热稀粥一升余，以助药力，温覆令一时许，遍身漐漐微似有汗者益佳。""温覆"就是加衣被助暖渥汗。

民间亦有患恶寒发热、头痛身痛、无汗之风寒感冒者，服生姜汤或葱白汤后，加盖衣被取暖渥汗，治疗风寒感冒的习俗。待汗出热退，脉静身凉和，则风寒感冒病愈。

汗法，属中医治病的八法之一。药后温覆渥汗，以助风寒之邪随汗出而外解，效佳。

"渥汗"一法，值得传承。

二十二、凉血祛瘀治杖伤

贾政望子成龙，承望宝玉走读书做官的正道，将来继承家业，光宗耀祖。

无奈宝玉虽然天资聪敏，却淡泊名利，无心攻读经书，考取功名，只是在园子里和女孩子们厮闹。贾政恨铁不成钢，为此宝玉时常受到父亲的责打，宝玉甚至听到父亲二字就唬得如焦雷轰顶。

只是这次宝玉被打的着实厉害。因薛蟠、贾环对宝玉使坏进谗，贾政为宝玉气得目瞪口歪，面如金纸。不暇间宝玉在外流荡优伶，表赠私物；在家荒疏学业，淫辱母婢，贾政举起大板，咬着牙狠命对宝玉往死里盖了三四十下，那板子下去又狠又快，只见宝玉由臀至胫，或青或紫，或整或破，竟无一点好处，腿上半段青紫，都有四指宽的僵痕高了起来。宝钗手里托着一丸药走进来，向袭人说道："晚上把这药用酒研开，替他敷上，把那瘀血的热毒散开，就好了。"

对于杖伤的证治，《医宗金鉴·外科心法要诀》曰："杖疮须宜看其形，已破未破要分明，清凉拈痛膏破用，敷之消肿并止痛。未破瘀血须当砭，汤剂急宜用大成，玉红膏贴瘀腐痛，搽之新肉自然生。"《外科理例》曰："大抵杖疮，皆瘀血为患，宜速治疗……杖疮热血作痛，凉血去瘀血为先。"

宝玉被笞打之伤幸亏为皮肉之伤，未伤筋动骨，乃热血作痛，宜凉血祛瘀为治，自可痊愈。

二十三、养血安神治不寐

黛玉因心血不足常常失眠。黛玉叹道："我这睡不着也并非今日，大约一年之中，通共也只好睡十夜满足的。"

黛玉素体羸弱，又因忧愁思虑太过，暗耗阴血，使心肾两亏，阴虚血少，虚火内扰心神，而致不寐。

黛玉的不寐之症以天王补心丹加减治疗颇合病机。方中生地黄滋阴养血，壮水以制虚火，为君。天冬、麦冬滋阴清热，酸枣仁、柏子仁养心安神，当归补血润燥，共助生地黄滋阴补血、养心安神，俱为佐药。玄参滋阴降火；茯苓、远志养心安神；人参补气以生血，并能安神益智；五味子之酸以敛心气，安心神；朱砂镇心安神，以治其标，以上共为佐药。桔梗为舟楫，载药上行，以使药力缓留于上部心经，并可开宣肺气，止咳化痰，为使药。本方配伍，滋阴补血以治本，养心安神以治标，标本兼治，心肾两顾，全方共奏滋阴养血、补心安神之功。

黛玉素有咳血之症，故本方去活血之丹参，加润肺安神之百合；黛玉自幼脾胃虚弱，且防地、玄、冬、味滋阴收敛以碍胃，故加砂仁理气和胃。

方药中的，黛玉不寐，理可痊愈。

二十四、病本不除，标病焉息

薛姨妈被儿媳妇夏金桂这场气怄得肝气上逆，左胁作痛。宝钗明知这个缘故，也不及医生来看，先叫人去买了几钱钩藤来，浓浓的煎了一碗，给他母亲吃了。又叫秋菱给薛姨妈捶腿揉胸，停了一会儿，略觉安顿……宝钗又劝了一回，薛姨妈不知不觉睡了一觉，肝气也渐渐平复了。

左胁肋属肝经之分野，怒气伤肝，肝气横逆，故左胁作痛。钩藤乃清热平肝息风之药，煎服之肝气略平，加之按摩劝导胁痛暂缓。

若肝气郁滞，胁肋胀痛，胸闷太息，情志抑郁，脘腹胀满，嗳气不舒，脉弦，用柴胡疏肝散之柴胡 10g，陈皮 12g，川芎 10g，香附 15g，枳壳 15g，芍药 15g，甘草 6g。水煎服，疏肝行气，活血止痛。治疗薛姨妈之肝气胁痛症，或许更中肯綮。

然而只要蛮横无理的泼妇夏金桂活着，为非作歹的呆霸王薛蟠还在，薛姨妈就不会安生，怒气不断，胁痛诸症不止。即是服用治肝气胁痛灵验的柴胡疏肝散也是枉然，就是知书达理的宝钗开导抚慰也是徒劳的。

治病必求于本。病本不除，标病焉息。

二十五、急怒伤心，发为"气厥"

袭人温柔和顺，似桂如兰。服侍宝玉细心周到，恪尽职守。并一心为宝玉的前途而忧虑。

"每每规谏，宝玉不听，心中着实忧郁"，她身为奴婢，却能事事为贾府大局着想，宁可自己委屈些。

宝玉出家，袭人悲痛欲绝。"只见袭人心痛难禁，一时气厥。"巧姐儿问宝钗道："袭人姐姐怎么病到这个样？"宝钗道："大前儿晚上，哭伤了心了，一时发晕栽倒了。"大夫看了脉，说是急怒所致，开了方子去了。

袭人急怒交集，而致气厥。袭人之气厥即《内经》之"薄厥"。《素问·生气通天论》曰："阳气者，大怒则形气绝，而血菀于上，使人薄厥。"由于精神受刺激，阳气急亢，血随气逆，致使血液瘀积于头部，发为猝然昏厥。宜急服苏合香丸解郁止痛，通窍醒神。待厥回神苏后，再服五磨饮子合安神定志丸以理气降逆，养心安神。若时时啼笑，或哭笑无常，复以酸枣仁汤合甘麦大枣汤安神定志，养心润燥以善其后。

袭人为宝玉的通房丫头，素有升为宝玉二房之想，但却无缘。正如判词所云：

> 枉自温柔和顺，空云似桂如兰。
>
> 堪羡优伶有福，谁知公子无缘。

二十六、欲求长生不老，吞金服砂而殁

大观园内，群芳生日夜宴正开，顽笑不绝。忽见东府中几个人慌慌张张跑来说："老爷宾天了。"众人听了，唬了一大跳，忙都说："好好的并无疾病，怎么就没了。"家下人说："老爷天天修炼，定是功行圆满，升仙去了。"

"箕裘颓堕皆从敬，家事消亡首罪宁。"原来，贾敬在都外玄真观

修炼，烧丹炼汞，别的事一概不管。更至参星礼斗，守庚申，服灵砂，妄作虚伪，过于劳神费力，反因此伤了性命。如今虽死，肚中坚硬似铁，面皮嘴唇烧的紫绛皴裂。正如大夫所云："系玄教中吞金服砂，烧胀而殁。"显然贾敬是服丹砂中毒而死。

好生恶死，人之常情，即使在道教盛行的唐朝，包括唐太宗、宪宗、穆宗等皇帝在内，追求长生不老，得道成仙，服丹吞砂中毒而死亡者，亦不乏其例。

众所周知，黄丹含铅，朱砂含汞，铅、汞均为剧毒之品，久服或超量服用，皆可导致中毒，而危及生命。吞金服砂，不老成仙，纯属荒诞之说。慎之，戒之！

二十七、心比天高，身为下贱

晴雯"外感内滞"病尚未痊愈，负病为宝玉补雀金裘，累得头晕眼黑，气喘神虚，致病因劳而复。

晴雯吃了药，仍不见病退，急得乱骂大夫，说："只会骗人的钱，一剂好药也不给人吃。"麝月笑劝他道："你太性急了，俗语说'病来如山倒，病去如抽丝'。又不是老君的仙丹，哪有这样灵药！你只静养几天，自然好了。你越急越着身。"

王太医诊了脉，疑惑说："昨日已好些了，今日如何反虚微浮缩起来，敢是吃多了饮食，不然就是劳了神思。外感倒轻了，这汗后失于调养，非同小可。"于是，将方药中疏散祛邪诸药减去了，倒添了茯苓、地黄、当归等益神养血之剂。

故净饿了两三日，又谨慎服药调理，如今劳累了些，又加倍培养了几日，便渐渐地好了。

晴雯是一个"水蛇腰，削肩膀，眉眼又有些像林姑娘"的心灵手巧、掐尖要强、聪敏过顶的女孩。然而"木秀于林，风必摧之"。终被侮告，以勾引了宝玉的罪名，逐出大观园。于是，晴雯气病交加而殁。

正如判词所云："心比天高，身为下贱，风流灵巧招人怨，寿夭多因诽谤生。"冤哉，惜哉！

后语

《红楼梦》是中国文学史上最伟大的一部著作，也是医学史上一个难得的精品。其中"杏林春满"时时能见，"橘井泉香"处处可闻。

《红楼梦》是一出描写以贾宝玉和林黛玉为代表的爱情悲剧，也是一部记录贾府富贵穷通、由盛到衰的史书。

《红楼梦》作者不忍看到宝黛"木石姻缘"的破裂和泯灭，也不敢正视贾府家破人亡、一败涂地的结局，故以祖业复兴为善果，兰桂齐芳而圆梦。

第七章　随　笔

一、脾虚与痰湿

近年来，青少年体质肥胖者渐多，陈老以为与饮食质量与饮食不节有着密切关系。

随着生活水平的不断提高，饲料催肥的猪、牛、羊、鸡、鸭、鹅等肉食动物增多，随之各种煎炒炙煿，肥腻甘甜香辣之食品纷呈。某些青少年经不起诱惑而嗜食之，甚至暴食之，以致"饮食自倍，肠胃乃伤"。体质肥胖，貌似健壮，其实脾胃甚虚，脾主运化，脾虚健运失职则痰湿不化，蓄积为患。临床上，因病少予地黄等滋润之药即泄泻腹胀，此乃脾虚湿盛可证。

临床上常见的多囊卵巢综合征患者，体质肥胖，毛发粗长，皮肤黧黑，月经愆期、稀发，甚或闭经，或婚后不孕等，望舌质淡，苔白厚腻或舌质红，苔黄厚腻，按脉濡缓或濡数，此非脾虚痰湿阻滞即脾虚湿热壅滞。询之，多有嗜食肥甘的不良习惯。

陈老奉劝肥胖患者，少食肥甘之品，适食五谷杂粮，以确保身体健康。更希望食品环保、安全而卫生。

陈老治疗肥胖脾虚痰湿所致的月经不调、不孕等症，用六君子汤加苍术、香附、焦三仙。其中人参、白术、甘草健脾益气；二陈汤加苍术燥湿化痰；香附合焦三仙理气解郁，消食化滞。全方共奏健脾益气、燥湿化痰、消食化滞之功。如此健脾化湿，标本兼治，效果颇佳。

并嘱患者饮食有节，起居有常，加强体育锻炼，保持情志舒畅，以巩固疗效。

二、肾虚与不孕

《素问·上古天真论》曰："女子七岁，肾气盛……二七而天癸至，任脉通，太冲脉盛，月事以时下，故有子……七七任脉虚，太冲脉衰少，天癸竭，地道不通，故形坏而无子也。""肾主生殖"，肾之阴阳是受孕的基础，肾虚直接影响孕育。

1. 肾阳虚

肾阳虚，命门火衰，冲任不足，胞脉失于温煦，宫寒不能摄精成孕。《圣济总录·妇人无子》云："所以无子，冲任不足，肾气虚寒故也。"《傅青主女科》云："夫寒冰之地，不生草木；重阴之渊，不长鱼龙。"今胞宫既寒，何能受孕。

主要证候：婚久不孕，月经后期量少，血色淡，腰酸腿软，性欲淡漠，大便不实，小便清长，舌质淡，苔薄白，脉沉细。

辨证分析：肾阳虚弱，冲任失于温养，血海不充，故见月经后期量少，色淡；腰为肾之府，肾阳不足，命门火衰，故腰酸腿软，性欲淡漠；肾阳虚弱，火不暖土或不能温化膀胱，则大便不实，小便清长；舌质淡，苔薄白，脉沉细均为肾阳不足之象。肾阳虚弱，冲任不足，故宫寒不能摄精成孕。

治法：温肾养血益气，调补冲任。

方药：温胞饮。

炒白术 12g，盐巴戟天 12g，人参 9g，盐杜仲 12g，酒菟丝子30g，山药 15g，炒芡实 12g，肉桂 6g，制附子 3g（先煎），盐补骨脂9g。

方中炒白术、人参健脾益气，以资化源；盐巴戟天、盐杜仲、酒菟丝子、盐补骨脂温养肝肾，调补冲任，填精补髓；山药、炒芡实健脾益气，益肾固精；肉桂、制附子补命门之火，温胞散寒。全方共奏温肾助阳、调补冲任、暖宫散寒之功。肾阳充沛，胞宫得以温煦，精血旺盛，冲任有养，胎孕易成。所谓"益火之源，以消阴翳"。

2. 肾阴虚

肾阴不足，冲任失滋，胞宫干涩，不能摄精成孕。《女科经纶·嗣育门》引朱丹溪语云："妇人久无子者，冲任脉中伏热也……其原必起于肾阴不足，真阴不足则阳胜而内热，内热则荣血枯。"《傅青主女科》云："夫寒阴之地，固不生物；而干旱之田，岂能长养。"今真阴不足，冲任失滋，胞宫干涩，岂能摄精成孕。

主要证候：婚久不孕，月经或前或后，量少，色红无块。体形消瘦，腰酸，头晕眼花，耳鸣，五心烦热，舌质红，少苔，脉细数。

证候分析：肾阴不足，精血亏少或阴虚火旺，则月经或前或后，色红量少；阴液不足，肢体失荣，则体形消瘦；肾阴不足，腰府失养，脑髓失充，则腰酸，头晕眼花，耳鸣；虚火内热，则五心烦热；舌质红，少苔，脉细数均为肾阴不足之象。肾阴不足，冲任失滋，胞宫干涩或阴虚火旺，血海太热，不能摄精成孕。

治法：滋阴养血，调冲益精。

方药：养精种玉汤和清骨滋肾汤。

当归 15g，白芍 15g，熟地黄 15g，山萸肉 12g，地骨皮 12g，牡丹皮 12g，沙参 12g，麦冬 12g，玄参 12g，五味子 6g，白术 12g，石斛 12g。水煎服，日 1 剂。

方中当归、白芍滋养肝血；熟地黄、山萸肉补益肾精；沙参、麦冬、玄参滋阴壮水；五味子滋肾敛阴；地骨皮、石斛滋阴生津，清退虚热；牡丹皮清肝火；白术健脾以资化源。全方共奏滋阴壮水、清退虚热、养血填精、养精种玉之功。所谓"壮水之主，以制阳光"。

三、产后"多虚多瘀"

对于产后的论治原则，众说不一。朱丹溪认为："无得令虚，当大补气血为先。虽有杂证，以末治之。"张子和主张："产后慎不可作诸虚不足治之。"张景岳指出："凡产后气血俱去，诚多虚证，然有虚者，有不虚者，有全实者。凡此三者，但当随证随人，辨其虚实，以常法治疗，不得执有诚心，概行大补，以致助邪。"此论颇为中肯，为世人所称道。因此，产后"多虚多瘀"之谈成为公论。临床上，产后虚实相兼、虚瘀夹杂之证颇为常见。

陈老治一产后恶露不绝属气血不足，气滞血瘀证。

董某，女，42 岁，产后弥月，恶露不净，恶露色淡红，量不多，有小血块，伴有面色㿠白，神疲无力，头晕心悸，胸闷不舒，小腹胀痛。舌质淡红，苔薄白，脉细涩。

治法：补气养血，疏肝祛瘀。

方药：生化汤加味。

当归 15g，川芎 10g，桃仁 10g，炮姜 6g，炙甘草 6g，黄芪 30g，

党参 15g，白术 12g，香附 15g，益母草 15g。水煎服，日 1 剂。

服上药 12 剂，病愈。

患者面色㿠白，神疲无力，恶露色淡、量少为气血两虚之征；气虚，血不能上荣，则头晕心悸；气滞血瘀则胸闷不舒，小腹胀痛，恶露有块；舌淡红，脉细涩亦为气血不足、气滞血瘀之象。患者连生二女，次女未满周岁，患者气血两虚身体尚未康复，盼子心切，即又怀孕。今又生一女，丈夫不悦，公婆不喜，则肝气不疏，气滞血瘀，以致恶露不绝诸症乃生。

治疗本着"勿拘产后，亦勿忘产后"的原则，以黄芪、当归补气生血；党参、白术、炙甘草健脾益气，以滋化源；香附疏肝解郁；桃仁、川芎、益母草活血祛瘀；炮姜温经止血。全方共奏补虚化瘀之功。俾瘀血去，血归经，恶露净，诸症愈。

四、带下俱是湿证

津液是人体内各种正常水液的总称，主要有滋润、濡养的作用。妇人生理性带下就属于津液，起着滋润、濡养阴户的作用。正如《沈氏女科辑要笺正》引王孟英所说："带下，女子生而即有，津津常润，本非病也。"

如果受到内外邪气的侵犯，津液就变成了危害人体的湿邪。湿邪伤及任带二脉，使任脉不固，带下失约，成为病理性带下。

前人将带下分为白、黄、赤、青、黑配五脏病变，虽有牵强之处，但提示带下色质异常，确有临床意义，故亦无可厚非。

带下病虽有虚、实、热、毒之不同，但其病因病机都与湿邪有关。

如脾虚者，乃脾虚运化失职，反聚为湿，湿浊流注下焦；肾阳虚者，肾阳虚弱，命门不足，蒸腾失司，寒湿内盛；肾阴虚者，其阴亏虚，相火妄动，复感湿邪，湿热下注；湿热者，湿热流注下焦；湿毒者，湿热蕴久成毒。总之，湿邪或夹热夹毒流注下焦，损伤任带二脉，方成带下病，带下之病都与湿邪有关。故《傅青主女科》开宗明义曰"夫带下俱是湿证"，此论是颇有见地的，治疗带下病者，岂可忽乎。

陈老曾治愈一例阴虚夹湿证。

杨某，女，36岁，患带下病3个月余。带下量多，色黄质稠，有异味，阴部灼热瘙痒。腰膝酸软，头晕耳鸣，五心烦热，尿黄，便黏不爽。舌质红，苔黄腻，脉细濡数。

治法：滋肾益阴，清热利湿。

方药：知柏地黄汤加味。

熟地黄15g，山药15g，山萸肉12g，茯苓15g，泽泻15g，牡丹皮12g，知母10g，黄柏9g，车前子30g（包煎），滑石15g，生甘草6g。水煎服，日1剂。

服上药9剂而愈。继服知柏地黄丸2周以巩固疗效。

患者肾阴不足，相火偏旺，复感湿邪，损伤任带，致任脉不固，带脉失约，故带下量多，色黄质稠，有气味；阴虚则内热，故五心烦热，阴部灼热瘙痒；腰为肾之府，肾阴虚则腰膝酸软；虚阳上扰则头晕耳鸣；尿黄便黏，舌红，苔黄腻，脉细濡数均为阴虚兼湿之征。

方中熟地黄、山萸肉滋阴益肝肾；山药健脾益肾；牡丹皮清肝泻火；茯苓健脾利湿；知母滋阴清热；黄柏泻火燥湿；泽泻、车前子、滑石、生甘草清热利湿。全方共奏滋阴清热、泻火利湿之功。

阴虚者滋阴，湿邪者利湿，补虚泻实，扶正祛邪，二者相辅相成，并行不悖。阴充热清，湿去浊清，阴虚兼湿之带下病岂能不愈。

五、脾虚带下与完带汤

湿邪是带下的主要病因。湿为阴邪，其性重浊黏滞，易侵下焦。

《素问·至真要大论》曰："诸湿肿满，皆属于脾。"脾主运化水湿，脾虚健运失职，不能行其津液，于是聚而成湿，甚则积而成水。

《血证论·血下泄证治》指出"带脉属脾经"，"下系胞脉"，"若脾土失其冲和，不能治水，带脉受伤，注于胞宫，因发带证"，"治宜和脾以利水，治脾即是治带，治带即是治水也，以土治水，而带脉自愈矣"。

《傅青主女科》开宗明义曰："夫带下俱是湿证……脾土受伤，湿土之气下陷，是以脾经不守，不能化荣血以为经水，反变成白滑之物，由阴门直下，欲自禁而不可得也。治法宜大补脾胃之气，少佐以舒肝之品，使风木不闭塞于地中，则地气自升腾于天上，脾气健而湿气消，自无白带之患矣。"傅青主之完带汤就是治疗脾虚带下的著名方剂。

组成：白术（土炒）30g，山药30g，人参18g，白芍（酒炒）15g，车前子（酒炒）9g，苍术9g，甘草3g，陈皮1.5g，黑芥穗1.5g，柴胡1.8g。水煎服。

其方后云："此方脾胃肝三经同治之法。寓补于散之中，寄消于升之内；开提肝木之气，则肝血不燥，何至下克脾土；补益脾土之元，则脾气不湿，何难分消水气。至于补脾而兼以补胃者，有里以及表也，脾非胃气之强，则脾之弱不能旺，是补胃正所以补脾耳。"

完带汤重用白术、山药补脾祛湿为君。臣以人参补中益气，以助君药补脾之力；苍术燥湿健脾，以增祛湿化浊之力；白芍柔肝理脾，使肝木条达而脾土自强；车前子利湿清热，令湿浊从小便分利。佐以陈皮理气燥湿，既可使补药不滞，又可行气化湿；柴胡、黑芥穗升发脾胃清阳，配白芍则疏肝解郁。使以甘草调药和中。诸药相配，使脾气健旺，肝气条达，清阳得升，湿浊得化，则带下自止矣。

陈老在临床上运用完带汤治疗脾虚肝郁、带脉失约之湿浊带下，带下色清稀如涕，面色㿠白，倦怠便溏，舌淡苔白，脉濡弱者每取良效。

兼肾阳虚，腰脊酸楚，带下清冷如水者，加鹿角胶 6g（烊化），菟丝子 30g，盐杜仲 15g，芡实 12g 补肾固精止带。

兼肾阴虚，腰酸耳鸣，手足心热，带下量少，色黄或淡红，去人参、苍术、白术加生地黄 15g，知母 9g，黄柏 9g，旱莲草 15g 滋阴泻火以止带。

兼湿热，带下量多，色黄，质稠有臭味者，去人参加栀子 10g，黄柏 10g，泽泻 15g，茯苓 15g，薏苡仁 30g 以清热利湿止带。

兼湿毒，带下量多，色黄绿如脓，臭秽者，去人参加金银花 18g，连翘 15g，蒲公英 15g，紫花地丁 15g，红藤 20g，薏苡仁 30g 以清热解毒，除湿止带。

总之，临床上治疗带下病，运用完带汤，灵活加减，其效如神，屡验不爽。

六、胎动不安与安奠二天汤

陈老在临床上运用安奠二天汤治疗胎动不安，每获良效。

主要证候：妊娠期间，阴道少量流血，色淡红质稀。小腹坠痛，神疲肢倦，面色㿠白，头晕耳鸣，腰酸痛。舌质淡红，苔薄白，脉滑细弱。

证候分析：脾为气血生化之源，主统血。胎赖气血载养，气虚胎失所载，血虚胎失所养，故胎气不固。肾为冲任之本，胎系于肾，肾虚则冲任失固，血海不藏，系胎无力。脾肾两虚，故见阴道流血，血色淡红质稀，且小腹坠痛。脾气虚，阳气不布，故神疲肢倦。气血两虚，面失荣养，故面色㿠白。肾主腰膝，肾虚则外府失养，故腰酸痛。肾主骨生髓，脑为髓海，肾开窍于耳，肾虚髓海不充，脑失所养，故令头晕耳鸣。舌质淡红，苔薄白，脉滑细弱均为妊娠脾肾两虚之征。

治法：健脾补肾，止血安胎。

方药：安奠二天汤加味。

人参 15g，熟地黄 15g，炒白术 12g，山药 15g，炙甘草 6g，山萸肉 12g，盐杜仲 15g，枸杞子 12g，炒白扁豆 12g，阿胶 15g（烊化）。水煎服，日 1 剂。

方中人参、炒白术、山药、炒白扁豆、炙甘草健脾益气，以载胎；熟地黄、山萸肉、盐杜仲、枸杞子补肾养血，以固胎元；阿胶益肾补血，止血安胎。全方共奏脾肾双补之功，使胎有所载，冲任得固，自无胎动不安之虞。

《傅青主女科》云："胞胎虽系于带脉，而带脉实关于脾肾。脾肾亏损，则带脉无力，胞胎即无以胜任矣。……脾为后天，肾为先天，脾非先天之气不能化，肾非后天之气不能生。补肾而不补脾，则肾之精何以遽生也。是补后天之脾，正所以补先天之肾也。补先后二天之脾与肾，正所以固胞胎之气与血。"安奠二天汤健脾补肾，益气养血，正是治疗脾肾两虚胎动不安之良药。

七、补气养血治缺乳

乳汁为血所化，赖气以行。妇人产后气血虚弱，冲任不足，气血津亏，乳汁化源不足，以致缺乳。正如《傅青主女科》曰："乳乃气血之所化而成也。无血固不能生乳汁，无气亦不能生乳汁……新产之妇，血已大亏，血本自顾不暇，又何能以化乳。乳全赖气之力，以行血而化之也。今产后数日，而乳不下点滴之汁，其血少气衰可知。"

傅青主用通乳丹治疗气血虚之缺乳，并曰"二剂而乳汁如涌泉矣"。

通乳丹

人参 30g，生黄芪 30g，当归 60g（酒洗），麦冬 15g（去心），木通 1.5g，桔梗 1.5g，七孔猪蹄 2 个（去爪壳）。水煎服，日 1 剂。

方中君以黄芪、当归补气血以生乳汁；臣以人参、麦冬、猪蹄补血气，养血滋液，助归、芪以生乳汁；佐以木通宣络通乳；使以桔梗，载诸药入胸乳，直达病所。全方共奏补气养血、增液通乳之效。

通乳丹中之木通性苦寒，且有损伤肾功之弊，陈老常以通草易之。

陈老在临床上对于产后乳汁不充，甚或全无，乳房柔软，乳汁清稀，伴有面色无华，神疲乏力，食欲不振，舌质淡，苔薄白，脉细弱之气血虚弱之缺乳患者，用通乳丹补气养血、增液，佐以通乳而治之。

兼肝郁气滞，症见乳汁少或全无，胸胁乳房胀痛者，用通乳丹去黄芪加柴胡 12g，白芍 15g，青皮 12g，炮山甲 6g（现以王不留行替代），王不留行 15g 以疏肝解郁，通络下乳。

兼痰气壅阻，症见乳汁稀少，乳房丰满无胀感，伴形体肥胖者，用通乳丹去麦冬，加瓜蒌 15g，浙贝母 12g，茯苓 15g，丝瓜络 12g

以健脾化痰，佐以通乳而治之。

对于气血虚弱之缺乳，傅青主告诫世人曰："世人不知大补气血之妙，而一味通乳，岂知无气则乳无以化，无血则乳无以生，不几向饥人而乞食，贫人而索金乎。"

八、学习《景岳全书·妇人规》心得

张景岳是明代著名的医家，一生著书甚丰，包括《类经》《类经图翼》《类经附翼》《景岳全书》《质疑录》等。这些著作，迄今仍为医家研读和运用的名著。《景岳全书》中之《妇人规》更为妇科医生所青睐。

1. 重阳气，倡温补

《类经附翼·求正录》曰："天之大宝，只此一丸红日，人之大宝，只此一息真阳。"张氏以为，金元以来，刘守真立诸病皆属于火之论，朱丹溪创"阳有余阴不足"之说，后人拘执其说，不辨虚实，寒凉攻伐，动辄贻患。所以他力倡人之生气，以阳为主，难得易失，故以温补为宗旨而自成一家之言。但这并不意味着凡病都属阳虚，尽施温补，而仍以"阴平阳秘"为要。他指出："善补阳者，必于阴中求阳，则阳得阴助而生化无穷；善补阴者，必于阳中求阴，则阴得阳升而泉源不竭。"这也正符合王冰"壮水之主以制阳光，益火之源以消阴翳"之说。

2. 重肾脾，尤重肾

《景岳全书·传忠录》曰："命门为精血之海（命门总主乎两肾，而两肾皆属于命门），脾胃为水谷之海，均为五脏六腑之本。然命门为元气之根，为水火之宅，五脏之阴气，非此不能滋，五脏阳气，非此不能发。而脾胃以中州之土，非火不能生……岂非命门之阳气在下，正为脾胃之母乎？吾故曰：脾胃为灌注之本，得后天之气也；命门为化生之源，得先天之气也，此其中固有本末之先后。"

3. 妇人以血为主

《景岳全书·妇人规》"经脉诸脏病因"篇说："女人以血为主，血王则经调，而子嗣、身体之盛衰，无不肇端于此。故治妇人之病，当以经血为先。""调经之要，贵在补脾胃以滋血之源，养肾气以安血之室。""经不调"篇强调"四脏相移，必归脾肾"。

4. 妇人疾病，虚多实少

"经不调"篇曰"虚者极多，实者极少"，"用药法"篇曰"凡今妇人，十有九虚"，故在治法上多用健脾补肾。脾肾之中，尤以肾为重要，所谓"五脏之伤，穷必及肾"。

5. 产后证虚多实少

张氏对朱丹溪提出的"产后当大补气血，虽有杂证，以末治之"说法质疑。他指出："凡产后气血俱去，诚多虚证。然有虚者，有不虚者，有全实者。凡此三者，但当随证随人，辨其虚实，以常法治疗，不得执有诚心，概行大补，以致助邪。""论产后当大补气血"篇中，张氏之说中肯，诚谓"有是证，则用是药也"。

6. 左归丸（饮）和右归丸（饮）

"冲为血海""任主胞胎"。肾为冲任之本，胞胎系于肾。虽不能说"肾无实证",但毕竟肾以虚证为多,因此,滋补肾阴的左归丸、左归饮和温补肾阳的右归丸、右归饮不仅是内科治疗肾虚证的主方,而且更是治妇科肾虚病不可多得的名方。

总之,《景岳全书·妇人规》是张景岳的妇科专著,其内容完备,理论详明,辨证确切,方药丰富,是杏林中的一朵奇葩。

九、读《傅青主女科》有感

《傅青主女科》为清代傅山,字青主所著。陈老喜欢此书,读之颇有好感。妇人为娇柔之体,复加经、孕、产、乳,气血津液易致亏虚。即使有实证者,攻伐之药亦应谨慎用之。故傅青主用药平和且效佳,组方纯正,辨证详明正确。

1. 傅青主用药既平和且效佳,组方纯正

如大辛大热之药,炮附子用量1.5g,肉桂1.5~6g。用苦寒攻下药之芒硝下死胎,亦是在燥湿健脾、行气和胃之平胃散中加之服用,而且后用补剂调理。在治疗产后瘀血腹痛、恶露不下之"血块"篇中曰:"此症勿拘古方,妄用苏木、蓬、棱以轻人命。其一应散血方、破血药俱禁用。虽山楂性缓,亦能害命,不可擅用。"由此,对峻烈攻破药应用之慎重可窥一斑。此傅青主用药之心法,以和为贵,平庸朴实有效,而不求出奇立异。

傅青主组方用药少则3味,多则十几味,而且纯正精妙。如治疗血虚寒凝,瘀血阻滞,产后恶露不行,小腹冷痛的生化汤。

全当归24g,川芎9g,桃仁6g,炮姜1.5g,炙甘草2g,加适量黄酒,水煎服。

方中重用全当归补血活血，化瘀生新，行滞止痛，为君药；川芎活血行气，桃仁活血祛瘀，均为臣药；炮姜入血散寒，温经止痛；黄酒温通血脉，以助药力，共为佐药；炙甘草和中缓急，调和诸药，用以为使。全方配伍精当，寓生新于化瘀之内，使瘀血化，新血生，诸症愈。张秉成《成方便读》云："生化之妙，神乎其神。"

2. 傅青主治妇人病辨证详明

如治疗妇人经水先后不定期，曰："妇人经来断续，或前或后无定期，人以为气血之虚也，谁知是肝气之郁结乎。夫经水出诸肾，而肝为肾之子，肝郁则肾亦郁矣。肾郁而气必不宣，前后之或断或续，正肾之或通或闭耳。或曰肝气郁，而肾气不应，未必至于如此，殊不知子母关切，子病而母必有顾复之情，肝郁而肾不无缱绻之谊。肝气之或开或闭，即肾气之或去或留，相因而致，有何疑焉？治法宜疏肝之郁，即开肾之郁也。肝肾之郁既开，而经水自有一定之期矣，方用定经汤。"

菟丝子 30g（酒炒），白芍 30g（酒炒），当归 30g（酒炒），熟地黄 15g（九蒸），山药 15g（炒），白茯苓 9g，荆芥穗 6g（炒黑），柴胡 1.5g。水煎服，日 1 剂。

方中柴胡、荆芥穗疏肝解郁；当归、白芍养血柔肝；菟丝子、熟地黄、山药补肾气，益精血；白茯苓健脾行水。治疗经水无定期，腰酸软，精神疲惫，经量减少等肝肾同病之月经先后不定期。

肝藏血主疏泄，肾藏精主开阖。定经汤重在疏肝以解肾郁，补肾精以生肝血。肝肾之气舒则精血旺。肝疏泄正常，藏血有节；肾开阖正常，藏精有度，冲任调和，则经水自有定期。

《傅青主女科》祁尔诚序云："读征君此书，谈症不落古人窠臼，制方不失古人准绳。用药纯和，无一峻品；辨证详明，一目了然。"

十、学习《医宗金鉴·妇科心法要诀》的心得体会

《医宗金鉴》是清政府组织编纂的医学丛书，《妇科心法要诀》是其中的一部，"兹集于此数证，折衷群书，详加探讨，病情方药，要归正当"。《妇科心法要诀》是一部理法公允平正，方药和平有效的名著。本书内容切合实际，简明扼要，故流传二百余年学用不衰。

该书对妇科胎、产、经、带、前阴、乳疾的病因病机、症状、诊断、治疗诸方面作了简明精辟的论述。

1. 要言不繁

该书对于妇科每一种病的病因病机的论述，提纲挈领。往往短短几句话就可以作出精确的论述。如对妇科不孕症，曰"不孕之故伤冲任"，仅仅"伤冲任"三个字，就把不孕症的病机一语道破。不孕症的病因病机固然很多，如肾阳虚、肾阴虚、肝气郁结、痰湿阻滞、血瘀不孕等，但是不论什么原因，只有伤及冲任才会不孕。《十四经发挥》云："任之为言妊也，行腹部中行，为妇人生养之本。"王冰注《内经》亦云："冲为血海，任主胞胎，二者相资，故能有子。"《医宗金鉴》曰"不孕之故伤冲任"，对于不孕症的病机，可谓"知其要者，一言而终"（《内经》）。

其他如"经来前后为愆期，前热后滞有虚实，淡少为虚不胀痛，紫多胀痛属有余""淋沥不断名为漏，忽然大下谓之崩"等，均可称为"要言不繁"。

2. 扶正祛邪，用药平和

医者治病贵在祛邪而不伤正，用药平和而有效。《医宗金鉴》治病用药即是如此。如对产后恶露不绝属瘀血不去、新血不安者，鉴于产后"多虚多瘀"的特点，即使是血瘀所致的恶露不绝，亦是扶正祛邪，曰"瘀宜佛手补而行"。

用药平和，多以四物汤加减，养血补血，治疗胎前产后诸病。即便是实热瘀证，非攻破不可者，桂、附、硝、黄的应用也是慎之又慎，尊其经旨"攻其大半，余俟其自消，不可尽攻"，"衰其大半而止之"，如《内经》所云"有故无殒"。

3. 养血补血为主，加减运用四物汤

妇人乃阴柔之体，经产数失其血，故治妇人病以养血为主。四物汤是养血补血之圣方，《医宗金鉴·妇科心法要诀》根据妇科病之阴阳、表里、虚实之不同，在四物汤养血补血的基础上，加减运用之。如桃红四物汤、芩连四物汤、桂枝四物汤、麻黄四物汤、柴胡四物汤、胶艾四物汤、芩术四物汤、姜芩四物汤、三黄四物汤、荆芩四物汤、举胎四物汤、延胡四物汤、槐连四物汤、乳香四物汤、加味芩连四物汤、加味胶艾四物汤、羌桂四物汤 17 首，加味四物汤 6 首，其余加减四物汤若干首。四物汤加减运用之灵活，可谓是前无古人，后无来者的。

4. 加减灵活在变通

有是病用是药，方剂贵在灵活加减化裁以对应病情。《医宗金鉴·妇科心法要诀》就是典范。除四物汤加减以外，加味方剂有27 个。

如加味圣愈汤和加味佛手散的应用。《医宗金鉴·妇科心法要诀》谓胎动不安及胎漏曰："胎伤腹痛血未下，圣愈汤加杜续砂，下血腹痛佛手散，胶艾杜续术芩加。"胎伤腹痛未下血为气血两虚，胎失荣养，冲任不固之胎动不安，故用圣愈汤补气养血止痛，加杜仲、续断补肾固冲任以安胎，砂仁理气安胎。胎伤腹痛下血者为瘀血不去，新血不得归经，冲任不固之胎漏，故用佛手散养血祛瘀止痛，阿胶、艾叶炭、杜仲、续断、白术、黄芩补肾健脾，补血止血，固冲任以安胎，且术、芩为安胎之圣药。《医宗金鉴》遣方用药，可谓加减灵活再变通。

5. 四物加味话桃红

四物汤乃补血调血之总方。张秉成曰："夫人之所赖以生者，血与气耳……一切补血诸方，又当从此四物而化也……补血者，当求之肝肾。地黄入肾，壮水滋阴，白芍入肝，敛阴益血，二味为补血之正药。然血虚多滞，经脉隧道，不能滑利通畅，又恐地芍纯阴之性，无温养流动之机，故必加以当归、川芎辛香温润，能养血而行血中之气者以流动之。"（《成方便读》）

四物汤加桃仁、红花名桃红四物汤。在四物汤补血养血的基础上，加活血化瘀之桃仁、红花，组成一个养血活血的著名方剂。凡月经不调之血多有块，色紫稠黏，腹痛以及产后恶露不绝，腹痛属血虚兼血瘀诸症，用此方治疗皆有良好的治疗功效。

6. 气血两补圣愈汤

圣愈汤：熟地黄、酒白芍、川芎、当归、人参、黄芪。乃四物汤加参、芪组成。参、芪大补元气；四物汤补血养血，气血两补之。较十全大补汤，无肉桂而不热；比八珍汤，无术、苓而不燥。可谓治愈妇科气血虚弱诸症的补气补血、平和有效的至圣之方剂。

7. 热阻加味温胆汤

《医宗金鉴·妇科心法要诀》曰："热阻恶食喜凉浆，心烦愦闷温胆汤，橘半茯甘与枳竹，更加芩连芦麦姜。"

肝郁化火，火性炎上，逆而犯胃，胃气不降则恶心呕吐；肝与胆相表里，肝气逆上，胆火随之，灼津为痰，痰火互结，阻遏气机则心烦愦闷，不欲食；热灼津伤，胃阴不足则喜凉浆。

橘皮、半夏、茯苓、甘草、枳实理气化痰，和胃降逆，以治恶心呕吐，厌食愦闷；黄连、黄芩清肝胆之火，以防热盛灼津成痰或伤阴；麦冬、芦根、竹茹滋阴清热，化痰止呕；生姜既防芩连苦寒伤胃，又助二陈降逆化痰，和胃止呕。全方共奏清热化痰、滋阴和胃、降逆止呕之功效。

加味温胆汤堪称治疗湿热壅盛、胃阴不足恶阻之佳剂，也是治疗胆胃不和、胃阴不足、痰热上扰所致胃痛、呕吐之好方。

8. 五味消毒愈疔疮

《医宗金鉴》之五味消毒饮为治疗疔疮之名方。凡属热毒之疔疮，痈疮疖肿，局部红肿热痛，或发热，舌红脉数者，皆可用之。

组成：金银花15g，野菊花15g，蒲公英15g，紫花地丁15g，紫背天葵6g。水煎服。

金银花清热解毒，消散痈肿为主药；紫花地丁、紫背天葵清热解毒，为治疔毒之要药，亦通用于痈疮肿毒；蒲公英、野菊花清热解毒，消散痈肿。诸药合用，清热解毒，消散疔疮。

妇科临床中，凡属热毒所致恶露不绝及乳痈、肠痈、阴疮初起未化脓者，用此方皆可收到桴鼓相应的疗效。

9. 全而不杂

如嗣育门，对胎孕之原、男女完实、种子时机、脉见有子、胎辨男女、辨别孕病以及分经养胎、分房静养、安胎、用药禁忌、嗣育方都作了简要的论述，嗣育项目全而论述精要，可谓全而不杂，多而不繁。

10. 语言优美

该书语言优美，如诗似歌。其歌诀合仄押韵，朗朗上口；其注释浅显易懂，简明易记。该书堪称一部读者易诵易学的佳作，更是初学中医者难得的好教材。

"医者，书不熟则理不明，理不明则识不精"，熟读《医宗金鉴》，岂有理不明、识不精哉。

十一、《金匮要略》脉法浅探

《灵枢·决气》曰："壅遏营气，令无所避，是谓脉。"营气由五脏所主，因此，人体脏腑气血的盛衰及运行变化的情况，都可以从脉象上反映出来。仲景高度重视脉法，他说："审脉阴阳，虚实紧弦；行其针药治危得安；其虽同病，脉各异源；子当辨记，勿谓不然。""观其脉证，知犯何逆，随证治之。"《金匮要略》就是他研究和运用脉法的光辉典范。然而《金匮要略》脉法，历来被认为难以掌握。笔者通过学习，对《金匮要略》脉法从 10 个方面作一肤浅的探讨，意在抛砖引玉。

（一）用脉象论述病机

用脉象说明病机变化，是《金匮要略》脉法的主要特点。书中有脉象的条文 140 余条，而其中用脉象说明病机的条文，达 50 余条，占 1/3 以上，同时将这些用脉象论病机的条文多列在篇首，可见仲景是特别重视用脉象说明病机的。

1."胸痹心痛短气病脉证治"篇："脉当取太过不及，阳微阴弦，即胸痹心痛。""阳微阴弦"既是胸痹心痛的脉象，也是该病本虚标实的病机。此乃阴乘阳位，邪正相搏，阳气不通，即发生胸痹心痛。

2."五脏风寒积聚病脉证并治"篇："趺阳脉浮而涩，浮则胃气强，涩则小便数，浮涩相搏，大便则坚，其脾为约。"趺阳脉浮是胃热气盛，脉涩为脾阴不足，说明其病机是"胃强脾弱"。

3."血痹虚劳病脉证并治"篇："脉弦而大，弦则为减，大则为芤，减则为寒，芤则为虚，虚寒相搏，此名为革，妇人则半产漏下，男子则亡血失精。"革脉与芤脉相似，但略硬，乃精血失后，阴气大虚，阳气外浮所致。"虚寒相搏，此名为革"意在示人急宜温补，方可救治。

4."肺痿肺痈咳嗽上气病脉证治"篇："……寸口脉微而数，微则为风，数则为热；微则汗出，数则恶寒。风中于卫，呼气不入；热过于营，吸而不出，风伤皮毛，热伤血脉。"此条是用脉象来论述肺痈的病机。肺痈的病因病机是风邪热毒，壅结于肺，故曰："寸口脉微而数，微则为风，数则为热。"

5."腹满寒疝宿食病脉证治"篇："腹痛，脉弦而紧，弦则卫气不行，即恶寒，紧则不欲食，邪正相搏，即为寒疝。"弦主痛，紧主寒，弦紧皆属阴脉，寒盛可致阳虚，阳虚可致寒盛，寒气内结，阳气不行，即为寒疝腹痛。

6."消渴小便不利淋病脉证并治"篇："趺阳脉浮而数，浮即为气，数即消谷而大坚，气盛则溲数，溲数即坚，坚数相搏，即为消渴。"趺阳脉浮为胃气有余，"气盛则溲数"；趺阳脉数，是胃热亢盛，"数即消谷而大坚"。胃热气盛，坚数相搏，即为中消。

7."水气病脉证并治"篇："寸口脉浮而迟，浮脉则热，迟脉则潜，热潜相搏，名曰沉。趺阳脉浮而数，浮脉即热，数脉即止，热止相搏，名曰伏。沉伏相搏，名曰水。沉则脉络虚，伏则小便难，虚难相搏，水走皮肤，即为水矣。"又说："少阴脉紧而沉，紧则为痛，沉则为水，小便即难。"两条合参，寸口脉候肺，趺阳脉候脾，少阴脉候肾，肺脾肾三脏功能失调，肺失宣通，脾失运输，肾失开合，以致水液停蓄或泛溢，即发生水肿。

8."黄疸病脉证并治"篇："寸口脉浮而缓，浮则为风，缓则为痹……脾色必黄，瘀热以行。"浮脉主风，风为阳邪，易于化热；缓脉主湿，乃湿邪闭藏于里。湿热蕴于脾，侵入血分而发黄疸。

9."呕吐哕下利病脉证治"篇："趺阳脉浮而涩，浮则为虚，涩则伤脾，脾伤则不磨，朝食暮吐，暮食朝吐，宿谷不化，名曰胃反。"浮则胃阳虚而不能和降，故曰"浮则为虚"；涩则脾阴伤而不能运化，故曰"涩则伤脾"。如此，脾胃两虚，升降失常，而致胃反。

张景岳解释病机说："机者，要也，变也，病变所由出也。"病机是病变的机理，临床上面对错综复杂的证候和千变万化的病情，只要把握了病机，治疗就能成竹在胸，方法井然。否则胸无完见，或束手无策或动手便错。正谓"知其要者，一言而终，不知其要，疏散无穷"。以上举隅，仲景重视用脉象论病机，于此可证。

（二）同脉异病

不同的疾病，由于病机相似，故可出现相同的脉象。

"痰饮咳嗽病脉证并治"篇："……脉沉者，有留饮。""肺痿肺痈咳嗽上气病脉证治"篇："咳而脉沉者，泽漆汤主之。""水气病脉证并治"篇"脉得沉，当责有水。""黄疸病脉证并治"篇："脉沉，渴欲饮水，小便不利，皆发黄。"以上痰饮、咳嗽、水气、黄疸是四个不同的疾病，但其病机皆与肺、脾、肾三脏功能失调，水液代谢失常有关，故尔出现相同脉象。

（三）同病异脉

同一疾病，由于体质差异，病情变化，正邪盛衰等因素的不同，可出现不同的脉象。

1. "血痹虚劳病脉证并治"篇："夫男子平人，脉大为劳，极虚亦为劳。"精血内夺，脉道不充，看见脉大不力之脉；若阴气亏虚，虚阳浮越，可见虚大无力之脉；同时，肾精亏损，水不涵木，肝阳上亢，则又可见弦大无力之脉。

2. "腹满寒疝宿食病脉证治"篇："寸口脉浮大，按之反涩，尺中亦微而涩，故知有宿食。""脉数而滑者，实也，此有宿食。""脉紧，如转索无常者，有宿食也。"脉滑与涩相反，均主宿食，脉紧如转索，亦主宿食，盖与宿食久暂，停积部位不同有关。

3. "呕吐哕下利病脉证治"篇："下利三部脉皆平，按之心下坚者，急下之，宜大承气汤。""下利，脉迟而滑者，实也，利未欲止，急下之，宜大承气汤。""下利，脉反滑者，当有所去，下乃愈，宜大承气汤。"同为下利之证，而出现脉平、迟而滑、反滑不同脉象，脉虽不同，但都属实热下利，故皆可用大承气汤治之。

于此可见，一病可见数脉，一脉可见数病，亦是仲景法的一个特点。

（四）以脉断证

1. "痰饮咳嗽病脉证治"篇："脉双弦者寒也，皆大下后喜虚，脉偏弦者饮也。"弦属阴脉，主寒亦主饮，若里虚气寒，其虚在全身，故脉双弦；而饮邪多偏留局部，故脉见偏弦。

2. "惊悸吐衄下血胸闷瘀血病脉证治"篇："寸口脉动而弱，动则为惊，弱则为悸。"

明确诊断，固然需要四诊合参，但有时脉象确实是关键，以上两条就是用脉象作出诊断和鉴别诊断的范例。

（五）以脉象确定病位

"脏腑经络先后病脉证"篇："病人脉浮者在前，其病在表；浮者在后，其病在里。"关前寸部属阳主表，故寸脉浮而有力，其病在表；关后尺部属阴主里，故尺脉浮而无力，其病在里。

（六）以脉象推测预后

1. "痰饮咳嗽病脉证并治"篇："久咳数岁，其脉弱者，可治。

实大数者，死。"久咳患者，若脉象虚弱，是正虚邪衰，脉证相应，故曰"可治"；若脉实大而数，为正虚邪盛，脉证不符，预后不良，故曰"死"。

2."呕吐哕下利病脉证治"篇：胃反"脉紧而涩，其病难治"。紧脉主寒，为阳虚；涩脉主津血亏损，为阴虚。治之，助阳则伤阴，滋阴则损阳，故曰"难治"。"下利，脉沉弦者，下重；脉大者，为未止；脉微弱数者，为欲自止，虽发热不死。"脉沉主里，弦属肝，主痛，大肠湿热，为肝气所迫，则为后重；"大则病进"，脉大为邪气方盛，故曰"为未止"；脉微弱而数，为邪气渐衰，正气将复，故曰"为欲自止"。"下利后，脉绝，手足厥冷，晬时脉还，手足温者生，脉不还者死。"

3."水气病脉证并治"篇："……水病，脉出者，死。"水病若水肿未消，突然出现浮而无根的脉象，乃是阴盛于内，阳散于外，根本脱离，真气涣散之象，故预后险恶，曰"死"。

疾病预后的凶吉，关系着患者的生死存亡。以脉象推测预后的方法，亦是仲景临床经验之花中的一束。

（七）病有主脉

疾病，都有各自的特点，有此主证和主脉。

1."痉湿暍病脉证"篇："夫痉脉，按之紧如弦，直上下行。"因痉病是热邪伤阴，筋脉失养而强急痉挛的病证。所以，紧弦强直的脉象乃是痉病的主脉。

2."疟病脉证并治"篇："疟脉自弦"，"疟病不离少阳"，少阳主脉是弦脉，故弦脉是疟病的主脉。

（八）脉证从舍

1. 舍脉从证

"疮痈肠痈浸淫病脉证并治"篇："诸浮数脉，应当发热，而反洒淅恶寒，若有痛处，当发其痈。"浮数之脉，系外感表热之脉，当发热重，恶寒轻。今恶寒突出，故排除外感病，以从局部疼痛之证，确诊为痈肿。

2. 舍证从脉

"趺蹶手指臂肿转筋阴狐疝蛔虫病脉证治"篇："……腹中痛，其脉当沉若弦，反洪大，故有蛔虫。"此脉洪大，而又无热象，是蛔虫气逆之征，故排除虚寒腹痛之证，而从其洪大之脉，断为蛔虫之病。

证之与脉，既有从舍，则必有真假，所谓从舍者，即从真而舍假也。

（九）以脉立法

1."血痹虚劳病脉证并治"篇："……但以脉自微涩，在寸口关上小紧，宜针引阳气，令脉和紧去则愈。"脉微主气虚，脉涩之气滞，因风寒所伤，邪入尚浅，故仅在寸关两部脉稍紧。所以微涩小紧，正说明血痹的病因病机。"气为血之帅"，治宜针刺，引导阳气，气行则血行，阳气通，则邪自去，如此气血调达，邪去脉和，血痹自愈。

2."水气病脉证并治"篇："水之为病，其脉沉小，属少阴；浮者为风，无水虚胀者为气；水，发其汗即已。脉沉者宜麻黄附子汤；浮者宜杏子汤。"风水为病可汗而已，脉浮者，宜杏子汤宣肺发汗；然而风水兼少阴虚寒，脉沉者，则宜用麻黄附子汤，温经发汗，兼顾肾阳。

3. "黄疸病脉证并治"篇："酒黄疸者……腹满欲吐，鼻燥，其脉浮者，先吐之，沉弦者，先下之。"脉浮者，是病近于上，可先用吐法；脉沉弦者，为病近于下，可先用下法。

（十）通常达变

1. 脉浮主表又主里

一般脉浮主表证，但不尽然，浮脉还可主里，既主里实，又主里虚，还主虚阳外越的重证。如"腹满寒疝宿食病脉证治"篇："寸口脉浮而大，按之反涩，尺中亦微而涩，故知有宿食，大承气汤主之。""血痹虚劳病脉证并治"篇："男子面色薄者，主渴及亡血，卒喘悸，脉浮者，里虚也。""肺痿肺痈咳嗽上气病脉证并治"篇："上气面浮肿，肩息，其脉浮大，不治，又加利尤甚。"

2. 脉数主热亦主虚寒

一般数脉主热证，但也不尽然，数脉还可主虚寒之证。"呕吐哕下利病脉证治"篇："……以发其汗，令阳微，膈气虚，脉乃数，数为客热，不能消谷，胃中虚冷故也。"这里，数脉并不主热，而是胃气虚寒，虚阳浮越的一种虚性亢奋状态。又说："寸口脉微而数，微则无气，无气则营虚，营虚则血不足，血不足则胸中冷。""脉微而数"为气虚血少，全身虚寒所致。

3. 脉平非无病

"痰饮咳嗽病脉证并治"篇:"支饮亦喘而不能卧,加短气,其脉平也。"支饮脉平,说明饮邪较轻,尚未留伏。"呕吐哕下利病脉证治"篇:"下利,三部脉皆平,按之心下坚者,急下之。"下利见平脉,属暴实下利,正气不虚,故宜"通因通用"。

4. 妊脉非皆滑

《内经》曰"手少阴动甚者,妊子也",又说"阴搏阳别,谓之有子"。一般妊妇,尺脉搏动而滑,但早期妊娠,也不一定滑。"妇人妊娠病脉证并治"篇:"妇人得平脉,阴脉小弱,其人渴,不能食,无寒热,名妊娠。"

自医圣仲景以来,如王叔和、朱丹溪、李时珍等精研脉学者不乏其人。然仲景《金匮要略》之脉学医理深邃,值得深入研究和应用。

虽然"按其脉,知其病"(《灵枢·邪气脏腑病形篇》),然《金匮要略》之望、闻、问、切四诊合参,也是中医之典范。

十二、对陈英都妇科学术思想之浅探

陈英都老先生从事妇科临床数十年,其辨证论治理论深邃,经验丰富,今学生陈焱予以浅探。

1. 重视肾、脾、肝三脏

陈老辨证论治守旧而不落前人之窠臼,创新而不失古人之规矩。妇科临床上尤其重视肾、脾、肝。

妇人以血为主,肾主藏精,精血同源;脾胃为后天之本,气血生化之源；肝司血海，主藏血。因此，陈老论治妇科疾病尤重肾、脾、肝三脏的调理。

《素问·上古天真论》曰："女子七岁，肾气盛……二七而天癸至，任脉通，太冲脉盛，月事以时下，故有子。"肾气盛，则易妊娠，并胚胎旺盛。肾气虚，冲任不通盛，月经不能以时而下，故难以受孕，即使受孕，亦易堕胎或小产。"肾为先天之本"，"肾主生殖"，陈老常用毓麟珠汤补肾益精，养冲任，治疗肾虚不孕症；用寿胎丸合四君子汤补肾健脾，治疗脾肾两虚之胎漏、胎动不安、滑胎每获良效。陈老认为，肾脾为先后天之本，如梁柱，梁柱固则胎亦固，梁柱折，胎即堕。

"脾胃为后天之本"，"脾胃为气血生化之源"，"脾主统血"。脾胃盛，化源足，气血充沛，则月经正常。若脾胃虚，化源匮乏，则月经量少色淡，或月经后期，甚而闭经。陈老用四君子汤合当归补血汤治疗脾胃虚、气血不足之月经过少、月经后期或闭经，疗效甚佳。如脾气虚，统摄无权，而致经期延长，或崩漏，用归脾汤健脾益气摄血，亦效如桴鼓。

"肝主疏泄"，"肝司血海"，"肝主藏血"。妇人易隐曲不利，肝气郁结，疏泄失常，易致经行小腹胀痛，两胁胀痛，或经行先后无定期，甚或闭经。乳头属肝经，乳房属胃经，每于经前乳房胀痛，陈老常用逍遥散疏肝理脾治之，取效甚捷。妇人易激动，好生气，以致肝气太盛，肝火妄动，致月经先期，或经行吐衄，用丹栀逍遥散清肝火，凉肝血，其效良好。

陈老认为，肾、脾、肝三脏固属重要，但心、肺二脏亦不可忽视。心主血脉，心血不足，肾阴亏虚，心肾不交以致不寐，陈老用交泰丸加减治之。心胃火旺，致经行口舌生疮，用导赤散加减治之，疗效益佳。肺主气，若气虚，卫外不固而致经行气虚感冒，产后气虚自汗，用玉屏风散益气、固表、止汗治之，每取良效。脾胃气虚，中气下陷，任带两脉失于提摄而致子宫脱垂，"虚者补之"，"陷者举之"，用补中益气汤补气升提，效果显著。

陈老认为五行生克制化正常，脏腑功能协调，"阴平阳秘，精神乃治"。

2. 辨证论治确切，处方用药精妙

陈老认为治病辨证是关键。只有正确的辨证，才能有的放矢，有正确的治疗方法。否则辨证不明，甚或谬误，治之不啻于缘木求鱼。

陈老遣方精妙。陈老认为遣方药味不在多，而在精妙。君臣佐使分明，对症下药，疗效方佳。陈老常说："《金匮》《伤寒》处方药少，仅三五味，多则七八味，但只要辨证确切，用之无不神效。如果处方药味太多太杂，其疗效未必良好。甚至药味之间，功效互相掣肘，影响疗效，并非多多益善。"陈老还认为药量不在大小，而在对证。陈老认为，妇人为阴柔之躯，不胜矼表，因此他用药平和无峻品，但疗效甚佳。

陈老谆谆告诫我们：投鼠忌器，切勿孟浪，疾瘳而不伤正气是为高手。

陈老博极医源，医术精湛，学术造诣精深。学生陈焱才疏学浅，对陈老的学术思想尚不能深刻领悟，仅陈一管之见。

十三、再缅怀刘士显先生

陈英都初涉杏林，有幸跟刘士显先生学医，受益匪浅。

1. 学医不精，不若不学医

古人云："不为良相，便为良医。"医乃仁术，良医是为了济世活人。既然选择了悬壶行医这个职业，就要熟读中医经典，博极医源，精通医术，方能为良医。书不熟则理不明，理不明则识不精，识不精就容易延误病情，甚至害人性命，岂不以救人之心，而获欺人之罪。所以学医不精，不若不学医。《温病条辨》自序所云："生民何辜，不死于病，而死于医，是有医不若无医也。学医不精，不若不学医也。"韩愈亦云"业患不能精"。

2. 业精于勤

先生曾给予题字"业精于勤"，以勉励陈英都学好中医。韩愈《进学解》曰："业精于勤，荒于嬉。"学医要博极医源，精勤不倦，要做到四勤。口勤，要不耻下问，更要向有学问的人请教；眼勤，要博览群书，要看名医如何诊病；脑勤，勤于思索，孔子曰"学而不思则罔"，韩愈亦云"行成于思"；手勤，撰写论文，总结经验。韩愈《师说》曰"术业有专攻"，博览群书固属重要，但更要刻苦攻读专业书籍，如搞妇科要精读《医宗金鉴·妇科心法要诀》，研究温热病要学好《温病条辨》等。

3. 治病容易，识病难

所谓治病容易指处方用药容易，识病难指辨证难。只有正确的辨证，才会有正确的治疗。否则就会心无定见，无的放矢。若要辨证准确，就要有扎实的理论基础和丰硕的临床经验，不然就会理不明，识不精。

4. 不图有功，但求无过

不图有功，但求无过，此言虽似做事谨小慎微，其实颇含深刻的哲理。治病"胆欲大而心欲小"（《旧唐书·孙思邈传》），只胆大而无心小是谓孟浪，只心小而无胆大就会谨小慎微，裹足不前。因此胆大与心小二者同样重要，不可偏废，必须密切结合，方能敢治病，不出错，治好病。此谓"在战略上要藐视敌人，在战术上要重视敌人"。

若贪功胆大，孟浪从事，难免失误，如此宁可不求有功，但求无过尔。

5. 熟读《医宗金鉴·妇科心法要诀》

先生对《医宗金鉴·妇科心法要诀》读之甚熟。先生有一部古本《医宗金鉴》，对其中的《妇科心法要诀》背诵如流，某病某方甚至在某页某行如数家珍，信手捻来。

一次，陈英都治疗一崩漏患者，患者阴道流血 20 余日不净，血深红，量较多，舌红，苔薄黄，脉弦数。按血热予以清热凉血，止血调经，投知柏四物汤（《医宗金鉴》）加仙鹤草、阿胶，6 剂。服药后血虽减少，但仍淋漓不净，请先生会诊，先生诊毕在上方加入香附、桃仁、益母草，4 剂。患者服药后，下小血块，腹痛止，流血净。先生曰："患者之崩漏属血热不错，但小腹痛，脉弦数而涩，尚有瘀血为患，瘀血不去，新血不得归经，故阴道流血仍淋漓不净。"陈英都闻之顿悟，崩漏之证岂可见血止血乎！

6. 精读《温病条辨》

《温病条辨》乃清代吴瑭所著，为治疗温热病的经典。先生读之甚精，用之娴熟。早年温病甚多，伤寒流行，先生治疗伤寒病名闻遐迩，声震一方。

一患者之夫，延先生为患者诊病，先生携陈英都一同出诊。患者发热 7 天不退。先生诊后曰："患者头痛恶寒，身重疼痛，舌白不渴，脉弦细而濡，面色淡黄，胸闷不知饥，午后身热，属温病湿温证之初期。"阅前后之方药，无非羌葛柴芩之属。先生处方三仁汤，6 剂。患者服药后，热退，脉静，身凉和。继服 6 剂，诸症悉愈。

先生曰：湿温初起，湿热交结，如油入面，只清热不祛湿则热不退，只祛湿而不清热则热亦不止，只有宣畅气机、清利湿热方能热退病愈。

三仁汤为的当之剂。其中杏仁宣利上焦肺气，气行则湿化；白蔻仁芳香化湿，行气宽中，畅中焦之脾气；薏苡仁渗湿利水而健脾，使湿热从下焦而出，三仁合用，三焦分消，是为君药。滑石、通草、竹叶甘寒淡渗，加强君药利湿清热之功，是为臣药。半夏、厚朴行气化湿，散结除满，是为佐药。全方宣上、畅中、渗下三焦分消。俾三焦通畅，湿行热清，诸症自除。

湿温初起，汗、下、润均为禁忌，羌葛柴胡在所不宜。

7. 重肝肾，用地黄

肾为先天之本，主藏精，肝为藏血之脏，肝肾同源，精血互化。先生治疗注重肝肾，善于运用六味地黄汤。

凡肝肾阴虚，腰膝酸软，头晕目眩，耳鸣盗汗，手足心热，足跟作痛，舌红少苔，脉细数者，用六味地黄汤滋补肝肾；若肝肾阴虚，虚火上炎，见头目昏眩，耳鸣耳聋，五心烦热，腰膝酸痛，盗汗颧红，咽干口燥，舌质红，脉细数者，用知柏地黄汤滋阴降火；若肝肾阴虚，两目昏花，视物模糊，眼睛干涩，头晕头痛者，用杞菊地黄汤以滋肾养肝明目；若偏肾阳虚，症见腰膝软弱，畏寒肢冷，气衰神疲，阳痿早泄，舌质淡苔白，脉虚弱尺沉细者，六味地黄汤减泽泻、牡丹皮、茯苓，加菟丝子、杜仲、桑寄生、川续断、巴戟天、淫羊藿、鹿角胶、枸杞子以温补肾阳，填精益髓。先生嫌桂附过于温热而一般不用，体现了先生用药之平和。

再如肾阴虚兼心肾不交，心悸心烦、失眠梦多者，六味地黄汤加黄连、炒酸枣仁、远志、菖蒲、莲子心养心安神，交通心肾；兼四肢倦怠、气短乏力者，加四君子汤健脾益气；兼肝气郁结，胸胁胀痛、乳房胀痛者，加逍遥散或柴胡疏肝散疏肝解郁；兼肝阴不足，胸脘胁痛、口干咽燥者，加一贯煎滋阴疏肝；肺肾阴虚，咳嗽吐血，潮热盗汗者加麦冬、五味子、沙参、地骨皮等滋补肺肾。

总之，先生运用地黄汤之巧妙，加减之灵活，体现出其真正领悟了"壮水之主，以制阳光；益火之源，以消阴翳"之旨，为同道所称赞，是后学者之楷模。

先生治愈一胁痛患者。患者，男，29岁，患右胁痛1年余，久治不愈。延先生诊：右胁肋隐隐作痛，绵绵不休，口干咽燥，心中烦热，头晕目眩，舌质红，少苔，脉弦细而数。

诊为胁痛，证属肝阴不足，治以养阴柔肝，方药：一贯煎加味。

生地黄15g，枸杞子12g，沙参12g，麦冬12g，当归15g，炒川楝子10g，玫瑰花10g，桑椹子12g，白芍15g，甘草6g。水煎服，日1剂。

服上药16剂，胁痛止，诸症愈。

阅前后方药，无非柴胡疏肝散，木香顺气丸，疏肝和胃丸，血府逐瘀汤之类。先生曰："疏散之药耗伤肝肾之阴液，活血化瘀之药耗伤肝肾之精血。阴血益虚，肝肾失养，肝之经络失荣，故胁痛隐隐，缠绵不愈。"

今以生地黄、枸杞子滋养肝肾；沙参、麦冬、当归、桑椹子滋阴补血柔肝；白芍、甘草养血柔肝，缓急止痛；炒川楝子、玫瑰花疏肝理气止痛。全方共奏滋养肝肾、疏肝解郁、缓急止痛之功。俾肝肾精血充沛，肝之经络得养，荣则不痛，余症亦愈。

8. 医德高尚

先生说：医乃仁术，医者亦乃仁人。寸有所长，尺有所短，医者要取长补短，共同提高。

比如烧一壶水，前者已烧热至九成，后者只需一把火，水即沸腾，这难道是后者一人之功？又如一患者已病入膏肓，前者医治不愈，后医一剂未尽，病者命即呜呼，岂是后者之错乎？因此，不要轻易谬夸某人，更不能盲目诋毁他医。先生曰："背后诽谤他人，诋毁他医，非君子也。"

先生堪称是德艺双馨的一代名医。

光阴似箭，日月如梭，先生已故数十年，回忆先生传道授业，发蒙解惑于己，陈英都感慨良多，谨作此文以缅怀之。

十四、"二五之精，妙合而凝"之浅识

吴崐曰："二五之精，妙合而凝，然后成形孕育，故求嗣者，宜实其精。"（《医方考·广嗣门》）

对于"二五之精，妙合而凝"中之"二五"，朱骏声曰："二五之应，莫著于泰卦。"（《六十四卦经解·易例发挥》）

易经：泰卦 ䷊。内卦为乾，乾为天，属阳；外卦为坤，坤为地，属阴。天在下，地在上。天（阳）气上升，地（阴）气下降。天地交泰，阴阳交合，是谓既济而安泰亨通。

泰卦之爻，九二与六五：内卦之中爻"⚊"为二，属阳属男；外卦之中爻"⚋"为五，属阴属女。二五相应，阳升阴降，二五之精，妙合而凝。即男女构精，故能有子。

《易经·系辞下》曰："天地纲缊，万物化醇；男女构精，万物化生。"此之谓也。

明代来知德谓泰卦曰："泰者通也。天地阴阳相交而和，万物生成故为泰。"（《易经集注》）

余仅陈管见，敬请明哲，不吝赐教。

十五、读杜牧《清明》

　　清明时节雨纷纷，路上行人欲断魂。
　　借问酒家何处有，牧童遥指杏花村。

清明时节，春暖花开，生机勃勃，人们赏花踏青，呼吸新鲜空气，是一个舒畅情志、条达肝气、养肝保健的好时机。

细雨纷纷，雨润如酥，即使有些"做冷欺花，将烟困柳"之凄迷，但仍不失春意盎然的美好境界。然而羁了旅行人，心事重重，凄迷纷乱，冒雨趱行，春衫尽湿，平添了一层愁绪，增加了肝气之郁结，乃至"断魂"。肝属木主春，性喜条达，恶抑郁，主怒，藏魂。《灵枢·本神》曰："随神往来者，谓之魂。"《类经》注云："魂之为言，如梦寐恍惚，变幻游行之境，皆是也。"路人肝气郁结，衣湿身寒，失魂落魄。

　　酒入肝经，《本草纲目》曰"米酒……通血脉……消忧发怒，宣言畅意"，《中药大辞典》曰"酒……通血脉，御寒气"。因此，行人吃酒之意油然而生，恰巧牧童遥指，"杏帘在望"，心内之忧已去三分。入驻酒肆，小酌三杯，舒畅幽情，散解愁绪，解解料峭中的春寒，暖暖被雨淋湿的衣衫，小憩一宿。

　　但愿次日天朗气清，惠风和畅，行路之人，情怀舒畅，肝气条达，魂潜魄藏，柳暗花明，一路平安。

十六、药谜一则

　　四月将尽五月初，（半夏）
　　二八佳人糊窗户。（防风）
　　丈夫出门三年整，（当归）
　　捎来书信一字无。（白芷）